U0115617

中国最美经方丛书

丛书主编 柳越冬 杨建宇

# 桂枝汤

GUI
ZHI
TANG

主 编

杨建宇 柳越冬 王 龙

中原农民出版社

·郑州·

**图书在版编目(CIP)数据**

桂枝汤/杨建宇,柳越冬,王龙主编. —郑州:中原农民
出版社,2018.9
(中国最美经方丛书)
ISBN 978-7-5542-1895-2

Ⅰ.①桂… Ⅱ.①杨… ②柳… ③王… Ⅲ.①桂枝汤-
研究 Ⅳ.①R286

中国版本图书馆 CIP 数据核字(2018)第 152493 号

---

出版:**中原农民出版社**

地址:河南省郑州市郑东新区祥盛街 27 号 7 层

邮编:450016

网址:http://www.zynm.com

电话:0371-65751257

发行单位:全国新华书店

承印单位:新乡市豫北印务有限公司

---

投稿邮箱:zynmpress@sina.com

策划编辑电话:0371-65788677

邮购热线:0371-65713859

---

开本:710mm×1010mm    1/16

印张:15.75

字数:232 千字

版次:2019 年 8 月第 1 版

印次:2019 年 8 月第 1 次印刷

---

书号:ISBN 978-7-5542-1895-2

定价:63.00 元

本书如有印装质量问题,由承印厂负责调换

# 编 委 会

# 大美经方！ 中医万岁！

今天有点兴奋！

"中华中医药祝之友/杨建宇教授经方经药传承研究工作室"的牌子挂在了印尼·巴淡岛！[1]我很自豪地说，这是中医药界第一块"经方经药"传承研究机构的牌子！自然，在东南亚乃至全球也是第一！而这，必须感谢、感恩医圣张仲景的经方！

在 20 世纪 80 年代，我刚学了中医方剂学，就到新华书店买了一本《古方今用》，其中第一和方"桂枝汤"，不但用于治疗感冒，而且还广泛用于内外妇儿疾病。我印象最深的是既治坐骨神经痛，又治高血压。当时，我就有点懵！待学完《伤寒杂病论》，就有点明白了。但是一直到 90 年代初，随着临床感悟的加深，对医圣经方潜心地体验，对《伤寒杂病论》的反复体味，就基本上明白了许多。继而，临床疗效随着经方更广泛地应用而有了大幅提高，随即，我就被郑州地区多家门诊邀请出诊，还被许昌、濮阳、新乡、信阳等地邀请出专家门诊。直到现在，我仍坚持不懈地在临床中应用经方、体验经方、推广经方，并且效果显著，声誉远扬。时而，被邀至全国各地会诊疑难杂症；时而，被邀至全国各地讲解经方心得；偶尔，被邀至境外讲解经方，交流使用经方攻克疑难杂症的经验。而今天，把"经方经药"传承研究的牌子挂在了印尼·巴淡岛上，而这一切，都缘于经方！都成于经方！这真是最美经方！大美经方！我情不自禁地在内心深处呼喊，感谢经方！感恩医圣！

时间如梭！中医药发展进入加速期。重温中医药经典蔚然成风，国家中医药管理局"全国优秀中医临床人才研修项目"学员（简称国优人才班）的培养，重在经典的研修，通过对研修项目的关注、论证、宣教、参与、主持等历炼和学习，我接触到了中医经典大家，对中医经典有了更深入地认知，对经方有了更深刻地体验，临床疗效再次得到了稳步提升。北京市中医管理局、河南省中医管理局、南阳市中医药管理局共同举办仲景书院首期"仲景国医传人"精英班，我有幸作为执行班主任，再次对经方大家和经方学验有了更多的感触和心悟。再加之，近 5 年来我一直在牵头专病专科经方大师研修班的数十个研修班的学习与交流，在单纯的经方学习交流之基础上，更多地引导经方的学术提升和经方应用向主流医院内推广，使我对"经方热"乃至"经典热"有了更多层面的了解和把握。期间，有一个"病准方对药不灵"现象引起了我的关注，我认为这一定是中药药物的精准及合理应用出了问题。即而联想到，国优人才班讲经典《神农本草经》苦于找不到专门研究《神农本草经》的教授，而在第三批国优人才班上课时，只有祝之友老教授一个人专注《神农本草经》专题研究与经方解读。原来这是中医药界普遍不读《神农本草经》的缘故，大家不重视临床中药学科的发展，从而导致临床中药品种、中药古今变异等问题没有得到良好的控制和改善，导致用药临床不效。故而，我们就立即开始举办"基于《神农本草经》解读经方临证应用研修班和认药采药班"，旨在引导大家重温中医药首部经典《神农本草经》，认真研究经方的用药精准问题。此时此刻，明确提出"经药"这一"中医临床药学"的基本概念。根据祝之友老教授的要求和亲自授课、督导，我迅速把这个概念推广至全国各地（包括台北市的国际论坛上），及东南亚地区，为提高中医药临床疗效服务！而这个结果仍然是医圣经方的引领，仍然要感谢、感恩医圣仲景！大美经方！最美经方！

我和不少中医药人一样，稍稍有点小文人情愫，心绪放飞之时，就浮想联翩，继而就草草成文。恰好"中国最美经方丛书"第一辑 15 册即将出版，而邀我作序，就充之为序。

之于"中国最美经方丛书"，启于原"神奇的中华经穴疗法系列丛书"的畅销与好评！继而推出。既是中原出版传媒集团重点畅销图书，也是目前"经方热""经药热"之最流行类之书籍。本丛书系柳越冬教授带头，由国家名医传承室、大学科研机构、仲景书院经方兴趣研究小组等优秀的一线临床和科研人员共同撰写，是学习经方、应用经方、推广经方的参考书籍！对经方的临床应用和科研、教学均有积极的助推意义，必将得到广大"经方"爱好者、"经药"爱好者的热捧！

最后，仍用我恩师孙光荣国医大师的话来作结束语，

那就是：

美丽中国有中医！

中医万岁！

杨建宇[2]

2018 年 6 月 2 日，于新加坡转机回国候机时

注释：[1]同时还挂了"中华中药泰斗祝之友教授东南亚·印尼药用植物苑"和"中华中医药中和医派杨建宇教授工作室东南亚·印尼工作站"的牌子。每块牌子上都有印尼文、中文、英文3 种文字。

[2]杨建宇：研究员/教授，执业中医师，中华中和医派掌门人，著名经方学者和经方临床圣手。中国中医药研究促进会仲景医学研究分会副会长兼秘书长，仲景星火工程分会执行会长，北京中西医慢病防治促进会全国经方医学专家委员会执行主席，中关村炎黄中医药科技创新联盟全国经方健康产业发展联盟执行主席，中医药"一带一路"经方行（国际）总策划、总指挥、主讲教授，中华国医专病专科经方大师研修班总策划、主讲教授，中国医药新闻信息协会副会长兼中医药临床分会执行会长，曲阜孔子文化学院国际中医学院名誉院长/特聘教授。

# 目　录

## 上　篇　经典温习

1

## 中篇 临证新论

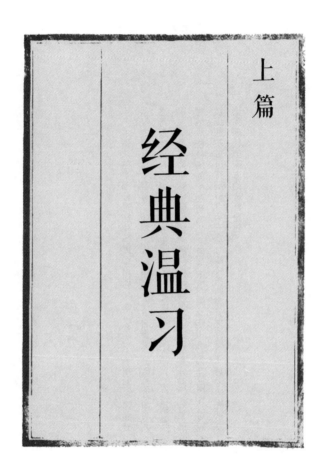

上篇

经典温习

本篇从三个部分对桂枝汤进行论述：第一章第一节溯本求源部分从经方出处、方名释义、药物组成、使用方法、方名释义、方歌等方面对其进行系统梳理。第二节经方集注选取历代医家对经方的代表性阐释。第三节类方简析对临床中较常用的桂枝汤类方进行简要分析。第二章对组成桂枝汤的主要药物的功效与主治，以及作用机制进行阐释，对桂枝汤的功效进行剖析。第三章对桂枝汤的源流进行梳理，对古代医家方论和现代医家方论进行论述。

# 第一章 概 述

## 第一节 溯本求源

### 一、经方出处

《伤寒论》

1. 太阳中风，阳浮而阴弱。阳浮者，热自发，阴弱者，汗自出。啬啬恶寒，淅淅恶风，翕翕发热，鼻鸣干呕者，桂枝汤主之。(12)

2. 太阳病，头痛，发热，汗出，恶风，桂枝汤主之。(13)

3. 太阳病，下之后，其气上冲者，可与桂枝汤。方用前法。若不上冲者，不得与之。(15)

4. 若酒客病，不可与桂枝汤，得之则呕，以酒客不喜甘故也。(17)

5. 喘家，作桂枝汤加厚朴杏子，佳。(18)

6. 凡服桂枝汤吐者，其后必吐脓血也。(19)

7. 太阳病，初服桂枝汤，反烦不解者，先刺风池、风府，却与桂枝汤则愈。(24)

8. 服桂枝汤，大汗出，脉洪大者，与桂枝汤，如前法。若形似疟，一日再发者，汗出必解，宜桂枝二麻黄一汤。(25)

9. 服桂枝汤，大汗出后，大烦渴不解，脉洪大者，白虎加人参汤主之。(26)

10. 服桂枝汤，或下之，仍头项强痛，翕翕发热，无汗，心下满，微痛，小便不利者，桂枝去桂加茯苓白术汤主之。(28)

11. 太阳病,外证未解,脉浮弱者,当以汗解,宜桂枝汤。(42)

12. 太阳病,外证未解,不可下也,下之为逆,欲解外者,宜桂枝汤。(44)

13. 太阳病,先发汗不解,而复下之,脉浮者不愈。浮为在外,而反下之,故令不愈。今脉浮,故在外,当须解外则愈,宜桂枝汤。(45)

14. 病常自汗出者,此为荣气和,荣气和者,外不谐,以卫气不共荣气谐和故尔。以荣行脉中,卫行脉外。复发其汗,荣卫和则愈,宜桂枝汤。(53)

15. 病人脏无他病,时发热,自汗出,而不愈者,此卫气不和也。先其时发汗则愈,宜桂枝汤。(54)

16. 伤寒不大便六七日,头痛有热者,与承气汤。其小便清者,知不在里,仍在表也,当须发汗。若头痛者,必衄。宜桂枝汤。(56)

17. 伤寒发汗已解,半日许复烦,脉浮数者,可更发汗,宜桂枝汤。(57)

18. 伤寒,医下之,续得下利,清谷不止,身疼痛者,急当救里;后身疼痛,清便自调者,急当救表。救里宜四逆汤,救表宜桂枝汤。(91)

19. 太阳病,发热汗出者,此为荣弱卫强,故使汗出,欲救邪风者,宜桂枝汤。(95)

20. 伤寒大下后,复发汗,心下痞,恶寒者,表未解也。不可攻痞,当先解表,表解乃可攻痞。解表宜桂枝汤,攻痞宜大黄黄连泻心汤。(164)

21. 阳明病,脉迟,汗出多,微恶寒者,表未解也,可发汗,宜桂枝汤。(234)

22. 病人烦热,汗出则解,又如疟状,日晡所发热者,属阳明也。脉实者,宜下之;脉浮虚者,宜发汗。下之与大承气汤,发汗宜桂枝汤。(240)

23. 太阴病,脉浮者,可发汗,宜桂枝汤。(276)

24. 下利腹胀满,身体疼痛者,先温其里,乃攻其表。温里宜四逆汤,攻表宜桂枝汤。(372)

25. 吐利止,而身痛不休者,当消息和解其外,宜桂枝汤小和之。(387)

《金匮要略》

产后风,续之数十日不解,头微痛,恶寒,时时有热,心下闷,干呕汗出。虽久,阳旦证续在耳,可与阳旦汤。

## 二、方名释义

桂枝汤别名阳旦汤,源自《伤寒论》,其组方严谨,应用广泛,疗效显著,是《伤寒论》中的第一方,后人誉之为群方之祖魁。《汉方新解》谓"桂枝汤",适应热性病初期。叶橘泉亦谓其适用于伤寒及斑疹伤寒之初发期。桂枝辛温发散,解肌祛风;芍药酸苦微寒,敛阴和营;两药配伍,具有调和营卫之功。生姜辛散止呕,助桂枝以调卫;大枣味甘补中,助芍药以和营。姜枣合用,亦有调和营卫之功。炙甘草调和诸药,且与桂枝相配以辛甘发散,与芍药为伍,以酸甘化阴。五药合用,辛甘化阳,酸甘化阴,共奏解肌祛风、调和营卫之功。可见桂枝汤为太阳病的发汗解热剂,桂枝在该方中为君药,故以桂枝汤冠名。

## 三、药物组成

桂枝三两(9g)(去皮),芍药三两(9g),炙甘草二两(6g),生姜三两(9g),大枣十二枚。

## 四、使用方法

上五味,㕮咀三味,以水七升,微火煮取三升,去滓,适寒温,服一升。服已,须臾啜热稀粥一升余,以助药力。温覆令一时许,遍身漐漐,微似有汗者益佳,不可令如水流漓,病必不除。若一服汗出病差,停后服,不必尽剂。若不汗,更服依前法。又不汗,后服小促其间,半日许,令三服尽。若病重者,一日一夜服,周时观之。服一剂尽,病证犹在者,更作服。若汗不出者,乃服至二三剂。禁生冷、黏滑、肉面、五辛、酒酪、臭恶等物。(现代用法:水煎服,温服取微汗)

## 五、方歌

项强头痛汗憎风,桂芍生姜三两同,

枣十二枚甘二两,解肌还借粥之功。(《长沙方歌括》)

## 第二节　经方集注

**太阳中风,阳浮而阴弱。阳浮者,热自发,阴弱者,汗自出。啬啬恶寒,淅淅恶风,翕翕发热,鼻鸣干呕者,桂枝汤主之。**(12)

**柯　琴**

此太阳中风之桂枝症,非谓凡中风者,便当主桂枝也。前条脉症,是概风寒杂病而言。此条加中风二字,其脉其症,悉呈风象矣。上条言脉浮而弱者,是弱从浮见。此阳浮者,浮而有力,此名阳也。风为阳邪,此浮为风脉,阳盛则阴虚,沉按之而弱。阳浮者,因风中于卫,两阳相搏,故热自发,是卫强也;阴弱者,因风中于营,血脉不宁,故汗自出,是营弱也。两"自"字便见风邪之迅发。啬啬,欲闭之状;淅淅,欲开之状;翕翕,难开难闭之状。虽风、寒、热三气交呈于皮毛,而动象是中风所由然也。风之体在动,风之用在声,风自皮毛入肺,自肺出鼻,鼻息不和则鸣,此声之见于外者然也。风淫于内,木动土虚,胃气不和,故呕而无物,此声之出于内者然也。干呕是风侵胃府,鼻鸣是风袭阳明,而称太阳者,以头项强痛故耳。亦以见太阳为三阳,阳过其度矣。(《伤寒来苏集》)

**尤在泾**

太阳中风者,阳受风气而未及乎阴也,故其脉阳浮而阴弱。阳浮者,不待闭郁而热自发。阴弱者,不必攻发而汗自出。所以然者,风为阳邪而上行,卫为阳气而主外,以阳从阳,其气必浮,故热自发,阳得风而自强,阴无邪而反弱,以弱从强,其气必馁,故汗自出。啬啬恶寒,淅淅恶风者,肌腠疏缓,卫气不谐,虽无寒而若不能御,虽无风而常觉洒淅也。翕,越也,动也,盛也,言其热时动而盛,不似伤寒之一热至极也。鼻鸣干呕,不特风气上壅,亦邪

气暴加，里气上争之象，是宜桂枝汤助正以逐邪，抑攘外以安内也。（《伤寒贯珠集》）

### 尤在泾

按风之为气，能动阳气而泄津液，所以发热汗自出，与伤寒之发热无汗不同。此方用桂枝发散邪气，即以芍药摄养津气。炙甘草合桂枝之辛，足以攘外；合芍药之酸，足以安内。生姜、大枣，甘辛相合，补益营卫，亦助正气去邪气之用也。盖以其汗出而邪不出，故不用麻黄之发表，而以桂枝助阳以为表，以其表病而里无热，故不用石膏之清里，而用芍药敛阴以为里，此桂枝汤之所以异于麻黄、大青龙也。服已须臾，啜稀粥一升余，所以助胃气，即所以助药力，盖药力必借胃气以行也。温覆令微汗，不使流漓如水者，所谓汗出少者为自和，汗出多者为太过也。一服汗出病差，停后服者，中病即止，不使过之以伤其正也。若不汗，后服小促。及服至二三剂者，期在必克，以汗出为和而止也。仲景示人以法中之法如此。（《伤寒贯珠集》）

### 陈修园

桂枝汤调阴阳、和营卫，为太阳中风之主方，而其功用不止此也。凡中风、伤寒、杂病，审系太阳之为病，医者必于头痛发热等公同证中认出。汗出一证为大主脑。汗出则毛窍空虚，亦因而恶风者，桂枝汤主之。不必问其为中风、伤寒、杂病也。第审其汗出斯用之，无有不当矣。此一节承上节而推广桂枝汤之用。

虽然病在太阳之肌腠，桂枝汤诚为切当，若太阳经输之病，专用桂枝汤原方，恐未能丝丝入扣。《内经》云：邪入于输，腰脊乃强。盖太阳之经输在背。太阳病，项背不舒而强如短羽之鸟，欲飞而不能飞，其状几几，是邪入太阳之经输也。夫邪之中人，始于皮毛，次及肌络，次及经输。今者邪入经输，则经输实而皮毛虚，故反汗出而恶风，视桂枝证同而不同者，非得葛根入土最深，其藤延蔓似络，领桂枝直入肌络之内，而还出于肌肤之外者，不能捷效。必以桂枝加葛根汤主之。此一节言太阳经输之证，亦承上节推广桂枝汤之用而不泥其方。（《伤寒论浅注》）

### 黄元御

寸为阳，尺为阴，营候于尺，卫候于寸。风泄卫气，故寸脉浮。邪不及营，故尺脉弱。风愈泄而气愈闭，故营郁而发热。气愈闭而风愈泄，故营疏而汗出。啬啬、淅淅者，皮毛振栗之意。翕翕，盛也，犹言阵阵不止也。肺主皮毛，开窍于鼻，皮毛被感，肺气壅遏，旁无透窍，故上循鼻孔，而鼻窍窄狭，泄之不及，故冲激作响，而为鼻鸣。卫气闭塞，郁其胃气，浊阴不降，故生干呕。桂枝泻其营郁，则诸证愈矣。（《伤寒悬解》）

**黄元御**

卫秉金气，其性清肃，清肃则窍闭，闭则无汗。风以泄之，卫气不敛，则汗出。卫以收敛为性，风愈泄而卫愈闭，闭而不开，故郁遏营血，而为内热。风性疏泄，孔窍不秘，是以恶风。风性浮散，是以脉缓。卫司于肺，肺窍于鼻，卫郁不能外达，逆行鼻窍，则见鼻鸣。卫统于阳明，卫气裹束，阳明不降，则生干呕。桂枝汤，桂枝行经脉之郁，芍药泻营血之热，甘草培中，大枣补其脾精，生姜泻其肺气，此中风之法也。（《伤寒说意》）

**曹颖甫**

及服桂枝汤已，须臾，当饮热稀粥一小碗，以助药力。且卧床温覆。一二时许，将遍身絷絷微似汗出（似者，续也，非"似乎"也），病乃悉去。此汗也，当名曰"药汗"，而别于前之"病汗"也。"病汗"常带凉意，"药汗"则带热意，病汗虽久，不足以去病，药汗瞬时，而功乃大著，此其分也。有桂枝证者来求诊，与桂枝汤，告之曰："服此汗出，病可愈矣。"彼必曰："先生，我本有汗也。"夫常人不知病汗药汗之分，不足为责。独怪一般医家尚有桂枝汤能发汗能止汗之辩，呶呶相争，无有已时。不知以中风证而服桂枝汤，"先得药汗"，是"发汗"也，"病汗"遂除，亦"止汗"也。是故发汗止汗二说，若以为非，则均非，若以为是，则均是，惜乎未观其通，尚差一筹耳！

桂枝为阳药，内含"挥发油"，故能发散。芍药为阴药，内含"安息酸"，故能收敛。收敛之后，继以发散，发散之极，转又收敛。二者互为起讫，如环无端，依道运行，周而复始，是故收敛并无停滞之意；发散更非不复之谓。所以分名之者，盖但示其运行之方向不同已耳。由是可知桂芍之分工，实乃合作。况微丝血管之周布于身，无远勿届，与肌肉、神经、汗腺等杂沓而居。故动静脉血运加速之后，势必生热，较前此之发热尤甚。热蒸汗腺，势必汗出。

与吾人剧烈运动之后,心脏鼓动加速,脉搏加速,血运加速,全身发热,因而汗出,理正相同。惟此运动而生之汗,不必有若何毒素于其间,若夫先病后药,因而得汗,其汗必含毒素无疑。本汤煎服法中曰:"遍身漐漐,微似有汗者益佳……若不汗,更服……又不汗,后服小促其间……若汗不出,乃服至二三剂……"仲圣谆谆垂教,再三叮咛,以求一汗而后已者,抑亦何哉? 曰:盖惟借此"药汗"方能排除一切毒素故耳!

炎暑之日,汗流浃背,诚能畅进冰制饮料,汗乃遂止。所似然者,冰能凉胃故也。然则凉胃既可以止汗,今欲出汗,又何可不温胃? 于是温胃之良药,兼可以止呕之生姜为必需之品矣。又恐汗出过多,将伤胃液,于是用大枣以摄持之。又虑肠居胃下,胃失和,则肠有受传之虞,于是预用甘草以安之。要之。姜也,枣也,草也,同为温和胃肠之圣药。胃肠性喜微温,温则能和,故云。胃肠既受三药之扶护而和,血液循环又被桂芍之激励而急,表里两合,于是遍身漐漐汗出。若其人为本汤证其一其二之表证者,随愈,即有本汤证其三之吐者,亦愈,或有本汤证其四之利者,亦无不愈。使更能明其孰轻孰重,加以权衡,则更善矣。(《经方实验录》)

**太阳病,头痛,发热,汗出,恶风,桂枝汤主之。**(13)

**尤在泾**

太阳受邪,无论中风伤寒,俱有头痛,俱有发热。但伤于寒,则表实无汗;伤于风,则表疏自汗。是头痛发热者,伤寒所同,而汗出恶风者,中风所独也。中风必以风剂治之。云桂枝汤主之者,见非他药所得而更者耳。(《伤寒贯珠集》)

**成无己**

头痛者,太阳也;发热汗出恶风者,中风也。与桂枝汤,解散风邪。(《注解伤寒论》)

**太阳病,下之后,其气上冲者,可与桂枝汤。方用前法。若不上冲者,不得与之。**(15)

**成无己**

太阳病属表,而反下之,则虚其里,邪欲乘虚传里。若气上冲者,里不受邪,而气逆上,与邪争也,则邪仍在表,故当复与桂枝汤解外;其气不上冲者,里虚不能与邪争,邪气已传里也,故不可更与桂枝汤攻表。(《注解伤寒论》)

**若酒客病,不可与桂枝汤,得之则呕,以酒客不喜甘故也**。(17)

**成无己**

酒客内热,喜辛而恶甘,桂枝汤甘,酒客得之,则中满而呕。(《注解伤寒论》)

**喘家,作桂枝加厚朴杏子,佳**。(18)

**柯　琴**

喘为麻黄症,治喘者功在杏仁……桂枝汤中有芍药,若但加杏仁,喘虽微,恐不胜任,复加厚朴以佐之,喘随汗解矣。(《伤寒来苏集》)

**尤在泾**

故与桂枝汤解表散邪,加厚朴、杏仁下气定喘。

**凡服桂枝汤吐者,其后必吐脓血也**。(19)

**尤在泾**

凡服桂枝汤吐者,不必尽是酒客,此其脾胃素有湿热蕴蓄,可知桂枝汤其甘足以酿湿,其温足以助热。设误服之而致吐,其湿热之积,上攻肺中,与表之邪风相得,蒸郁不解,发为肺痈,咳吐脓血,势有必至者矣。仲景因酒客,复申其说如此。(《伤寒贯珠集》)

**黄元御**

大凡服桂枝汤即吐者,胸膈湿热郁遏,桂枝益其膈热,下咽即吐。缘其胃气上逆,心下痞塞,肺郁生热,无路下达,桂枝辛温之性,至胸而出,不得入胃腑而行经络,是以吐也。其后湿热瘀蒸,必吐脓血。此宜凉辛清利之剂,不宜辛温也。(《伤寒悬解》)

**太阳病,初服桂枝汤,反烦不解者,先刺风池、风府,却与桂枝汤则愈**。(24)

**柯　琴**

前条治中风之始,此条治中风之变,桂枝汤煮取三升,初服者,先服一升也,却与者,尽其二升也,热郁于心胸者,谓之烦,发于皮肉者,谓之热。麻黄症发热无汗,热全在表,桂枝症发热汗出,便见内烦。服汤反烦而外热不解,非桂枝汤不当用也,以外感之风邪重,内之阳气亦重耳,风邪本自项入,必刺风池、风府,疏通来路,以出其邪,仍与桂枝汤,以和营卫,《内经》曰:"表里刺之,服之饮汤。"此法是矣。(《伤寒来苏集》)

### 成无己

烦者,热也。服桂枝汤后,当汗出而身凉和;若反烦不解者,风甚而未能散也。先刺风池、风府,以通太阳之经,而泄风气,却与桂枝汤解散则愈。(《注解伤寒论》)

### 尤在泾

太阳病与桂枝汤,于法为当矣。乃初服之,反加烦热而不解者,阳邪痹于阳而不去也。风池、风府,阳维之会。阳维者,诸阳之所维,刺之所以通阳痹。痹通,然后与桂枝,取汗则愈,此仲景法中之法也。(《伤寒贯珠集》)

### 黄元御

风池,足少阳穴。风府,督脉穴,在项后,大椎之上。督与太阳,同行于背,而足少阳经,亦行项后,两穴常开,感伤最易。感则传之太阳,太阳中风之病,皆受自两穴。服桂枝汤,风应解矣,反烦不解者,风池、风府必有内闭之风不能散也,先刺以泻两穴之风,再服桂枝,无不愈矣。(《伤寒悬解》)

**服桂枝汤,大汗出,脉洪大者,与桂枝汤,如前法。若形似疟,一日再发者,汗出必解,宜桂枝二麻黄一汤。**(25)

### 成无己

如服一剂,病证犹在者,故当复作本汤服之。服桂枝汤汗出后,脉洪大者,病犹在也;若形如疟,日再发者,邪气客于荣卫之间也。与桂枝二麻黄一汤,解散荣卫之邪。(《注解伤寒论》)

### 柯琴

服桂枝汤,取微似有汗者佳,若大汗出,病必不除矣。然服桂枝后大汗,仍可用之更汗,非若麻黄之不可复用也。即大汗出后,脉洪大,大烦渴,是阳邪内陷,不是汗多亡阳。此大汗未止,内不烦渴,是病犹在表,桂枝症未罢,当仍与之,乘其势而更汗之,汗自漐漐邪不留矣。是法也,可以发汗,汗生于谷也,即可以止汗,精胜而邪却也。若不用此法,使风寒乘汗客于玄府,必复恶寒发热如疟状。然疟发作有时,日不再发,此则风气留其处,故日再发耳。必倍加桂枝以解肌,少与麻黄以开表,所谓奇之不去则偶之也。此又服桂枝后少加麻黄之一法。(《伤寒来苏集》)

**柯 琴**

服桂枝汤后,而恶寒发热如疟者,是本当用麻黄发汗,而用桂枝则汗出不彻故也。凡太阳发汗太过,则转属阳明,不及则转属少阳。此虽寒热往来,而头项强痛未罢,是太阳之表尚在,故仍在太阳。夫疟因暑邪久留,而内着于募原,故发作有时,日不再作。此因风邪泊于营卫,动静无常,故一日再发,或三度发耳。邪气稽留于皮毛肌肉之间,固非桂枝汤之可解,已经汗过,又不宜麻黄汤之峻攻。故取桂枝汤三分之二,麻黄汤三分之一,合而服之,再解其肌,微开其表。审发汗于不发之中,此又用桂枝后更用麻黄法也。后人合为一方者,是大背仲景比较二方之轻重,偶中出奇之妙理矣。(《伤寒来苏集·伤寒附翼》)

**尤在泾**

服桂枝汤,汗虽大出而邪不去,所谓如水淋漓,病必不除也。若脉洪大,则邪犹甚,故宜更与桂枝。取汗如前法者,如啜热稀粥,温覆取汗之法也。若其人病形如疟,而一日再发,则正气内胜,邪气欲退之征。设得汗出,其邪必从表解,然非重剂所可发者,桂枝二麻黄一汤以助正而兼散邪,而又约小其制,乃太阳发汗之轻剂也。(《伤寒贯珠集》)

**服桂枝汤,大汗出后,大烦渴不解,脉洪大者,白虎加人参汤主之。**(26)

**成无己**

大汗出,脉洪大而不渴,邪气犹在表也,可更与桂枝汤。若大汗出,脉洪大,而烦渴不解者,表里有热,不可更与桂枝汤。可与白虎加人参汤,生津止渴,和表散热。(《注解伤寒论》)

**王好古**

动而伤暑,心火大盛,肺气全亏,故身热,脉洪大,动而火胜者,热伤气

也,白虎加人参汤主之。辛苦人多得之,不可不知也。(《此事难知》)

**尤在泾**

服桂枝汤后,大汗出,脉洪大,与上条同,而大烦渴不解,则其邪去表而之里,不在太阳之经,而入阳明之府矣。阳明者,两阳之交,而津液之府也。邪气入之,足以增热气而耗津液,是以大烦渴不解。方用石膏,辛甘大寒,直清胃热为君,而以知母之咸寒佐之;人参、甘草、粳米之甘,则以之救津液之虚,抑以制石膏之悍也,曰白虎者,盖取金气彻热之义云耳。(《伤寒贯珠集》)

**服桂枝汤,或下之,仍头项强痛,翕翕发热,无汗,心下满,微痛,小便不利者,桂枝去桂加茯苓白术汤主之。**(28)

**柯　琴**

服桂枝汤已,桂枝证仍在者,当仍用桂枝如前法。而或妄下之,下后,其本症仍头痛项强,翕翕发热,而反无汗,其变症心下满微痛,而小便不利,法当利小便则愈矣。凡汗下之后,有表里症兼见者,见其病机向里,即当救其里症。心下满而不硬,痛而尚微,此因汗出不彻,有水气在心下也,当问其小便。若小便利者,病仍在表,仍须发汗。如小便不利者,病根虽在心下,而病机实在膀胱。由膀胱之水不行,致中焦之气不运,营卫之汗反无,乃太阳之腑病,非桂枝症未罢也。病不在经,不当发汗;病已入腑,法当利水。故于桂枝汤去桂而加苓、术,则姜、芍即为利水散邪之佐,甘、枣得效培土制水之功,非复辛甘发散之剂矣。盖水结中焦,可利而不可散,但得膀胱水去,而太阳表里之邪悉除,所以与小青龙、五苓散不同法。《经》曰:血之与汗,异名而同类。又曰:膀胱津液气化而后能出。此汗由血化,小便由气化也。桂枝为血分药,但能发汗,不能利水。观五苓方末云:多服暖水出汗愈。此云水便利则愈。比类二方,可明桂枝去桂之理矣。今人不审,概用五苓以利水,岂不悖哉?(《伤寒来苏集·伤寒附翼》)

**尤在泾**

头项强痛,翕翕发热,无汗,邪在表也;心下满微痛,饮在里也。此表间之邪,与心下之饮,相得不解,是以发之而不从表出,夺之而不从下出也。夫表邪挟饮者,不可攻表,必治其饮而后表可解。桂枝汤去桂加茯苓、白术,则

不欲散邪于表,而但逐饮于里,饮去则不特满痛除,而表邪无附,亦自解矣。(《伤口贯珠集》)

**太阳病,外证未解,脉浮弱者,当以汗解,宜桂枝汤。**(42)

**尤在泾**

太阳外证,即头痛、发热、恶风寒之属。外证未解,宜从汗解。然必审其脉之强弱而施治。若脉浮弱,则是中风阳浮阴弱之候,治宜桂枝汤。助正以逐邪。(《伤寒贯珠集》)

**柯 琴**

此条是桂枝本脉,明脉为主。今人辨脉不明,故于症不合。伤寒、中风、杂病,皆有外证。太阳主表,表证咸统于太阳,然必脉浮弱者,可用此解外。如但浮不弱,或浮而紧者,便是麻黄证。要知本方只主外证之虚者。(《伤寒来苏集》)

**黄元御**

太阳病,失于解表,经热不泄,则自表达里。然里证虽成,而外证不能自解,凡脉见浮弱者,犹当汗解,宜桂枝汤也。外解后,审有里证,乃可议下耳。脉浮弱,即前章阳浮阴弱之义。(《伤寒悬解》)

**太阳病,外证未解,不可下也,下之为逆。欲解外者,宜桂枝汤。**(44)

**尤在泾**

伤寒在表者宜汗,在里者宜下,此大法也。是以外证未解者不可下,下之是病在表而攻其里也,故曰逆。本论云:本发汗而复下之,此为逆也。若先发汗,治不为逆,此之谓也,而欲解外,则桂枝成法,不可易矣。仲景于当汗之证,随示不可下之戒如此。(《伤寒贯珠集》)

**成无己**

《经》曰:本发汗而复下之为逆也。若先发汗,治不为逆。(《注解伤寒论》)

**黄元御**

太阳病,外证未解,虽有里证,不可下也,下之卫阳内陷,此之为逆。欲解外者,不越桂枝也。外解已,然后里证可议下否耳。(《伤寒悬解》)

**柯　琴**

外证初起,有麻黄、桂枝之分。如当解未解时,惟桂枝汤可用,故桂枝汤为伤寒、中风、杂病解外之总方。凡脉浮弱、汗自出而表不解者,咸得而主之也。即阳明病脉迟汗出多者宜之,太阴病脉浮者亦宜之。则知诸经外证之虚者,咸得同太阳未解之治法,义可见桂枝汤不专为太阳用矣。(《伤寒来苏集》)

**太阳病,先发汗不解,而复下之,脉浮者不愈。浮为在外,而反下之,故令不愈。今脉浮,故在外,当须解外则愈,宜桂枝汤。**(45)

**成无己**

《经》曰柴胡汤证具,而以他药下之,柴胡汤证仍在者,复与柴胡汤。此虽已下之不为逆,则其类矣。(《注解伤寒论》)

**柯　琴**

误下后而脉仍浮,可知表症未解,阳邪未陷,只宜桂枝汤解外,勿以脉浮仍用麻黄汤也,下后仍可用桂枝汤,乃见桂枝方之力量矣。(《伤寒来苏集》)

**病常自汗出者,此为荣气和,荣气和者,外不谐,以卫气不共荣气谐和故尔。以荣行脉中,卫行脉外。复发其汗,荣卫和则愈,宜桂枝汤。**(53)

**尤在泾**

此即前条阴弱者汗自出之意而发明之。谓营未病而和,则汗液自通;卫中风而不谐,则阴气失护;宜其汗常自出也。夫营与卫,常相和谐者也,营行脉中,为卫之守,卫行脉外,为营之护。何有发热恶寒之证哉。惟卫得风而自强,营无邪而反弱,邪正不同。强弱异等,虽欲和谐,不可得矣,故曰营气和者外不谐。不谐则岂特卫病而已哉,故欲营之安,必和其卫;欲卫之和,必逐其风,是宜桂枝汤助阳取汗,汗出则邪去而卫和,卫和则营不受扰而愈。(《伤寒贯珠集》)

**柯　琴**

发热时汗便出者,其营气不足。因阳邪下陷,阴不胜阳,故汗自出也。此无热而常自汗者,其营气本足。因阳气不固,不能卫外,故汗自出。当乘其汗正出时,用桂枝汤啜稀热粥。是阳不足者,温之以气,食入于阴,气长于阳也。阳气普遍,便能卫外而为固,汗不复出矣。和者平也,谐者合也。不和见卫强,不谐见营弱,弱则不能合,强则不能密,皆令自汗。但以有热、无热别之,以时出、常出辨之,总以桂枝汤啜热粥汗之。上条发热汗出,便可用桂枝汤,见不必头痛、恶风俱备。此只自汗一症,即不发热者亦用之,更见桂枝方于自汗为亲切耳。(《伤寒来苏集》)

### 成无己

风则伤卫,寒则伤荣。卫受风邪而荣不病者,为荣气和也。卫既客邪,则不能与荣气和谐,亦不能卫护皮腠,是以常自汗出。与桂枝汤解散风邪、调和荣卫则愈。(《注解伤寒论》)

### 黄元御

病常自汗出者,营气疏泄,此为营气之和。然营气自和者,必外与卫气不相调谐,以卫被风敛,内遏营血,不与营气和谐故耳。以营行脉中,卫行脉外,卫郁而欲内敛,营郁而欲外泄。究之卫未全敛而营未透泄,是以有汗而风邪不解,复发其汗,使卫气不闭,营气外达,二气调和,则病自愈,宜桂枝汤也。卫闭而营郁,则营不和,卫未全闭而营得汗泄,此为营气犹和。然此之和者,卫被风敛而未全闭也,闭则营气不和矣。以卫常欲敛,不与营气和谐,终有全闭之时,汗之令营郁透发,则二气调和也。(《伤寒悬解》)

**病人脏无他病,时发热,自汗出,而不愈者,此卫气不和也。先其时发汗则愈,宜桂枝汤主之**。(54)

### 尤在泾

人之一身,经络纲维于外,脏腑传化于中,而其为病,从外之内者有之,从内之外者有之。脏无他病,里无病也,时发热自汗,则有时不发热无汗可知,而不愈者,是其病不在里而在表,不在营而在卫矣。先其时发汗则愈者,于不热无汗之时,而先用药取汗,则邪去卫和而愈。不然,汗液方泄而复发之,宁无如水淋漓之患耶。(《伤寒贯珠集》)

### 柯 琴

脏无他病,知病只在形躯。发热有时,则汗出亦有时,不若外感者,发热汗出不休也。《内经》曰:"阴虚者阳必凑之,故时热汗出耳。"未发热时,阳犹

在卫,用桂枝汤啜稀热粥,先发其汗,使阴出之阳,谷气内充,而卫阳不复陷,是迎而夺之,令精胜而邪却也。(《伤寒来苏集》)

### 成无己

脏无他病,里和也;卫气不和,表病也。《外台》云,里和表病,汗之则愈。所谓先其时者,先其发热汗出之时,发汗则愈。(《注解伤寒论》)

### 黄元御

阳明腑病,汗愈出而胃愈燥,故发热汗出,而病不愈。病人脏气平和,无他胃热之证,时发热,自汗出而不愈者,此为卫气得风,郁勃而不和也。当先于其时以桂枝发汗则愈,迟恐变生他病也。(《伤寒悬解》)

**伤寒,不大便六七日,头痛有热者,与承气汤。其小便清者,知不在里,仍在表也,当须发汗。若头痛者,必衄。宜桂枝汤。**(56)

### 柯 琴

太阳风寒外束,令人头痛;阳明热气上冲,亦令人头痛。伤寒不大便六七日,头痛,有热证者,知其热盛于里,而气蒸于上,非风寒在表之谓矣,故可与承气汤下之。然热盛于里者,其小便必短赤。若小便清者,知其热不在于里,而仍在于表,当以桂枝汤发其汗,而不可以承气汤攻其里也。若头痛不除者,热留于经,必发鼻衄。"宜桂枝汤"四字,疑在"当须发汗"句下。此条从太阳篇中移入。(《伤寒来苏集》)

### 王好古

六七日不大便,明系里热,况有热以证之,更可无疑,故虽头痛,可用承气下之。若小便清者,邪未入里,即不可下,仍当发汗,以散表邪。然头痛有热,多是风邪上壅,势必致衄。若兼寒邪,则必如第二类之身疼痛、目瞑,何以但头痛而无身目之证耶?故惟用桂枝汤以解风邪,与用麻黄汤之法各别也。(《尚论篇》)

**伤寒,发汗已解,半日许复烦,脉浮数者,可更发汗,宜桂枝汤。**(57)

### 尤在泾

伤寒发汗,解半日许复烦者,非旧邪去而新邪复乘也。余邪未尽,复集为病，如余寇未尽，复合为乱耳。脉浮数者，邪气在表之征，故可更发其汗，以尽其邪。但以已汗复汗，故不宜麻黄之峻剂，而宜桂枝之缓法。此仲景随时变易之妙也。（《伤寒贯珠集》）

### 王好古

发汗后病解，半日许复烦，脉复浮数，明系汗后表疏，邪风袭入所致，即不可再用麻黄汤，宜更变发汗之法，改用桂枝可耳。用桂枝者，一以邪重犯卫，一以营虚不能复任麻黄也。（《尚论篇》）

**伤寒，医下之，续得下利，清谷不止，身疼痛者，急当救里；后身疼痛，清便自调者，急当救表。救里宜四逆汤，救表宜桂枝汤。**(91)

### 柯 琴

寒邪在表而妄下之，移寒于脾，下利不止，继见完谷，胃阳已亡矣。身疼未除，是表里皆困，然犹幸此表邪之未除，里邪有可救之机。凡病从外来，当先解外，此里证既急，当舍表而救里，四逆汤自不容缓。里证既差，表证仍在，救表亦不容缓矣。身疼本麻黄证，而下利清谷，其腠理之疏可知，必桂枝汤和营卫，而痛自解，故不曰攻而仍曰救，救表仍合和中也。温中之后，仍可用桂枝汤，其神乎神矣。（《伤寒来苏集》）

### 成无己

伤寒下之，续得下利清谷不止，身疼痛者，急当救里者，以里气不足，必先救之，急与四逆汤。得清便自调，知里气已和，然后急与桂枝汤以救表，身疼者，表邪也。《内经》曰：病发而不足，标而本之，先治其标，后治其本。此以寒为本也。（《注解伤寒论》）

**太阳病，发热汗出者，此为荣弱卫强，故使汗出，欲救邪风者，宜桂枝汤。**(95)

### 尤在泾

此即前条卫不谐、营自和之意，而申其说，救邪风者，救卫气之为风邪所扰也。然仲景营弱卫强之说，不过发明所以发热汗出之故，后人不察，遂有风并于卫，卫实而营虚；寒中于营，营实而卫虚之说。不知邪气之来，自皮毛而入肌肉，无论中风伤寒，未有不及于卫者，其甚者，乃并伤于营耳，郭白云所谓涉卫中营者是也。是以寒之浅者,仅伤于卫。风而甚者,并及于营。卫之实者,风亦难泄。卫而虚者,寒犹不固。无汗必发其汗,麻黄汤所以去表实而发邪气;有汗不可更发汗,桂枝汤所以助表气而逐邪气。学者但当分病证之有汗无汗,以严麻黄桂枝之辨。不必执营卫之孰虚孰实,以证伤寒中风之殊。且无汗为表实,何云卫虚,麻黄之去实,宁独遗卫!能不胶于俗说者,斯为豪杰之士。(《伤寒贯珠集》)

**柯 琴**

此释中风汗出之义,见桂枝汤为调和营卫而设,营者阴也,卫者阳也,阴弱不能藏,阳强不能密,故汗出。(《伤寒来苏集》)

**伤寒大下后,复发汗,心下痞,恶寒者,表未解也。不可攻痞,当先解表,表解乃可攻痞。解表宜桂枝汤,攻痞宜大黄黄连泻心汤。**(164)

**成无己**

大下后,复发汗,则表里之邪当悉已。此心下痞而恶寒者,表里之邪俱不解也。因表不解而下之,为心下痞,先与桂枝汤解表,表解,乃与大黄黄连泻心汤攻痞。《内经》曰:从外之内,而盛于内者,先治其外,而后调其内。(《注解伤寒论》)

**王好古**

大下之后复发汗,先里后表,颠倒差误。究竟已陷之邪,痞结心下,证兼恶寒,表邪不为汗衰,即不可更攻其痞,当用桂枝解肌之法,先解其外。外解已后,乃以大黄黄连泻心汤攻去其心下之痞也。(《尚论篇》)

**柯 琴**

心下痞,是误下后里症;恶寒,是汗后未解症。里实表虚,内外俱病,皆因汗、下倒施所致。表里交持,仍当遵先表后里,先汗后下正法。盖恶寒之表,甚于身疼,心下之痞,轻于清谷,与救急之法不同。

此四条是有表里症,非桂枝本病,亦非桂枝坏病。仲景治有表里症,有两解表里者,有只解表而里自和者,有只和里而表自解者,与此先救里后救表、先解表后攻里,遂成五法。(《伤寒来苏集》)

**尤在泾**

大下复汗，正虚邪入，心下则痞，当与泻心汤如上法矣。若其人恶寒者，邪虽入里，而表犹未罢，不可迳攻其痞，当先以桂枝汤解其表，而后以大黄黄连泻心汤攻其痞。不然，恐痞虽解，而表邪复入里为患也，况痞亦未必能解耶。

伤寒下后，结胸痞满之外，又有懊侬、烦满、下利等证。盖邪入里而未集，而其位又高，则为懊侬；其已集而稍下者，则为结胸及痞；其最下而亦未结者，则为下利、结胸、痞满。具如上文，凡十六条。以下凡十一条，则备举懊侬、下利诸证也。（《伤寒贯珠集》）

**阳明病，脉迟，汗出多，微恶寒者，表未解也，可发汗，宜桂枝汤。**(234)

**柯 琴**

此阳明之表证、表脉也。二证全同太阳，而属之阳明者，不头项强痛故也。要知二方专为表邪而设，不为太阳而设。见麻黄证，即用麻黄汤，见桂枝证，即用桂枝汤，不必问其为太阳阳明也。若恶寒一罢，则二方所必禁矣。（《伤寒来苏集》）

**病人烦热，汗出则解，又如疟状，日晡所发热者，属阳明也。脉实者，宜下之；脉浮虚者，宜发汗。下之与大承气汤，发汗宜桂枝汤。**(240)

**成无己**

虽得阳明证，未可便为里实，审看脉候，以别内外。其脉实者，热已入腑为实，可与大承气汤下之；其脉浮虚者，是热未入腑，犹在表也，可与桂枝汤，发汗则愈。

**王好古**

病人得汗后，烦热解，太阳经之邪，将尽未尽，其人复如疟状，日晡时发热，则邪入阳明审矣。盖日晡者，申酉时，乃阳明之王时也。发热即潮热，乃阳明之本候也。然虽已入阳明，尚恐未离太阳，故必重辨其脉。脉实者，方为正阳阳明，宜下之；若脉浮虚者，仍是阳明而兼太阳，更宜汗，而不宜下矣。发汗宜桂枝汤，宜字最妙。见前既得汗而烦热解，此番只宜用桂枝和营卫，以尽阳明兼带之邪，断不可误用麻黄汤矣。（《尚论篇》）

**柯　琴**

烦热自汗似桂枝证,寒热如疟似柴胡证。然日晡潮热,期属阳明。而脉已沉实,确为可下,是承气主证主脉也。当与不大便六七日,互相发明。(《伤寒来苏集》)

**尤在泾**

烦热,热而烦也。是为在里,里则虽汗出不当解,而反解者,知表犹有邪也。如疟者,寒热往来,如疟之状,是为在表。表则日晡所不当发热,而反发热者,知里亦成实也。是为表里错杂之候,故必审其脉之浮沉,定其邪之所在,而后从而治之。若脉实者,知气居于里,故可下之,使从里出;脉浮而虚者,知气居于表,故可汗之,使从表出。而下药宜大承气汤,汗药宜桂枝汤,则天然不易之法矣。(《伤寒贯珠集》)

**太阴病,脉浮者,可发汗,宜桂枝汤**。(276)

**尤在泾**

太阴脉浮有二义,或风邪中于太阴之经,其脉则浮,或从阳经传入太阴,旋复反而之阳者,其脉亦浮。浮者,病在经也,凡阴病在脏者宜温,在经者则宜汗。如少阴之麻黄附子细辛,厥阴之麻黄升麻皆是也。桂枝汤甘辛入阴,故亦能发散太阴之邪。(《伤寒贯珠集》)

**下利腹胀满,身体疼痛者,先温其里,乃攻其表,温里宜四逆汤,攻表宜桂枝汤**。(372)

**柯　琴**

下利而腹尚胀满,其中即伏清谷之机,先温其里,不待其急而始救也。里和而表不解,可专治其表,故不曰救而仍曰攻。(《伤寒来苏集》)

**吐利止,而身痛不休者,当消息和解其外,宜桂枝汤小和之**。(387)

**成无己**

吐利止,里和也;身痛不休,表未解也。与桂枝汤小和之。《外台》云:里和表病,汗之则愈。(《注解伤寒论》)

**柯　琴**

吐利是脏腑不和,非桂枝汤所治;止后而身痛不休,是营卫不和,非麻黄汤所宜。和解其外,惟有桂枝一法;消息其宜,更有小与之法也。盖脉浮数,身疼痛,本麻黄之任,而在汗下后,则反属桂枝。是又桂枝之变脉、变症,而非复麻黄之本症、本脉矣。(《伤寒来苏集》)

### 尤在泾

吐利止,里已和也;身痛不休者,表未解也。故须桂枝和解其外,所谓表病里和,汗之则愈也。曰消息,曰小和之者,以吐利之余,里气已伤,故必消息其可汗而后汗之,亦不可大汗,而可小和之也。(《伤寒贯珠集》)

### 《金匮要略》

**产后风,续之数十日不解,头微痛,恶寒,时时有热,心下闷,干呕,汗出虽久,阳旦证续在者,可与阳旦汤。**

### 尤在泾

产后中风,至数十日之久,而头痛、寒热等证不解,是未可卜度其虚,而不与解之、散之也。阳旦汤治伤寒太阳中风挟热者,此风久而热续在者,亦宜以此治之。夫审证用药,不拘日数;表里既分,汗下斯判。上条里热成实,虽产后七八日,与大承气汤而不伤于峻;此条表邪不解,虽数十日之久,与阳旦汤而不虑其散,非通于权变者,未足以语此也。(《金匮要略心典》)

### 周扬俊

《衍义》伤寒病,太阳证,头痛发热,汗出恶风者,桂枝汤主之。又,太阳病,八九日不解者,表证仍在,当发其汗,此治伤寒法。凡产后感于风寒诸证,皆不越其规矩,举此条与上文承气,为表里之例耳。东垣治劳役饮食所伤挟外感者,亦名两感,必顾胃气。《大全良方》谓:新产去血,津液枯竭,如有时气之类,当发其汗,决不可用麻黄,取汗无取过多。《活人书》:妇人诸病,皆用四物,与所见证,如阳旦之类,各随所感而消息之。(《金匮玉函经二注》)

从上述条文及解析来看,桂枝汤的适应证概括起来是:头痛、恶风、发汗、汗出、脉浮缓。病机为太阳表虚证,但这个表虚证也只是相对麻黄汤的太阳表实证,而并非桂枝汤证是虚证。但对比了《伤寒论》条文发现,桂枝汤的适应证可以扩大。《伤寒论》第13条提到"太阳病,头痛发热,汗出恶风,桂枝汤主之",这一条并没有提到脉象。对比《伤寒论》第 42 条"太阳病,外证未解,脉浮弱者,当以汗解,宜桂枝汤。"这一条却没有汗出一症。两条对比之后可以看出:第一,具备太阳表证,而又有汗出症状,不用考虑脉象是缓是弱,就可以用桂枝汤。第二,脉浮弱,浮缓,提示正气稍显不足,即使无汗也不能用麻黄汤,应当用桂枝汤。

最后可以得出结论,桂枝汤的运用是人体正气稍显不足,或表现为汗出,或表现为脉浮缓、浮弱,只要表现了其中之一就可以用桂枝汤。因为桂枝汤不仅是解表药,也有一定补益作用。柯琴在《伤寒来苏集》中提到"此为仲景群方之冠,乃滋阴和阳、调和营卫、解肌发汗之总方也"。

## 第三节　类方简析

张仲景对桂枝汤原方的药物或用量稍作化裁,以用于治疗多种病症。这一类方剂在《伤寒论》中统称为桂枝汤类方。选择代表性方剂做如下简析:

### 一、小建中汤

**组成**:桂枝三两(去皮),甘草二两(炙),大枣十二枚(擘),芍药六两,生姜三两(切),胶饴一升。

**原文**:小建中汤主治"伤寒二三日,心中悸而烦者"及" 伤寒,阳脉涩,阴脉弦,法当腹中急痛"。

**功效**:温中补虚,和里缓急。

**主治**:中焦虚寒,肝脾不和。

**鉴别**:桂枝汤的组成基本不变,而重用饴糖,并将方中芍药用量倍于桂枝,桂枝汤的作用便发生变化,变为补虚止痛的小建中汤了。所谓虚劳急痛,即疼痛多为阵发性的痉挛性疼痛,但程度不剧烈而经常发作,同时伴有心动悸、烦热、多梦、鼻出血等虚弱性症状。这种疼痛,多是伴有桂枝证的慢性腹痛,或是桂枝体质的慢性腹痛、动悸、虚弱。小建中汤证如下:慢性腹痛伴动悸、烦热;虚弱、腹部扁平而肌紧张;舌质嫩,苔少。一般来看,肥满者、大腹便便的腹痛,极少见有小建中汤证的。舌质嫩,是指舌质柔软而有光泽,若舌质坚老而苔厚者,多表示体质充实,内有实热或瘀血,小建中汤便不适宜了。说起小建中汤的作用,离不开芍药、甘草。芍药、甘草配伍是《伤寒论》著名的芍药甘草汤。张仲景原用于治疗外感病误用汗法所致的脚挛急,但后世大大扩展了它的应用范围。

表虚,如桂枝汤证,而里虚腹痛加强,虽有甘草、大枣,滋养和缓;生姜、桂枝,温中通阳;芍药,平解挛结。但治表虚有余,补里虚则不足,必须再以湿性而富于滋养兼能缓中补虚如胶饴者为君。督率桂枝、生姜、甘草、大枣、芍药等佐使,尽力补充内外诸虚。则以上所有证状,皆可涣然消失矣。李东垣用桂枝汤治表虚,小建中汤治里虚。又以桂枝易肉桂,为治感寒腹痛之神药,如中热腹痛,去桂枝,加黄芩。

方歌:建中即是桂枝汤,倍芍加饴绝妙方,

　　　　饴取一升六两芍,悸烦腹痛有奇长。(《长沙方歌括》)


## 二、桂枝加葛根汤

**组成:**葛根四两,麻黄三两(去节),桂枝二两(去皮),芍药二两,甘草二两(炙),生姜三两(切),大枣十二枚(擘)。(成无己《注解伤底论》无麻黄,当从)

**原文:**桂枝加葛根汤主治"太阳病,项背强几几,反汗出恶风者""寒病,骨痛,阴痹,腹胀,腰痛,大便难,肩背颈项引痛,脉沉而迟"。

**功效:**解肌发表,调和营卫,生津舒经。

**主治:**风寒客于太阳经输,营卫不和证。桂枝汤证兼项背强而不舒者。

**鉴别:**葛根含淀粉质,有解表生津,镇痉之功,加入桂枝汤队伍中,暂作主帅,督同全队,进入太阳风邪郁结之处,一以解散风邪,一以滋养筋脉,则痉挛强急之证,自缓解矣,前人称为太阳病项背强者之主剂。此方,原系桂枝汤之有自汗证者,如其无汗,则加入麻黄,成为葛根汤矣,古今医家,于项强几几而无汗者,大多用葛根汤,此方遂少运用。

　　**方歌:**葛根四两走经输,项背几几反汗濡,

　　　　　　只取桂枝汤一料,加来此味妙相须。(《长沙方歌括》)

### 三、桂枝加附子汤

　　**组成:**桂枝三两(去枝),芍药三两,甘草三两(炙),生姜三两(切),大枣十二枚(擘),附子一枚(炮,去皮,破八片)。

　　**原文:**桂枝加附子汤主治" 太阳病,发汗,遂漏不止,其人恶风,小便难,四肢微急,难以屈伸"。

　　**功效:**调和营卫,温经复阳,固表止汗。

　　**主治:**因发汗太过至阳虚液脱证。

　　**鉴别:**桂枝汤方加药性温热的附子,以振奋内脏组织功能,挽救其寒冷,衰沉之象。与生姜、桂枝等协作,则和营卫,祛虚风,补阳气,再有大枣、芍药,和缓其挛急,滋养其经络。可以止漏风,除阴寒,利小便,而止疼痛,用为固表回阳之剂。

　　桂枝加附子汤证可见:冷汗、皮肤湿冷、过汗、脉弱浮大、舌质淡,亦可用于桂枝汤证伴见关节疼痛较剧烈、四肢拘挛者,临床也可运用于寒疝、腹痛、体痛、手足冷等见脉沉迟、舌淡者。

　　桂枝汤证属于表证,若虚的程度更为严重,出现汗出不止,皮肤湿冷,或非但表虚,而且里寒,即体内的阳气亦不足,出现恶寒、手足拘挛疼痛、舌淡、脉迟的时候,仅用桂枝汤原方便不行了,需加入附子。这便成了《伤寒论》的桂枝加附子汤。

　　**方歌:**汗因过发漏漫漫,肢急常愁伸屈难,

　　　　　　尚有尿难风又恶,桂枝加附一枚安。(《长沙方歌括》)

## 四、桂枝加大黄汤

**组成:**桂枝三两(去皮),芍药六两,甘草二两(炙),大黄二两,生姜三两,大枣十二枚(擘)。

**原文:**桂枝加大黄汤主治太阴腹满且见"大实痛"。

**功效:**通阳益脾,活血和络,泄实导滞。

**主治:**本太阳病,医反下之,因而腹满大实痛者。

**鉴别:**桂枝加大黄汤证如自觉发热或自觉热感,恶风、自汗;便秘,持续性腹痛,拒按;舌苔干厚。与桂枝汤相比,主要用于桂枝证复见便秘、腹痛者。本方还可用于习惯性便秘、腹部手术后的排便不畅、伴有里急后重腹痛的痢疾等。

本方不仅仅是通便剂,对桂枝汤体质患者的胃痛、咳喘、发热、头痛等病症兼见便秘燥结、腹痛、舌苔干厚者均可使用。

可能有读者要问,小建中汤与桂枝加大黄汤都有腹痛,两者有何区别呢?小建中汤所治腹痛,为慢性虚弱性腹痛,患者的全身状态不佳,腹痛绵绵,按之舒适,且喜甜食,无里实倾向;而桂枝加大黄汤所治腹痛,为持续性腹痛,而且拒按便秘,舌苔也较厚,里实倾向十分显著。

**方歌:**桂枝倍芍转输脾,泄满升邪止痛宜,

大实痛因反下误,黄加二两下无疑。(《长沙方歌括》)

## 五、桂枝加龙骨牡蛎汤

**组成:**桂枝三两,芍药三两,生姜三两,甘草二两,大枣十二枚,龙骨三两,牡蛎三两。

**原文:**桂枝加龙骨牡蛎汤主治"夫失精家,少腹弦急,阴头寒,目眩(一作目眶痛),发落,脉极虚芤迟,为清谷,亡血失精。脉得诸芤动微紧,男子失精,女子梦交"。

**功效:**调阴阳,和营卫,兼固涩精液,燮理阴阳,交通心肾。

**主治:**因亡血失精而阴阳失调,营卫不和者。

鉴别:桂枝汤证本来有自觉的上冲感、动悸等症,若此类症状更为严重,出现胸腹部的搏动感、上冲感、易惊恐不安、睡眠浅或失眠、多噩梦、自汗盗汗时,则应使用桂枝加龙骨牡蛎汤。张仲景用本方治疗"失精家,少腹弦急,阴头寒,目眩,发落"。失精家,大多面白、形瘦削、易出汗、易遗精等,可以认为是桂枝汤体质的一种类型。

本方中的龙骨为古代多种哺乳动物骨骼的化石,这种无味、无臭、吸湿性极强的东西,却是一味重要的镇静、安神、收敛药,临床上对伴有脐下动悸的惊恐不安、烦躁、出血等症有效。牡蛎为海洋贝壳类生物牡蛎的贝壳,药效与龙骨基本相同,所不同的是以胸腹部的动悸为目标,故可以治疗胸闷、心动悸、头昏头痛、盗汗、烦躁、遗精等。张仲景每将龙骨与牡蛎相配,入桂枝、柴胡剂中,治疗胸腹动悸、烦躁不安、失眠等。

桂枝加龙骨牡蛎汤方证如下:胸腹动悸、易惊、失眠多梦;自汗、盗汗;脉浮大而无力;舌质嫩红、苔少。部分医家认为决定本方能否应用的关键是脉象和舌象。脉必见浮露、大而无力,而沉细、沉实,均不是本方脉象,应当注意。舌质嫩红、湿润、舌苔薄白者可用,这表示正气虚而内无邪。舌质暗红坚老者,为里有郁热;舌质淡白胖大,为里有寒湿水饮;舌苔黄腻、焦干、厚腻分别代表里有痰热、积热、湿浊等,都妨碍本方的发挥,故慎用。

方歌:男子失精女梦交,坎离救治在中爻,

　　　桂枝汤内加龙牡,三两相匀要细敲。(《金匮方歌括》)

## 六、桂枝新加汤

组成:桂枝三两(去皮),芍药四两,甘草二两(炙),人参三两,大枣十二枚(擘),生姜四两。

原文:桂枝新加汤主治"发汗后,身疼痛,脉沉迟者"。

功效:在桂枝汤基础上,益不足之血,散未尽之邪。

主治:发汗后,身疼痛,脉沉迟者。脉沉迟,或痹,或四肢拘挛、心下痞塞者。

鉴别:本方证辨证要点为桂枝汤证身痛明显,胃气虚、脉沉迟者。本方证常见于急性病后期,或各种慢性病中,当有表证和胃气虚症状时,可进一步细审是否有本方证。表证未解而有里虚之候,治疗必须扶里之虚,才解外之邪。假如另有厥逆、下利等证,本方则不能再用,应按先救其里后救其表的定法治之。

**方歌:**汗后身疼脉反沉,新加方法轶医林,

方中姜芍还增一,三两人能义蕴深。(《长沙方歌括》)

# 第二章　临床药学基础

## 第一节　主要药物的功效与主治

本方由桂枝、芍药、甘草、生姜、大枣五味药组成。

### 一、桂枝

主治气上冲。

所谓气上冲,是一种以胸腹部的明显上冲感、搏动感为特征的自我感觉。其组成有二:

一是上冲感。气从少腹上冲胸,患者的咽喉、胸膺部、腹部、有突发的气窒感、胀痛感,甚至呼吸困难、喘促、心悸、出冷汗、惊恐、烦躁乃至晕厥;《苏沈良方》记载:天台吕使君,自来有腹痛,遇疾发即闷绝,连日不差。有一道士点桂香散(肉桂、高良姜、草豆蔻、甘草、白术、厚朴、砂仁、橘皮、生姜、大枣)饮之,一服遂定,自后每发即饮数服,痛如失去。其腹痛、发则闷绝,便是一种"气上冲"综合征。

二是搏动感。自觉心悸,按压后舒适;或患者全身出现搏动感或感觉到明显的腹脐部跳动感。此外,颈动脉的搏动感,也可以看作是"气上冲"。许多循环系统疾病的心肌病、心脏瓣膜病、心功能不全、心律不齐、低血压、心力衰竭等,以及消化道疾病均可以出现这种以搏动为特征的"气上冲"综合征。从《伤寒论》来看,凡含有桂枝、甘草的处方,大多可用于治疗动悸为表现的病症,茯苓桂枝甘草大枣汤治"脐下悸者",茯苓甘草汤治"伤寒,厥而心下悸",炙甘草汤治疗"脉结代,心动悸",小建中汤治疗"心中悸而烦者"。

从以上分析,可见所谓"气上冲"与后世所说的嗳气是完全不同的。嗳气是一种症状,而气上冲是一组症状,可以说是"气上冲"综合征。清代以后的医家常常用"冲气上逆"表述。气上冲与循环系统功能不全密切相关,临床上,桂枝及其配方在循环系统疾病中应用最多。

气上冲与桂枝的第二个主治出汗相关。一种情况为服用麻黄等发汗药物以后,汗出如洗,并伴有心悸、烦躁不安、乏力等。另一种情况为自汗,即天气并不热,也未服用发汗药物,但尚微微汗出,而汗出又恶风畏寒,关节疼痛、烦躁不安等。这多与疲劳、受寒、疾病等刺激有关。

气上冲还与腹痛有关。其腹痛呈阵发性,也伴有多汗、心悸等,患者多消瘦、腹壁薄而无力,但按之表皮较硬,所谓"腹中急痛"。张仲景常用桂枝加桂汤或桂枝加芍药汤,小建中汤等。

气上冲等证的形成,大致有如下诱因:一种是误用药物。古代常见的是误用麻黄。张仲景经常使用桂枝配甘草,名桂枝甘草汤。桂枝甘草汤治疗"发汗过多,其人叉手自冒心,心下悸,欲得按者"。所以如果患者服用麻黄剂以后汗出过多。并且心动悸者,可用桂枝甘草汤治疗。一些使用麻黄的经方,其中也大多配有桂枝甘草,以防止汗出过多而亡阳,如大青龙汤、麻黄汤、葛根汤等。另一种诱因是惊恐等剧烈的情志因素。《金匮要略》有记载"奔豚病从少腹起,上冲咽喉,发作欲死,复还止,皆从惊恐得之"。极度恐惧可以导致心跳加剧,冷汗淋漓。这种惊恐,多伴有冷汗淋漓、心悸、入夜多梦或多噩梦,男子容易出现性梦、早泄等,女子多为梦交、带下淋漓等。张仲景常用桂枝加龙骨牡蛎汤,或用桂枝甘草龙骨牡蛎汤。

## 二、芍药

主治急痛。

所谓急痛,是指疼痛呈痉挛性,有紧缩感,并有阵发性的特点。胃痉挛、肠痉挛、腓肠肌痉挛、膈肌痉挛、脏器平滑肌痉挛、括约肌以及躯干骨骼肌肉

痉挛等引起的疼痛均属于这种疼痛。具体而言,有以下几种:

脚挛急。芍药,古代是治疗脚挛急的特效药。《伤寒论》记载:"脚挛急……芍药甘草汤与之,其脚即伸。"可见张仲景对芍药甘草汤解除肌肉痉挛的作用是相当肯定的。《朱氏集验方》记载芍药甘草汤治疗脚弱无力,行步艰难,又名去杖汤。这是一种肌紧张导致的脚弱。脚挛急,为脚屈伸不利,或经常出现下肢肌肉痉挛,特别是腓肠肌痉挛。患者经常诉说下肢肌肉疼痛,步履困难,或下肢深部肌肉酸胀不适,或者表现为腰腿疼痛,下肢不能屈伸、不能行走。对这一特征,患者称之为"芍药脚"。

腹痛。小建中汤、桂枝加芍药汤与桂枝汤药物基本相似,但只因为芍药的量倍于桂枝,其作用就变成止痛。小建中汤主治"腹中急痛""虚劳里急……腹中痛",桂枝加芍药汤主治"腹满时痛",所谓的时痛,为阵发性的疼痛,多半为痉挛性的疼痛。所谓的腹中急痛,为腹痛呈痉挛性、阵发性,其部位有在上腹部者,有脐周者,也有下腹部者,或者腹痛连及腰背者,或腹痛连及阴部者。《医学心悟》谓芍药甘草汤"止腹痛如神"。《类聚方广论》记载:"小儿夜啼不止,腹中挛急甚者"。《伤寒论》小柴胡汤有"若腹中痛者,去黄芩,加芍药三两"的记载。枳实芍药散治疗妇人产后腹痛,都提示芍药能治疗腹痛。

芍药、甘草配伍是《伤寒论》著名的芍药甘草汤。张仲景原用于治疗外感病误用汗法所致的脚挛急,现代研究证实本方对腓肠肌痉挛症、三叉神经痛、面肌痉挛症、坐骨神经痛、胃痉挛、胃及十二指肠溃疡、顽固性呃逆、胆石症、蛔虫病、输尿管结石、血栓闭塞性脉管炎等有效,尤其是对胃肠道平滑肌痉挛和腓肠肌痉挛,本方的疗效已经基本被肯定。故凡解除痉挛、止痛的方剂大多含有芍药甘草汤。芍药的用量一般为 10～20g,若疼痛较剧时,可以用至 30～60g。

在《伤寒杂病论》中并未明确指出芍药是赤芍还是白芍,在梁代陶弘景《本草经集注》始将芍药分为赤、白两种,《本草图经》载有两种,金芍药色白,木芍药色赤。赤者利小便散血,白色止痛下气,赤行血,白补血,白补而赤泻,白收而赤散。酸以收之,甘以缓之,甘酸相合用,补阴血通气而除肺燥。《本草求真》谓:"赤芍与白芍主治略同,但白则有敛阴益营之力,赤则止有散邪行血之意;白则能于土中泻木,赤则能于血中活滞。故凡腹痛坚积,血瘕疝痹,经闭目赤,因于积热而成者,用此则能凉血逐瘀,与白芍主补无泻大相远耳。"《本草正义》云:"《本经》芍药,虽未分别赤白,二者各有所主,然寻绎其主治诸病,一为补益肝脾真阴,而收摄脾气之散乱,肝气之恣横,则白芍也;一为逐血导瘀,破积泄降,则赤芍也。"《伤寒杂病论》中的芍药应该是赤芍还是白芍,历代医家认识不一,而且对于其敛汗、利小便等功效存在分歧。

《伤寒论》中的芍药应该是赤芍还是白芍,历代医家有不同的见解。如《太平惠民和剂局方》《医宗金鉴》、孙尚药、许叔微等认为应为白芍,而《太平圣惠方》、李中梓等认为应为赤芍。许叔微在《伤寒发微论》中言:"仲景桂枝汤加减法,凡十有九证,但云芍药。《圣惠方》皆用赤芍药。孙尚药方皆用白芍药。《圣惠》乃太宗朝命王怀隐等编集。孙兆为累朝医师,不应如此背戾。然赤白补泻,极有利害。常见仲景桂枝第四十七证云:病发热汗出,此为荣弱卫强,故使汗出,欲救邪风,宜桂枝汤。盖风伤卫而邪乘之,则卫强,荣虽不受邪,终非适平也,故卫强则荣弱。仲景以桂枝发其邪,以芍药助其弱。故知用白芍药也。荣既弱而不受病,乃以赤芍药泻之,决非仲景意。至于小建中,为尺迟血弱而设也,举此皆用白芍药,而仲景亦止称芍药,可以类推矣。"徐氏通过研究芍药在《伤寒杂病论》中的配伍应用,提出若痉挛性疼痛,多用白芍;若有血瘀者,则多用赤芍,现代药理研究表明,二者是有一定的区别,临证时可辨证灵活择用。

姜廷良等认为《伤寒论》中用芍药的方剂有偏于扶正的,有偏于祛邪的。赤芍偏于祛邪,白芍偏于补虚,而患者的体质亦有虚实的不同。故应根据不同的情况来区别对待,对于病症为实证且患者体质不虚,需要祛邪的应选用赤芍,对于病症为虚证且患者体质偏虚,需要扶正的应选用白芍;而对于虚实错杂证需要扶正祛邪兼顾的则可考虑赤芍、白芍同用,然后再根据虚实的偏重来决定赤芍、白芍的用量比例。因此应根据具体情况具体分析,而不可拘泥于全用赤芍或全用白芍。如桂枝汤既可用白芍,又可用赤芍,也可同时使用。

仲景桂枝汤中芍药,汉代自然用今之赤芍无疑。究竟在使用桂枝汤时,应当是赤芍还是白芍,目前学界并未统一。对此,我们以力推当用白芍的医家张璐在《伤寒缵论》中所说的话："荣既弱而不能自固,岂可以赤芍药泻之乎？虽然,不可以一律论也。如太阳误下而传太阴,因而腹满时痛,则当倍白芍补荣血之虚。若夫大实者必加大黄,又宜赤芍以泻实也。至于湿热素盛之人与夫酒客辈,感寒之初,身寒恶热者,用桂枝汤即当加黄芩以胜热,则不宜白芍以助阴,贵在临证治法也。"一句"贵在临证治法也"体现了中医用药之精华。

### 三、甘草

主治羸瘦,兼治咽痛、咳唾、躁、急、痛、逆、悸诸症。

甘草是张仲景方中使用最为广泛的药物。在《伤寒杂病论》中记载的二百多处方,其中含有甘草的处方就有一多半。其主治的病症,归纳起来,主要由以下几个方面:

第一,咽痛咳唾。单味甘草,名甘草汤,治疗"咽痛",甘草泻心汤治疗蚀于咽喉的狐惑蚀。桔梗汤治疗"咽痛",并能够治疗"咳而胸满,振寒脉数,咽干不渴,时出浊唾腥臭,久久吐脓如米粥者"。生姜甘草汤治疗"肺痿咳唾涎沫不止,咽燥而渴"。

第二,杂病中躁、急、痛、逆之症。如甘麦大枣汤治疗"妇人脏躁,喜悲伤,欲哭,象如神灵所作,数欠伸"。芍药甘草汤治疗"伤寒脉浮,自汗出,小便数,心烦,微恶寒,脚挛急"。甘草粉蜜汤治疗"心痛,发作有时"。茯苓杏仁甘草汤治疗"胸痹,胸中气塞,短气"。麦门冬汤(甘草、麦门冬、半夏、人参)治疗"大气上逆,咽喉不利";橘皮竹茹汤甘草量达5两,治疗"哕逆者"。

第三,伤寒中汗、下、吐诸证。①悸:桂枝甘草汤治疗"发汗过多,其人又手自冒心,心下悸,欲得按者"。炙甘草汤治疗"伤寒脉结代,心动悸"。②虚极:白头翁汤加甘草阿胶汤治疗"产后下利虚极"。③少气:栀子甘草豉汤治疗"发汗吐下后,虚烦不得眠……若少气者"。④利不止而烦:甘草泻心汤治疗"其人下利日数十行,谷不化,腹中雷鸣,心下痞硬而满,干呕心烦不得安"。

在以上主治病症中,值得注意的是"虚极"一证。这是甘草药证的重要客观指征。白头翁加甘草阿胶汤主治"产后下利虚极"。白头翁汤是治疗痢疾的专方,为何要加甘草?是因为虚极。古代所谓的虚,多指羸瘦,经常"虚羸"并称,如竹叶石膏汤证的"虚羸少气"、大黄䗪虫丸证的"五劳虚极,羸瘦"、《千金》内补当归建中汤证的"妇人产后虚羸不足"等。产后亡血,复加下利,患者更为消瘦,故为"虚极"。阿胶主治出血,甘草主治羸瘦,此处可以见到张仲景用药经验。

甘草用于瘦人,在古代就有这个经验。《神农本草经》就记载用小便煮甘草数沸服,治疗大人羸瘦。《伤寒论》的甘草制剂大都用于大汗、大吐、大下以后各种病症,如肌肉拘挛,或气逆上冲,或者心下痞硬,或往来寒热,或动悸等。在大量体液丢失以后,其人必然形瘦肤枯。羸瘦,可以看作是使用甘草的重要客观指征,严格来说,凡是羸瘦之人的咽痛、咳唾、躁、急、痛、逆、悸诸症,大多可以使用甘草及甘草类方。

所谓羸瘦,多为皮包骨头、肌肉萎缩、肤色干枯。临床上使用甘草,尤其是长期使用大剂量甘草,一般以消瘦者为宜,凡是浮肿者或肥胖者,甘草不宜大量使用。所以说,羸瘦是甘草的主治。

所谓咽痛,指咽喉部疼痛,多伴有干燥感、热灼感,局部多充血、红肿。《伤寒论》有"咽喉干燥者,不可发汗"的记载,可知咽喉干燥疼痛者,必无作汗之资,不可以使用麻黄等强烈发汗药。推测其人必定体型瘦小,身热易出汗,肌肉坚紧,舌质红,后世治疗咽痛的复方中,也大多含有甘草。《圣济总录》以单味甘草治疗热毒肿,舌卒肿起,满口塞喉,气息不同,顷刻杀人。岳美中先生曾治疗一患者咽喉痛如刀割,曾用西药无效,局部不红不肿,与服生熟甘草,服二日,其痛即失。其医案载于《岳美中医话集》。现代用甘草制剂治疗急慢性咽炎,能减轻对咽喉部黏膜的刺激作用。

所谓咳唾,指咳嗽吐痰,尤其是黏稠痰。张仲景时代称黏痰为"浊唾"。甘草所治疗的咳嗽,多为呛咳、暴咳、咽痛而咳,咳吐黏痰和脓痰。甘草多配伍桔梗、半夏。

所谓躁,即不安静。其中有烦躁,也有脏躁。烦躁多见于吐、下以后,体液丢失过多,体质虚弱时,或下利不止,日数十行而心烦,或吐逆而烦等。张仲景经常配干姜、人参等。脏躁是古病名,其症状表现为悲伤欲哭,伸欠频作,多见于女性。"妇人脏躁,喜悲伤,欲哭,象如神灵所作,数欠伸",《金匮要略》主张使用甘麦大枣汤。不少紧张、不安、惊恐、好动的疾病,均可归属于"躁",一味甘草汤在古代即有别称,为"忘忧汤"。

所谓急,指肌肉痉挛及紧张导致的疼痛或肌肉发硬。如脚挛急,腹中急痛,里急后重。如芍药甘草汤治疗"脚挛急"。

所谓痛,多为急痛,一种痉挛性疼痛。初产妇女,需在妊娠后期揉搓乳头,并以温水洗涤,做好授乳预备工作,防止乳头破裂。婴儿吸允乳汁,乳头碎裂则痛彻心扉,即可用生甘草煎浓汁,涂抹温洗,有效。

所谓逆,多为呕吐、咳嗽等上逆性病症。如竹叶石膏汤治疗的"伤寒解后,虚羸少气,气逆欲吐"。麦门冬汤治疗的"大气上逆,咽喉不利",还有甘草泻心汤治疗的下利、干呕等症。

所谓悸,多指心下悸、脐下悸等动悸感,羸瘦之人多见,并多伴有心律不齐、短气乏力等。多配伍桂枝、人参、茯苓、龙骨、牡蛎等。

需要指出的是,含有甘草的经方尚多,但甘草在其中只是配角。邹澍先生《本经疏证》认为:"《伤寒论》《金匮要略》两书中,凡为方二百五十,用甘草者至百二十方,非甘草之主病多,乃诸方必合甘草,始能曲当病情也。"如甘草配合麻黄、附子、乌头、人参、大黄、石膏、龙骨等药的处方,甘草在方中主要起增效减毒的功效,这也就是后世所谓甘草"调和诸药"。

甘草还是中国传统的解毒剂。可用于疔疮痈疽等外科感染性疾病,也可用于食物中毒及药物中毒。唐代名医孙思邈说"大豆解百药毒,尝试之不效,乃加甘草,为甘豆汤,其验更速"。传统认为甘草能解乌头、附子、胆南星、半夏、马钱子以及一枝蒿的毒。实验证明,甘草对组胺、水合氯醛、升汞、河豚毒、蛇毒、白喉毒素、破伤风毒,均有解毒作用。从张仲景用药来看使用麻黄、附子、乌头等有毒中药经常配伍甘草这无疑是有道理的。

另外,后世还将甘草用于外科感染性疾病。清代名医王孟英治疗一例腹股沟疮毒,患者发热、呕吐、胯间痛不可当,用生甘草一两、金银花六两、皂角刺五钱,水煎和酒服之,一剂减其势,再剂病若失(《王孟英医案》)。另外科常用的治疗脱疽的四妙勇安汤,即为甘草 30g,当归 30g,玄参 90g,金银花 90g。对于外科的应用,张仲景没有述及。

综上所述,甘草证以体形羸瘦为客观指征,主治病症以干枯性(羸瘦)、痉挛性(肌肉痉挛、绞痛)、刺激性(咽痛、黏膜溃疡)、躁动性(心悸、脏躁)、突发性(中毒、外科感染)为特点。

## 四、大枣

大枣主心腹邪气,安中养脾,助十二经。平胃气,通九窍,补少气、少津液,身中不足,大惊,四肢重,和百药。

大枣能补脾和胃,益气生津,调营卫,解药毒。治胃虚食少,脾虚便溏,气血津液不足,营卫不和,心悸怔忡。妇人脏躁。

《长沙药解》中指出大枣,补太阴之精,化阳明之气,生津润肺而除燥,养血滋肝而熄风,疗脾胃衰损,调经脉虚芤。其味浓而质厚,则长于补血,而短于补气。人参之补土,补气似生血也;大枣之补土,补血以化气也,是以偏补脾精而养肝血。凡内伤肝脾之病,土虚木燥,风动血耗者,非此不可。而尤宜于外感发表之际,盖汗血一也,桂枝汤开经络而泄荣郁,不以大枣补其荣阴,则汗出血亡,外感去而内伤来矣。故张仲景于中风桂枝诸方皆用之,补泻并行之法也。十枣汤、葶苈大枣数方悉是此意。唯伤寒荣闭卫郁,义在泄卫,不在泄荣,故麻黄汤不用也。

应用:张仲景使用大枣最多的是与生姜、甘草同用。临床所见,凡动悸者、脏躁者,多形体瘦弱、舌淡脉细,故使用大枣、甘草为主的方药,要注意辨清舌脉。大枣味甘,含糖量很大,作为能量补充,张仲景对体质瘦弱的虚劳患者,常常大量使用大枣,最大量达 30 枚。

## 五、生姜

生姜祛痰下气,止呕吐,除风湿寒热。

孙思邈云,姜为呕家圣药。盖辛以散之,呕乃气逆不散,此药行阳而散气也。俗言"上床萝卜下床姜",姜能开胃,萝卜消食也。

生姜祛湿,只是温中益脾胃,脾胃之气温和健运,则湿气自去矣。其消痰者,取其味辛辣,有开豁冲散之功也。

生用发散,熟用和中,解食野禽中毒成喉痹;浸汁点赤眼;捣汁和黄明胶熬,贴风湿痛。姜,辛而不荤,祛邪辟恶,生啖,熟食,醋、酱、糟、盐、蜜煎调和,无不宜之,可蔬可茹,可果可药,其利溥矣。凡早行、山行宜含一块,不犯雾露清湿之气,以及山岚不正之邪。按方广《心法附余》云,凡中风、中暑、中气、中毒、中恶、干霍乱、一切卒暴之病,用姜汁与童便服,立可解散,盖姜能开痰下气,童便降火也。

姜通神明,古志之矣,然徒用一二片,欲遽通明,亦必不得之数。或用人参,或用白术,或用石菖蒲,或用丹砂,彼此相济,而后神明可通,邪气可辟也。生姜性散,能散风邪,伤风小恙,何必用桂枝。用生姜三钱捣碎,加薄荷二钱,滚水冲服,邪即时解散,真神妙方也。或问:生姜发汗,不宜常服,有之乎?曰:生姜四时皆可服,但不宜多服,多服散气,岂特发汗哉……然而多服则正气受伤,少服则正气无害,又不可过于避忌,坐视而不收其功也。至于偶受阴寒,如手足厥逆,腹痛绕脐而不可止,不妨多用生姜,捣碎炒热,熨于心腹之外,以祛其内寒也。(《本草新编》)

从上述可清晰地看到,诸药合用,刚中带柔,攻中有守,散而不伤正,收而不留邪。一方面通过解肌祛风,使腠理不固所致风寒之邪从表而解;另一方面通过调和营卫,滋阴和阳,使营卫失调之局面得以改善,从而达到滋阴和阳,调和营卫,调和气血,调和脾胃,调和阴阳的目的。正如《伤寒来苏集·伤寒附翼》载:"凡头痛发热,恶风恶寒,其脉浮而弱,汗自出者,不拘何经,不论中风、伤寒、杂病,威得用此发汗。"

## 第二节　主要药物的作用机制

### 一、桂枝

　　轻,解肌,调营卫。辛甘而温,气薄升浮。入太阴肺经、太阳膀胱经。温经通脉,发汗解肌(能利肺气。《经》曰:辛甘发散为阳)。治伤风头痛(无汗能发),中风自汗(有汗自止。中,犹伤也,古文通用,自汗属阳虚。桂枝为君,芍药、甘草为佐,加姜、枣名桂枝汤,能和营实表),调和营卫,使邪从汗出,而汗自止。亦治手足痛风、胁风(痛风有风痰、风湿、湿痰、瘀血、气虚、血虚之异。桂枝用作引经。胁风属肝,桂能平肝。东垣曰:桂枝横行手臂,以其为枝也。又曰:气薄则发泄,桂枝上行而解表;气厚则发热,肉桂下行而补肾。王好古曰:或问桂枝止烦出汗,仲景治伤寒发汗,数处皆用桂枝汤;又曰:无汗不得用桂枝,汗多者桂枝甘草汤,此又能闭汗也,二义相通否乎?曰:仲景云太阳病发热汗出者,此为营弱卫强。阴虚,阳必凑之,故以桂枝发其汗,此乃调其营气,则卫气自和,风邪无所容,遂自汗而解,非若麻黄能开腠理,发出其汗也。汗多用桂枝者,以之调和营卫,则邪从汗出,而汗自止,非桂枝能闭汗孔也,亦唯有汗者宜之。若伤寒无汗,则当以发汗为主,而不独调其营卫矣。故曰:无汗不得服桂枝,有汗不得服麻黄也。《伤寒例》曰:桂枝下咽,阳盛则毙;承气入胃,阴盛则亡)。(《本草备要》)

### 二、白芍

　　补血,泻肝,涩,敛阴。苦酸微寒,入肝脾血分,为手、足太阴(肺脾)行经药。泻肝火(酸敛肝,肝以敛为泻,以散为补),安脾肺,固腠理(肺主皮毛,脾主肌肉。肝木不克上,则脾安;土旺能生金,则肺安。脾和肺安,则腠理固矣),和血脉,收阴气,敛逆气(酸主收敛),散恶血,利小便(敛阴生津,小便自利,非通行之谓也),缓中止痛(东垣曰:《经》曰损其肝者,缓其中,即调血也),益气除烦,敛汗安胎,补劳退热。

治泻痢后重(能除胃中湿热),脾虚腹痛(泻痢俱太阴病,不可缺此,寒泻冷痛忌用。虞天民曰:白芍不唯治血虚,大能行气。古方治腹痛,用白芍四钱,甘草二钱,名芍药甘草汤。盖腹痛因营气不从,逆于肉里,白芍能行营气,甘草能敛逆气;又痛为肝木克脾土,白芍能伐肝故也。天民又曰:白芍只治血虚腹痛,余不治,以其酸寒收敛,无温散之功也),心痞胁痛(胁者,肝胆二经往来之道,其火上冲,则胃脘痛,横行则两胁痛。白芍能理中泻肝),肺胀喘噫(嗳同),痛肿疝瘕。其收降之体,又能入血海(冲脉为血海,男女皆有之),而至厥阴(肝)。治鼻衄(鼻血曰衄,音女六切),目涩,肝血不足(退火益阴,肝血自足),妇人胎产,及一切血病。又曰:产后忌用(丹溪曰:以其酸寒伐生发之气也,必不得已,酒炒用之可耳。时珍曰:产后肝血已虚,不可更泻也。寇氏曰:减芍药以避中寒。微寒如芍药,古人犹谆谆告诫,况大苦大寒,可肆行而莫之忌耶? 同白术补脾,同参、芪补气,同归、地补血,同芎䓖泻肝,同甘草止腹痛,同黄连止泻痢,同防风发痘疹,同姜、枣温经散湿)。

赤芍药,主治略同,尤能泻肝火,散恶血,治腹痛坚积,血痹疝瘕(邪聚外肾为疝,腹内为瘕),经闭肠风,痈肿目赤(皆散泻之功)。白补而收,赤散而泻。白益脾,能于土中泻木;赤散邪,能行血中之滞。产后俱忌用。赤白各随花色。单瓣者入药,酒炒用(制其寒),妇人血分醋炒,下痢后重不炒。恶芒硝、石斛。畏鳖甲、小蓟。反藜芦。(《本草备要》)

## 第三节 功效与主治

桂枝汤源于《伤寒论》,由桂枝、芍药、甘草、生姜和大枣组成。具有解肌发表、调和营卫的功能，传统用于外感风寒表虚证。该方药用历史悠久，配伍严谨，疗效卓著，不仅能固护卫阳，且能燮理营阴，温通心阳，养阴护液，健脾益气，安中和胃，疏通经脉，缓急止痛。其主治并不局限于太阳中风之表证，而是能够用于治疗多脏腑、多病症之良剂。近年来，临床科技工作者用该方或以该方为主的加减方用于多系统疾病的治疗，且取得了良好的治疗效果。

桂枝汤为《伤寒论》开篇第一方，也为太阳病之主方之一，其主要功用（归属之争），历来即有争论。这种争论本质上讲是由于桂枝汤的组成与应用所决定的。从《伤寒论》对桂枝汤的应用进行分析，显然张仲景主要是将桂枝汤用于发表解肌，可视为解表剂。但处方配用芍药（当时应为赤芍，后世改为白芍，具体内容见后文）和阴之药，与专于发汗之方不同，除用于外感风邪表证之外，即便在张仲景的《伤寒论》与《金匮要略》中也有用治病后、产后等因营卫失和所致的杂病。后世医家更师张仲景之法，用于治疗多种内伤杂病，每收其功。

关于桂枝汤功用争论的观点大致可分为三类：一为汗剂，一为和剂，一为补剂。如持"汗剂"者，多从解肌发表以祛邪立论；持"和剂"者，则从调和营卫，调和阴阳阐发；而"补剂"之论，则从所治病症病机出发。其实，桂枝汤本身具有多重功用，既能发表解肌，又可调和营卫，气血及阴阳。在临床使用桂枝汤时，显然应当以辨证论治为用方的前提与基础，充分发挥桂枝汤的作用才是关键所在。

深研《伤寒论》有关条文及桂枝汤药物配伍组成，结合临床应用体会，甄维帅等认为可以从以下五个方面谈论桂枝汤的适用范围。

第一，桂枝汤可解肌和营卫

在《伤寒论》中，桂枝汤首先是作为解肌剂，因其具有解肌祛风、调和营卫的作用，被认为是治疗太阳中风证主方，与治疗太阳伤寒证的麻黄汤、治疗太阳温病症的白虎加人参汤并行。与白虎加人参汤证相较，桂枝汤证、麻黄汤证阳气郁遏，阴液不虚，故不渴，恽铁樵谓"桂枝汤、麻黄汤当同以口中和为主症……口中和即不渴之易辞"。与麻黄汤证相较，麻黄汤证卫气郁闭，且正气不虚，无汗而脉浮紧，而桂枝汤证卫行不畅，且正气不足，故汗漏出而脉浮弱、缓。后世总结"有汗则桂枝汤,无汗则麻黄汤"。已故名中医李克绍先生根据"太阳病,外证未解,脉浮弱者,当以汗解,宜桂枝汤"一条,指出只要脉浮弱,无论汗出与否都能用桂枝汤。由此,使用桂枝汤解肌时两大主症即是口中和与脉浮弱、缓。

第二,桂枝汤可补中益气

补益是易被医者忽视的桂枝汤一大功效。《经方实验录》曰:"仲圣以本汤为温补主方,加桂枝即治逆气冲心,加附子即治遂漏不止,加龙骨、牡蛎即治盗汗失精,加白芍、饴糖即治腹中痛,加人参、生姜、芍药即治发汗后身疼痛,更加黄芪、当归即泛治虚劳,去芍药加生地黄、麦冬、阿胶、人参、麻仁,即治脉结代心动悸,无一非大补之方。"

关于桂枝汤攻、补之力量可以从两段条文中看出:"桂枝本为解肌,若其人脉浮紧,发热汗不出者,不可与之也。常须识此,勿令误也。"原文桂枝汤作用为解肌,其发表作用较弱,对于阳气郁闭之麻黄汤证,徒增内热、徒耗阴液,而不能开其郁闭之气,从中可以看出桂枝汤具有补的作用。"伤寒脉浮,自汗出,小便数,心烦,微恶寒,脚挛急,反与桂枝,欲攻其表,此误也,得之便厥。咽中干,烦躁,吐逆者,作甘草干姜汤与之。"虽桂枝汤斡旋中气,可称之为补益剂,然桂枝辛甘、芍药苦平,非固守之法,对于阴阳两虚及阳气外脱之证究非所宜,故不可以桂枝汤为补益剂而滥用桂枝汤。由上两段条文可以看出桂枝汤补益的特点是补中益气与调畅气机兼备,非纯补、呆补、滞补,乃补而不滞,通而不泻。

第三,桂枝汤可升降气机

桂枝汤具有升降作用,《伤寒论》原文未提及。桂枝汤中桂枝升而芍药降,具有升降气机的作用。其依据有二:桂枝辛甘,芍药后世言酸平,然考《神农本草经》芍药实为苦平,《素问·阴阳应象大论》曰:"辛甘发散为阳,酸苦涌泄为阴。"此一也;中医讲究取象比类,凡枝、芽、花、叶多具清轻上浮之性,凡种子、果实、金石皆可下气,桂枝取樟树科植物肉桂的嫩枝,上升自不必说;大家只知沉香入水即沉,而不知芍药也是入水即沉,这是由芍药代茶饮的时候观察所得,知芍药具沉降之性,此二也。由此可知桂枝汤具有升降气机的作用,桂枝汤中桂枝、芍药则有升有降,斡旋中气;用桂枝加桂汤加益气温阳之药治疗气虚不升之证,且使升发不至太过;用桂枝加芍药汤加滋阴潜阳之药治疗气虚不降之证,又防正气郁闭。如火烘烤,头痛头胀,舌淡红,苔薄水滑,脉弱,此大气不足,昼日当升不升,无力温煦故畏寒,夜半当降关于桂枝生阳且升阳有异议,古代大量的本草言及桂枝有平肝潜阳之性,并且古人以"桂做楔钉树木,树立枯"作论据,如张锡纯曰"平肝之药,以桂为最要,肝属木,木得桂则枯也",并且张仲景在治疗惊狂上逆之证的时候多用桂枝而不用芍药,如柴胡加龙骨牡蛎汤、桂甘龙牡汤、桂枝去芍药加蜀漆龙骨牡蛎救逆汤、桂枝加桂汤等,遇惊狂时无一例外的避芍药而用桂枝,关于此,开始也不能理解,直至一次处柴胡加龙骨牡蛎汤时才有所感悟。

为什么张仲景在治疗惊狂上逆之证的时候多用桂枝而不用芍药。甄维帅等的理解是桂枝平肝即疏肝之意也,如柴胡加龙骨牡蛎汤中已经有了龙骨、牡蛎、代赭石、大黄、茯苓等下行之药,再加白芍苦平下行,倒不如稍用辛温桂枝反佐而舒达也,今人有时只知大气上逆就一味潜降,而张仲景则是在潜降之中加入辛温的桂枝,乃反佐之意。关于这点,张锡纯之论亦可为证。张氏虽曰桂枝平肝,然亦是在用疏肝之意也,如治疗肝郁气逆而致吐血衄血,用秘红丸(大黄一钱,肉桂一钱,代赭石六钱),"平肝之药,以桂为最要,肝属木,木得桂则枯也,而单用之则失之于热;降胃止血之药,以大黄为最要,胃气不上逆血即不逆行也,而单用之又失之于寒,若二药并用,则寒热相济,性归和平,降胃平肝,兼顾无疑……更用生赭石细末煎汤送下,吐血顿愈"。

陈宪海教授在治疗肺系疾病时善用桂枝 9g、白芍 15g 这样的药对。肺气不敛降是慢性肺系疾病的病机,若肺气虚浮,不能敛降,则在此药对的基础上加入党参、白术、甘草等益气之品;若痰热壅盛,不能敛降,则在此药对基础上加入陈皮、清半夏、竹茹、厚朴、杏仁、瓜蒌等清热涤痰之品,对于支气管哮喘、慢性阻塞性肺疾病有很好的疗效。

第四,桂枝汤可疏肝理脾

《经方实验录》载:"吾国旧式妇女平日缺少运动,每致食而难化……家庭组织庞杂,妯娌姑嫂每难和睦,因而私衷抑郁,影响气血。始则气逆脘痛,纳谷不畅,自称曰肝胃气,书则谓木侮土……余逢此等证状,常投桂枝汤原方。病者服后，陡觉周身温暖，经脉舒畅，如曝冬日之下，如就沐浴之后……吾师常以简括之句表本汤之功，曰：'桂枝汤功能疏肝补脾者也'。"桂枝汤确有疏肝理脾的作用，可以从桂枝汤与同为疏肝理脾剂的小柴胡汤的相似性来理解。

"伤寒，阳脉涩，阴脉弦，法当腹中急痛，先与小建中汤，不差者，小柴胡汤主之"，小建中汤是桂枝汤的变方，小建中汤与柴胡剂有相通之处，二者在此处均是治疗肝气郁结、脾络不痛的腹痛症。《伤寒论》谓："伤寒六七日，发热，微恶寒，肢节烦疼，微呕，心下支结，外证未去者，柴胡桂枝汤主之。"此条分为三部分理解，可明柴胡桂枝汤之用以及小柴胡汤和桂枝汤的关系。"发热，微恶寒"，小柴胡汤与桂枝汤均擅长调和营卫，治疗各种类型的发热；"肢节烦疼"，小柴胡汤与桂枝汤是通法的代表，均擅长行气、活血、止痛；"微呕，心下支结"，小柴胡汤与桂枝汤均善疏肝理脾，治疗心下痞痛之疾。

在应用桂枝汤疏肝理脾时，以桂枝辛温之性疏肝，故量宜小，以芍药苦平之性通脾络，即形成了桂枝加芍药汤或小建中汤的格局，并可与小柴胡汤合用，形成柴胡桂枝汤的格局。

第五，桂枝汤可温通经脉

桂枝辛甘，芍药苦平，辛能行气，苦亦能行气，二药的组合具有温通的作用，如《伤寒论》中的当归四逆汤、桂枝茯苓丸，均是以桂枝汤为基础加减而来，并成为后世活血方的基本组成之一。桂枝汤具有温通作用，尤善于通行足太阳膀胱经络，善治项背诸症，郑钦安在《医法圆通》中论述桂枝汤应用时提到"桂枝汤治胸腹痛，背亦彻痛者……治小儿角弓反张……治脑后生疮……治足跟痛"，凡后背经络阻滞，桂枝汤尤为适宜。

由上可知，桂枝汤不愧为群方之魁，全面理解桂枝汤，确实可以极大丰富其在临床各科中的应用。以上列举桂枝汤五大功效，抛开关于其功用的"汗剂""和剂""补剂"之争，而把根本的落脚点放在升降气机。所谓"升降出入，无器不有"，不仅桂枝汤如此，对任一方剂，只有通过把握其对人体气机升降的调整，才能更好地认识方剂、应用方剂。

总之，桂枝汤的功能及临床应用极为广泛。①祛邪。在外感风寒时，针对外感风寒表虚证，桂枝汤既可祛邪，又可调正，然其祛邪之用亦是建立在调和的基础上,因桂枝汤发汗之力甚微,故服药后需"啜热稀粥",并"温覆",以助其调合营卫。营卫既合,邪不能容,微汗而解。如《本草从新》所云:"以桂枝发其汗,此乃调合营气则卫气自和,风邪无所容,遂自汗而解,非若麻黄能开腠理,发出其汗也。"②调和营卫。营卫属于阴阳范畴,具有阴阳属性,营属阴,卫属阳。《黄帝内经》中阐述阴阳的关系时谈道:"阴在内,阳之守也,阳在外,阴之使也。"同时谈道:"阳强不密,阴气乃绝。"桂枝汤证又叫作卫强营弱证,"卫强"并非卫气强盛,实为卫气浮散、浮亢,故卫气失职,不能顾护体表,而导致营阴外泄,营卫不和。桂枝汤中桂枝助阳益卫而护阴,芍药益阴固营而收敛浮越之阳,使之合和。③调理肺胃。风寒证候,伤及肺卫,影响肺气宣降,所谓"出入废则升降息",故可引起胃气升降失和,胃气上逆,可表现出干呕等症。如张仲景在《伤寒论》及《金匮要略》中桂枝汤及其类方颇多,广泛应用于诸多疾病。《伤寒论》中所云:"太阳中风,阳浮而阴弱。阳浮者,热自发,阴弱者,汗自出。啬啬恶寒,淅淅恶风,翕翕发热,鼻鸣干呕者,桂枝汤主之。"桂枝汤外调出入,内和升降而表解呕止。

# 第三章　源流与方论

## 第一节　源　流

桂枝汤是《伤寒论》中的第一首方剂,在《伤寒论》中桂枝汤及桂枝汤加减法占有大量的篇幅,具有举足轻重的地位。桂枝、芍药、甘草、生姜、大枣五味桂枝汤组成药物,也是《伤寒论》中使用频率相当高的药物。本方以治疗太阳中风证为专功,由于后世历代医家以本方加减治疗的病症很多,使得桂枝汤的应用范围日益扩大。它不仅可用以治疗多种外感病,而且可用以治疗内科杂病及妇科、儿科、外科、皮肤科、五官科等科疾病,只要识证真切,病机相宜,用之无有不效。因此,柯琴在《伤寒来苏集·伤寒附翼》中评价本方时说:"此为仲景群方之魁,乃滋阴和阳、调和营卫、解肌发汗之总方也。"

桂枝汤,别名阳旦汤,关于阳旦汤与桂枝汤,一般认为,阳旦汤最早见于《金匮要略》。

随着文献资料的发现,尤其是敦煌遗书《辅行诀脏腑用药法要》(以下简称《辅行诀》,是一部辗转流传于民间的敦煌医学卷子,文题"华阴隐居陶弘景撰",据考证为陶氏门徒述师之作,约成书于梁至隋唐期间)的发现,学者们对张仲景学术渊源有更进一步的认识,张仲景"博采众方",主要指源于《汤液经法》(该书首见于《汉书·艺文志·经方类》"汤液经法三十二卷"。但已佚,作者不详)之古经方。据《辅行诀》记载:"依《神农本经》及《桐君采药录》上中下三品之药,凡三百六十五味,以应周天之度,四时八节之气。商有圣相伊尹,撰《汤液经法》三囗,为方亦三百六十首。""汉晋以还,诸名医辈,张机、卫泛、华佗、吴晋、皇甫玄晏、支法存、葛稚川、范将军等,皆当代名贤,咸师式此《汤液经法》,愍救疾苦,造福含灵。""弘景曰:外感天行,经方之治,有二旦、四神、大小等汤,昔南阳张机,依此诸方,撰为《伤寒论》一部,疗治明悉,后学咸尊奉之……若能深明此数方者,则庶无蹈险之虞也,今亦录而识之。"由此可见,张仲景确实参考了《汤液经法》,由此印证了皇甫谧的"仲景论广伊尹为数十卷"(《针灸甲乙经·序》)的观点。据"今亦录而识之",可知《辅行诀》所录二旦、六神等诸方也是摘录于《汤液经法》。王淑民先生通过考证研究,比较了《辅行诀》和《伤寒论》二书所载有方剂异同,表明二书的有关方剂都来源于《汤液经法》。

查《辅行诀》小阳旦汤的药物组成与张仲景的桂枝汤一致,其主治、煎服法和药后护理与张仲景的桂枝汤十分吻合,唯有出入的是生姜用量,前者用作"二两",后者用作"三两",这药量的差异当是历史的原因,或是传抄之误,或是作者所见版本不同,但无从考证。所以,基本可以确定桂枝汤就是古经方之小阳旦汤。至于张仲景为何改其名为桂枝汤,有重要的历史原因。《辅行诀》指出:"张机撰《伤寒论》,避道家之称,故其方皆非正名也,但以某药名之,以推主为识耳。"至于张仲景为何要避道家之称,则须令做探讨,不在本文探论范围。

那么《金匮要略》的阳旦汤是何方呢?阳旦汤首见于《金匮要略·妇人产后病脉证并治第二十一》"产后风,续之数十日不解,头微痛,恶寒,时时有热,心下闷,干呕汗出。虽久,阳旦证续在耳,可与阳旦汤"。该条文有名无方。晋·王叔和于《脉经》注释此条时指出:"阳旦证续在,可与阳旦方,在伤寒中桂枝汤也。"金·成无己亦注曰"桂枝汤之别名也"。但在《外台秘要》卷二亦载有阳旦汤,原文注明引自唐·甄立言《古今录验方》,其方名、主治与药物组成均完整无缺,但却比张仲景桂枝汤多出黄芩一味。唐·孙思邈《备急千金要方》卷九亦有阳旦汤,其主治、用法及加减与《外台秘要》所录《古今录验方》基本相同,但药物组成脱失。曹颖甫在其《金匮发微》一书中补出阳旦汤,认为是桂枝汤加桂并加附子一枚。对于阳旦汤的认识,尽管存在多种的争论,但《辅行诀》的出现,答案即可清晰可见。从《辅行诀》中记载来看,经方的"二旦"是指阳旦类方和阴旦类方,其中阳旦类方包括小阳旦汤、正阳旦汤、大阳旦汤,从药物组成看,这三者关系密切,小阳旦汤加饴糖一升为正阳旦汤,正阳旦汤倍芍药加人参、黄芪为大阳旦汤。据前人考证,《辅行诀》阳旦汤类方以小阳旦汤为基础方衍化出来,与《伤寒论》桂枝汤类方以桂枝汤为基础方衍化出的线索基本对应一致。因此简称小阳旦汤为阳旦汤就是情理之中的了,以阳旦汤统阳旦汤类方,就像以桂枝汤统桂枝汤类方一样。因此,王氏、成氏之说是正确的,张仲景所称的阳旦汤就是桂枝汤。

深究古代医籍,结合现代新知。桂枝汤虽是张仲景取法于《汤液经法》之作,专攻于太阳中风之证,但绝非只为外感立法,该方亦长于治疗内科诸疾,郑钦安《医法圆通》中说:"桂枝汤一方,乃调和阴阳,彻上彻下,能内能外之方,非仅治仲景原文所论病条而已。"随即指出"今人不明圣意,死守陈法,不敢变通,由其不识阴阳之妙,变化之机也"。

## 第二节 古代医家方论

古代医家对桂枝汤无不推崇备至,尤其是唐宋以来,各医派逐渐形成较系统的理论,各派医家都宗以本方理法结合自己的临床经验进行化裁,丰富与发展了本方的理法及应用。

**成无己**

《内经》曰,辛甘发散为阳。桂枝汤,辛甘之剂也,所以发散风邪。《内经》曰,风淫所胜,平以辛,佐以苦甘,以甘缓之,以酸收之。是以桂枝为主,芍药、甘草为佐也。《内经》曰,风淫于内,以甘缓之,以辛散之。是以生姜、大枣为使也。(《注解伤寒论》)

**成无己**

《经》曰,桂枝本为解肌。若其人脉浮紧,发热汗不出者,不可与也。常须识此,勿令误也。盖桂枝汤,本专主太阳中风,其于腠理致密,荣卫邪实,津液禁固,寒邪所胜者,则桂枝汤不能发散。必也皮肤疏凑,又自汗,风邪干于卫气者,乃可投之也。仲景以解肌为轻,以发汗为重,是以发汗吐下后,身疼不休者,必与桂枝汤,而不与麻黄汤者,以麻黄汤专于发汗。其发汗吐下后,津液内耗,虽有表邪,而止可解肌。故须桂枝汤小和之也,桂味辛热,用以为君,必谓桂犹圭也,宣道诸药,为之先聘,是犹辛甘发散为阳之意。盖发散风邪,必以辛为主,故桂枝所以为君也。芍药味苦酸微寒,甘草味甘平,二物用以为臣佐者,《内经》所谓风淫所胜,平以辛,佐以苦,以甘缓之,以酸收之,是以芍药为臣,而甘草为佐也。生姜味辛温,大枣味甘温,二物为使者,《内经》所谓风淫于内,以甘缓之,以辛散之,是以姜枣为使者也,姜枣味辛甘,固能发散。而此又不特专于发散之用,以脾主为胃行其津液,姜枣之用,专行脾之津液,而和荣卫者也。麻黄汤所以不用姜枣者,谓专于发汗,则不待行化,而津液得通矣。用诸方者,请熟究之。(《伤寒明理论》)

### 许　宏

中风者,乃风邪之气伤人卫气,而成此证也。卫气受风则强,强则自汗出而常恶风;卫强则荣弱,荣弱则发热,头体痛,脉浮而缓。是以自汗、恶风、发热、头体痛、脉浮而缓者,乃中风证也。《经》曰,风淫于内,以辛散之,以甘缓之。乃用桂枝为君,以散邪气而固卫气。桂枝味辛甘性热,而能散风寒,温卫气,是辛甘发散为阳之义也。芍药味酸性寒,能行荣气,退热,理身痛,用之为臣。甘草、大枣味甘而性和,能谐荣卫之气,而通脾胃之津,用之为佐。生姜味辛性温,而能散邪气,用之为使。先圣配此五味之药,以治伤寒者,乃专主中风之证,而行解肌之法也。若非自汗恶风之症,不可服也。《经》曰,桂枝下咽,阳盛则毙者,是也。(《金镜内台方议》)

### 吴　昆

风之伤人也,头先受之,故令头痛;风在表则表实,故令发热;风为阳,气亦为阳,同类相从,则伤卫外之气,卫伤则无以固卫津液,故令汗出;其恶风者,卫气不能卫也;其脉缓者,卫气不能鼓也。上件皆太阳证,故曰太阳中风。桂枝味辛甘,辛则能解肌,甘则能实表,《经》曰,辛甘发散为阳,故用之以治风;然恐其走泄阴气,故用芍药之酸以收之;佐以甘草、生姜、大枣,此发

表而兼和里之意。(《医方考》)

### 张介宾

桂枝性散,芍药性敛,以芍药从桂枝则桂枝不峻;以桂枝从芍药则芍药不寒。然以芍药之懦终不胜桂枝之勇,且芍药能滋调营气,适足为桂枝取汗之助,故桂枝汤亦是散剂,但麻黄汤峻而桂枝汤缓耳。(《景岳全书》)

### 张　璐

此方专主卫受风邪之证。以其卫伤不能外固而自汗,所以用桂枝之辛发其邪,即用芍药之酸助其阴,然一散一收,又须甘草以和其胃。况发汗必须辛甘以行阳,故复以生姜佐桂枝,大枣佐甘草也。但方中芍药不言赤白,《圣惠》与节庵俱用赤,孙尚与叔微俱用白,然赤白补泻不同。仲景云:病发热汗出,此为荣弱卫强。荣虽不受邪,终非适平也,故卫强则荣弱,是知必用白芍药也。荣既弱而不能自固,岂可以赤芍药泻之乎?虽然不可以一律论也。如太阳误下而传太阴,因而腹满时痛,则当倍白芍补荣血之虚。若夫大实者必加大黄,又宜赤芍以泻实也。至于湿热素盛之人,与夫酒客辈,感寒之初,身寒恶热者,用桂枝汤即当加黄芩以胜热,则不宜白芍以助阴,贵在临证活法也。(《伤寒缵论》)

### 尤在泾

按风之为气,能动阳气而泄津液,所以发热汗自出,与伤寒之发热无汗不同。此方用桂枝发散邪气,即以芍药摄养津气。炙甘草合桂枝之辛,足以攘外;合芍药之酸,足以安内。生姜、大枣,甘辛相合,补益营卫,亦助正气去邪气之用也。盖以其汗出而邪不出,故不用麻黄之发表,而以桂枝助阳以为表,以其表病而里无热,故不用石膏之清里,而用芍药敛阴以为里,此桂枝汤之所以异于麻黄、大青龙也。服已须臾,啜稀粥一升余,所以助胃气,即所以助药力,盖药力必借胃气以行也。温覆令微汗,不使流漓如水者,所谓汗出少者为自和,汗出多者为太过也。一服汗出病差,停后服者,中病即止,不使过之以伤其正也。若不汗,后服小促。及服至二三剂者,期在必克,以汗出为和而止也。仲景示人以法中之法如此。(《伤寒贯珠集》)

**柯　琴**

此为仲景群方之魁,乃滋阴和阳、调和营卫、解肌发汗之总方也……桂枝赤色,通心温经,能扶阳散寒,甘能益气生血,辛能解散风邪,内辅君主,发心液而为汗。故麻黄、葛根、青龙辈,凡发汗御寒者咸用之。惟桂枝汤不用麻黄,麻黄汤不可无桂枝也。本方皆辛甘发散,惟芍药酸苦微寒,能益阴敛血,内和营气。先辈之无汗不得服桂枝汤者,以芍药能止汗也。芍药之功本在止烦,烦止汗亦止,故反烦、更烦,与心悸而烦者咸赖之。若倍加芍药,即建中之剂,非复发汗之剂矣。是方也,用桂枝发汗,即用芍药止汗。生姜之辛,佐桂以解肌,大枣之甘,佐芍以和里,桂、芍之相须,姜、枣之相得,阴阳表里,并行而不悖,是刚柔相济,以为和也。甘草甘平,有安内攘外之功,用以调和气血者,即以调和表里,且以调和诸药矣。而精义尤在啜热稀粥,以助药力。盖谷气内充,外邪勿复入,热粥以继药之后,则余邪勿复留。复方之妙用又如此。故用之发汗,自不至于亡阳;用之止汗,自不至于贻患。今人凡遇发热,不论虚实,悉忌各味,刊桂枝方者,俱削此法,是岂知仲景之心法乎?（《伤寒来苏集·伤寒附翼》）

**王子接**

桂枝汤,和方之祖,故列于首。《太阳篇》云,桂枝本为解肌,明非发汗也。桂枝、甘草辛甘化阳,助太阳融会肌气;芍药、甘草酸甘化阴,启少阴奠安营血;姜通神明,佐桂枝行阳;枣泄营气,佐芍药行阴。一表一里,一阴一阳,故谓之和。加热粥,内壮胃阳助药力,行卫解腠理郁热,故曰解肌。邪未入营,而用白芍者,和阳解肌,恐动营发汗,病反不除。观此足以贯通全部方法,变化生心,非仲圣其孰能之?（《绛雪园古方选注》）

**吴　谦**

名曰桂枝汤者,君以桂枝也。桂枝辛温,辛能发散,温通卫阳;芍药酸寒,酸能收敛,寒走阴营。桂枝君芍药,是于发汗中寓敛汗之旨;芍药臣桂枝,是于和营中有调卫之功。生姜之辛,佐桂枝以解表;大枣之甘,佐芍药以和中。甘草甘平,有安内攘外之能,用以调和中气,即以调和表里,且以调和诸药。以桂、芍之相须,姜、枣之相得,借甘草之调和,阳表阴里,气卫血营,并行而不悖,是刚柔相济以相和也。而精义在服后须臾啜稀粥以助药力。盖谷气内充,不但易为酿汗,更使已入之邪不能少留,将来之邪不得复入也。又妙在温覆令一时许,絷絷微似有汗,是授人以微汗之法也不可令如水流漓,病必不除,是禁人以不可过汗之意也。此方为仲景群方之冠,乃解肌发汗,调和营卫之第一方也。(《医宗金鉴·订正伤寒论注》)

**王孟英**

《改错》所云者,仍湿热症也,若风寒伤卫,岂可不遵仲景之法而不用桂枝汤。(《王孟英医学全书》)

## 第三节　现代医家方论

**王邈达**

方用桂枝之辛温,疏卫而通阳;芍药之酸寒,和营而破阴。因桂为血分阳药,主走表,芍为血分阴药,主走里。今以二物平配,则桂得芍,而不任性走表;芍得桂,而不任性走里。适于不表不里,而行于营卫,然后用生姜之辛温以散之,甘草之甘平以和之,更用大枣之甘平以滋之,即头头是道矣。(《汉方简义》)

**曹颖甫**

若是论之,桂枝汤直是一首补方,纵令完全无病之人,亦可服此矣。……故仲圣以本汤为温补主方,加桂即治逆气冲心,加附子即治遂漏不止,加龙骨、牡蛎即治盗汗失精,加白芍、饴糖即治腹中痛,加人参、生姜、芍药即治发汗后身疼痛,更加黄芪、当归即泛治虚劳,去白芍加生地、麦冬、阿胶、人参、麻仁,即治脉结代心动悸,无一非大补之方。综计伤寒论中,共一百一十三方,由桂枝汤加减者乃占二十余方。然则仲圣固好用补者也。谁谓伤寒方徒以攻劫为能事乎?(《经方实验录》)

### 曹颖甫

大论曰,太阳病,发热,汗出,恶风,脉缓者,名曰中风。又曰,太阳病,头痛,发热,汗出,恶风,桂枝汤主之。观此二条,知桂枝汤证又名曰中风。所谓"名曰"者,知前人本有此名,仲圣不过沿而用之。惟严格言之,桂枝汤证四字,其义较广,中风二字,其义较狭。易言之,中风特桂枝汤证之一耳。又此中风非杂病中之中风,即非西医所谓脑溢血、脑充血之中风。中医病证名称每多重复,有待整理,此其一斑耳。至考此所以异证同名之理,盖为其均属风也。中之者浅,则仅在肌肉,此为《伤寒论》之中风。中之者深,则内及经络,甚至内及五脏,此为杂病之中风,所谓风为百病之长也。

仲圣方之药量,以斤两计,骤观之,似甚重。实则古今权衡不同,未许齐观。历来学者考证,达数十家,比例各异,莫知适从。且古今煎法服法悬殊。古者若桂枝汤但取初煎之汁,分之为三,曰一服,二服,三服。今则取初煎为一服,次煎为二服,是其间不无径庭。故撇此种种勿论,简言之,吾师之用量,大抵为原方之什一,例如桂枝、芍药原作三两者,师常用三钱是也。余视证之较轻者,病之可疑者,更减半用之,例如桂、芍各用钱半是也。以此为准,利多弊少。

桂枝汤一方,予用之而取效者屡矣。尝于高长顺先生家,治其子女,一方治二人,皆愈。大约夏令汗液大泄,毛孔大开,开窗而卧,外风中其毛孔,即病中风,于是有发热自汗之证。故近日桂枝汤方独于夏令为宜也。

近世章太炎以汉五铢钱考证,每两约当今三钱,则原方三两,一剂当得九钱,再以分温三服折之,每服亦仅得三钱耳。由是观之,原方三两,今用三钱,于古法正无不合也。(《经方实验录》)

### 沈济苍

根据《伤寒论》有关桂枝汤证各条综合起来看,它只是说太阳中风,头痛发热,汗出恶风,脉浮缓者,当以桂枝汤祛风解肌,调和营卫。它根本没有把桂枝汤证说成是表虚证,也没有用桂枝汤去治疗表虚证。按字面讲,表虚的"虚",当是指虚证而言,如果说太阳病既有实证,又有虚证,而且这个虚证同样应该使用汗法,这就很难讲得通。许叔微既以"自汗"为表虚,又用桂枝以

"发其邪",这是自相矛盾;成无己既称"汗出恶风"是表虚,又与桂枝汤以"和表",概念亦模糊不清。《伤寒论》治太阳伤寒无汗,用麻黄汤发汗,治太阳中风有汗,用桂枝汤解肌,有时亦称发汗,太阳病不论有汗无汗,都属表证,都用汗法,原文俱在,可以复按。我们不能说有汗便是表虚,表虚又怎能发汗? 桂枝汤证是由于汗出不彻,所以需要解肌发汗,它和桂枝加附子汤证的兼表阳虚、桂枝新加汤证的气血虚不同;和腠理不固,经常出虚汗,须用玉屏风散、牡蛎散之类固表敛汗方法来治疗的那种自汗也不一样,性质不同,含义不同,不得混为一谈。名不正则言不顺,桂枝汤并不是治表虚的方剂,吾认为正名是重要的。(《桂枝汤方论刍议》)

### 李　雁　张丽丽

王琦、铁君二人总结叶天士运用桂枝汤及类方时认为,叶天士应用桂枝汤及其类方的范围很广,如虚人外感、咳嗽、痰饮、痹痛、冲气、动悸等,常随证投之,有作调和营卫,发散风寒之用;有作通阳制水,化痰涤饮之施;有温通经脉而设,有取温肾平冲之力。《桂枝汤加减治疗心力衰竭的医案一则》

### 万友生

吾在临床上诊治风寒感冒的太阳表虚证,在辨证上主要抓住体质素虚易感和脉象浮缓虚弱这两点,至于汗的有无,只能作为参考,不足凭以为断。这就是说,只要具备上述两点,即使是无汗的,也可以用桂枝汤取效。(《谈谈桂枝汤的临床应用》)

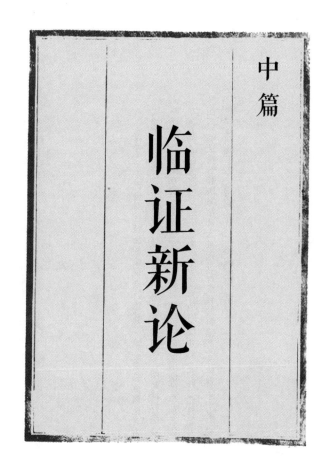

中篇

临证新论

本篇从三个部分对桂枝汤的临证进行论述：第一章临证概论对古代和现代的临证运用情况进行了梳理；第二章介绍经方的临证思维，从临证要点、与类方的鉴别要点、临证思路与加减、临证应用调护与预后等方面进行展开论述；第三章为临床各论，从内科、外科、妇科、儿科等方面，以临证精选和医案精选为基础进行细致的解读，充分体现了中医『异病同治』的思想，为读者提供广阔的应用范围。

# 第一章　桂枝汤方临证概论

## 第一节　古代临证回顾

桂枝汤虽为解表之剂,由于配伍芍药和阴之药,生姜、大枣又能和里,与发汗之专方不同。在临床上除用于外感风寒表虚证外,还广泛用于多种疾病。桂枝汤加味方的主治病症已扩展至疟疾、痉病、痹病、腰痛、转筋、腹痛、瘕疝、下利、汗证、遗精、奔豚、喘证、呕吐、心悸、女子梦交、冻疮、黄疸、产后虚羸等多种外感及内伤杂病。桂枝汤在《伤寒论》和《金匮要略》中运用如此广泛源于桂枝汤对营卫的调节作用,而营卫的重要性又和自身的生理功能在全身的重要作用密不可分。后世医家在临证中也极大地扩展了桂枝汤的使用范围。

## 一、《伤寒论》中的运用

### 1.用于太阳中风证

太阳中风,由于平素卫阳较弱,防护失固,风邪外袭,致营卫不和而成。临床以发热、恶风、汗出、头痛、脉浮缓为其特点,治法当疏风解表,调和营卫。方用桂枝汤。如原文 1、2、12、13、24、42、44、45 条所述。原文 1 条:"太阳之为病,脉浮,头项强痛而恶寒。"原文 2 条:"太阳病,发热,汗出,恶风,脉缓者,名为中风。"原文 12 条:"太阳中风,阳浮而阴弱。阳浮者,热自发,阴弱者,汗自出。啬啬恶寒,淅淅恶风,翕翕发热,鼻鸣干呕者,桂枝汤主之。"

原文 13 条:"太阳病,头痛,发热,汗出,恶风,桂枝汤主之。"原文 24 条:"太阳病,初服桂枝汤反烦不解者,先刺风池、风府,却与桂枝汤则愈。"原文 42条:"太阳病,外证未解,脉浮弱者,当以汗解,宜桂枝汤。"原文 44 条:"太阳病,外证未解,不可下也,下之为逆,欲解外者,宜桂枝汤。"原文 45 条:"太阳病,先发汗不解,而复下之,脉浮者不愈。浮为在外,而反下之,故令不愈。今脉浮,故在外,当须解外则愈,宜桂枝汤。"

### 2. 用于营卫不和的自汗证

由某种原因而使营卫失和的自汗证或发热自汗证,可以使用桂枝汤。自汗主要是由于卫气失去卫外固守之职,不能与营气相互协调,致使毛窍开泄,营阴外越所致。如原文 53 条"病常自汗出者,此为荣气和,荣气和者,外不谐,以卫气不共荣气谐和故尔。以荣行脉中,卫行脉外。复发其汗,荣卫和则愈,宜桂枝汤"所述。用于脏无他病,时发热自汗证。凡脏腑无他病,仅表现出发热阵作,自汗出者,可以使用桂枝汤治疗。如原文 54 条:"病人脏无他病,时发热自汗出而不愈者,此卫气不和也,先其时发汗则愈,宜桂枝汤。"原文 56 条:"伤寒,不大便六七日,头痛有热者,与承气汤。其小便清者,知不在里,仍在表也,当须发汗。若头痛者,必衄。宜桂枝汤。"

### 3. 用于伤寒已解,半日许复烦,脉浮数者

伤寒发汗后,表证已解,本应脉静身凉,但半日后又烦,脉浮数。此乃余邪未尽;或汗出肌腠疏松,将息失宜,复感外邪所致。因已发汗,再汗不宜太过,以免损伤正气而生他病,可使用桂枝汤,通阳解表,微发其汗,使邪去正安。如原文 57 条:"伤寒发汗已解,半日许复烦,脉浮数者,可更发汗,宜桂枝汤。"原文 95 条:"太阳病,发热汗出者,此为荣弱卫强,故使汗出,欲救邪风者,宜桂枝汤。"

### 4. 用于太阳病误下后表证未解者

太阳病,理应从汗解,如误用下法,往往可导致邪气内陷。若下后正气未衰,邪尤在表,可以使用桂枝汤微微发汗解肌,祛除表邪。如原文 15 条:"太阳病,下之后,其气上冲者,可与桂枝汤。"原文 91 条:"伤寒,医下之,续得下利,清谷不止,身疼痛者,急当救里;后身疼痛,清便自调者,急当救表。

救里宜四逆汤,救表宜桂枝汤。"

### 5. 用于热痞兼表证者

桂枝汤用于治疗热痞兼表证。如原文 164 条:"伤寒大下后,复发汗,心下痞,恶寒者,表未解也。不可攻痞,当先解表,表解乃可攻痞。解表宜桂枝汤,攻痞宜大黄黄连泻心汤。"伤寒为病在表,治当发汗解表,若先行攻下而再行发汗,此汗下失序,必致表邪化热内陷,结于心下,滞塞气机,形成热痞。今表未解,必伴发热、头痛,脉浮等表证。此里有痞证,外有表证,为表里同病,法当先解表,解表乃可攻痞。故先用桂枝汤先汗解表,解表后再用大黄黄连泻心汤治疗其痞证。

### 6. 用于阳明表证

阳明病,表证未解者,可先用桂枝汤发汗解表,待表证解除后再考虑用下法。若未先解表,直接用下法可能引邪入里,加重病情。如原文 234 条:"阳明病,脉迟,汗出多,微恶寒者,表未解也,可发汗,宜桂枝汤。"

阳明病,发汗后又如疟状发热,日晡发热者。需根据脉象来决定用方,如脉实说明病在里,故因先救里,宜下之;若脉浮虚者,说明邪在表且正虚,此时用桂枝汤微发汗。如原文 240 条:"病人烦热,汗出则解,又如疟状,日晡所发热者,属阳明也。脉实者,宜下之;脉浮虚者,宜发汗。下之,与大承气汤,发汗,宜桂枝汤。"

### 7. 用于太阴表证

桂枝汤可用于太阴兼表证者。此证以太阳中风证为主,伴有轻度太阴病证候,辨证要点是:脉浮、发热恶寒、下利等。是由于素体脾阳不足伴风邪袭表,营卫不和所致,治以桂枝汤调和营卫、温阳和里。如原文 276 条:"太阴病,脉浮者,可发汗,宜桂枝汤。"桂枝汤用于治疗太阴病虚寒下利兼表证。如原文 372 条:"下利腹胀满,身体疼痛者,先温其里,乃攻其表。温里宜四逆汤,攻表宜桂枝汤。"本条论虚寒下利重症兼表证的治疗原则与主方。张仲景治疗表里同病的原则有三:一是先表后里,二是先里后表,三是表里同治,本条属先里后表的治疗原则。结合 91 条"伤寒,医下之,续得下利,清谷不止,身疼痛者,急当救里;后身疼痛,清便自调者,急当救表。救里宜四逆汤;救表宜桂枝汤"来看,本条之"下利"亦当是下利清谷,属脾肾阳微的虚寒下利重症。腹胀满,为里阳不足,温运无力,气机不畅所致。此时,虽有身体疼痛的表证,亦当先温其里,方用四逆汤,待里阳恢复,清便自调后,才能治其表证,方用桂枝汤。否则先表后里,表证未必能去,而里阳则因汗出更易损伤,恐生亡阳之变。

### 8. 用于霍乱病

桂枝汤用于治疗霍乱里和而表未解的证治。如原文 387 条:"吐利止,而身疼痛不休者,当消息和解其外,宜桂枝汤小和之。"吐利是霍乱的主证,此言吐利止,说明里气已和,脾胃升降之机已复,病自向愈。吐利止,身痛不休是表邪未罢。此证吐下之后,阳气大伤,津液未复,故不可乱投发汗峻剂,以免大汗亡阳,变证再起。然既有表证未罢,亦需解表,宜用桂枝汤微发汗解肌表之邪,且内和脾胃而外调营卫。

总之,桂枝汤在《伤寒论》中的应用十分广泛,此方虽主要用来治疗太阳中风证,然而其应用范围显然已远远超过这个范围。我们应该深入研究桂枝汤的组方特点、原则,进一步挖掘桂枝汤的应用范围,灵活将其运用于临床。


## 二、其他医家的运用

桂枝汤是《伤寒论》的名方,在《伤寒论》113 首方中,应用桂枝汤随证加减共 70 方,约占 63%。临床应用颇为广泛,疗效卓著,为历代医家所重视。古代医家对桂枝汤无不推崇备至,尤其是唐宋以来,各医派逐渐形成较系统的理论,各派医家都宗以本方理法结合自己的临床经验进行化裁,丰富与发展了本方的理法及应用。

王肯堂以桂枝汤,随证加减化裁的有三方。其一,桂枝加川芎防风汤,治发热自汗出而不恶寒的柔痉。其二,桂枝加芍药汤(桂枝、芍药、石膏、黄芪、知母)治寒热大作等阳盛阴虚之疟证。其三,桂枝加芍药防风防己汤(桂枝汤加防己、防风),治发热脉沉细之太阴腹痛。

柯琴谓桂枝汤为伤寒中风杂病解外之总方,凡脉浮弱,汗自出而表不解者,咸得而主之也。清初喻嘉言《尚论后篇·春温论治大法》中亦列为众方之首,有桂枝加生地黄,余外十二法中大部分以桂枝法变通。温病最忌辛温药发汗,但风温、温热、温疫、冬温之初期若有恶风寒者,温病学家吴鞠通宗桂枝汤解肌之理,以之导邪外出,使营卫调和,自然得汗而解。故在《温病条辨》一书中,把本方列为众方之首。陈修园从叶天十《临证指南医案》中探讨桂枝汤的运用,认为无论风寒、温热及各种杂病,凡是病机上具有卫阳受伤,营气虚寒,或在里的阴阳不和,在外的营卫失调等都可以用本方化裁治疗。这对掌握运用桂枝汤具有一定的启发性。

近代医家张锡纯认为邪伤营卫,皆因大气虚损致卫气漫散,邪得越卫而侵营,故立加味桂枝代粥汤。在桂枝汤原方加黄芪、知母、防风,治中风有汗。加黄芪补大气,以代粥补益之力;加防风宣通营卫,以代粥发表之力,服后啜粥固佳,即不啜粥,亦可奏效;加知母以制黄芪之温。综观张氏运用桂枝汤时,每每加黄芪以补胸中大气,固表抗邪;加薄荷以助其速于汗出;加天花粉助芍药以退热。若遇干呕甚者,加半夏以止呕,诚属经验之谈。

近代经方家曹颖甫《经方实验录》记载:谢先生,应友人宴,享西餐,冰淋汽水,畅饮鼓腹。当夜即发热恶寒汗出,不吐而下利频作,腹痛后重,小便短赤,脉不沉而浮。以桂枝汤治疗,服药后表解利减,调理瘥。此即"太阳病,脉浮者,可发汗,宜桂枝汤"之意。综观曹氏六则桂枝汤验案,其特点为:一是审症求因,审因论治精神;二是三伏之天不避桂枝;三是不分南方与北方之偏见。可见曹氏深研于桂枝汤而有所收获,正可作为借鉴。

桂枝汤配伍严谨,发汗而不伤正,止汗而不留邪,刚柔并济,表里同治。营属血属阴,卫属气属阳,换而言之即调和阴阳。综上可见,桂枝汤临床应用应颇为广泛,阴阳气血失调,营卫不和,阳气不振之证皆可加减应用。利用此方可以加减化裁出许多方,如桂枝加葛根汤、桂枝加厚朴杏子汤、桂枝加桂汤、桂枝加芍药汤等,使用频率很高,绝不仅限于治疗外感,着实体现了中医"同方异病""同病异方"的神奇。

## 第二节 现代临证应用

### 一、单方妙用

◎案

某,女,38 岁。2005 年 6 月 18 日初诊。患失眠近 3 年余,昼夜不得眠,但精神尚可,饮食二便均正常。因夜不能眠,故以看电视打发时日,深感痛苦。因惧怕身体有病,曾在多家医院做过检查,均未查出器质性病变,诊断为神经衰弱。因担心西药的毒副作用,一直未用过西药。患病至今几乎服遍治失眠的中成药及各种口服液,服用中药汤剂亦百余剂,效果不佳。观其舌淡红,苔薄白,面色略黄,精神略显疲惫;切其脉浮缓,余无其他明显不适。追问其病情,述一向体健,病发于患面瘫后,医以针灸配合中药给以治疗,具体药物不详,服药后,大汗淋漓,服此类药数剂,服后均大汗出。面瘫经治痊愈,而此后出现昼夜不得眠、易出汗、怕风等症。乃悟此失眠是因过汗伤阳,卫气不共荣气调和所致。患者恶风汗出、脉浮缓皆营卫不和之明证。予桂枝汤滋阴和阳,调和营卫。

处方:桂枝 12g,白芍 12g,生姜 12g,炙甘草 8g,大枣 12 枚。3 剂,每日 1 剂,水煎分早晚服,并嘱患者饮食稀粥为主,忌生冷。

服上药 3 剂后,每夜能睡 3 小时,易汗、恶风有所减轻。继服 6 剂,后经随访每晚能睡 6~7 小时,自汗、恶风亦缓解。

◎案

李某,女,30 岁。1998 年 4 月 20 日初诊。主诉:腹痛、腹泻反复发作 10 年。现症:大便每日行 3~4 次,兼夹有少许黏液,临厕腹痛,乏力,舌淡红,苔薄,脉细。某医院诊为肠易激综合征。阅前医处方,多以培土抑木为主。综观上证,乃营卫失和,脾胃失调所致。治宜调和营卫,疏理脾胃。方以桂枝汤加葛根20g、黄连6g,服药3剂症减,守方继进7剂,腹痛消失,大便每日行1次,已成形无黏液,为巩固疗效,嘱每周仍服上方2剂,续服1个月,随访1年未复发。

◎案

李某,女,48岁。2006年5月17日初诊。胃脘痛反复发作5年余。刻诊:胃脘胀痛,夜间为甚,遇寒加剧,腹胀恶心,纳呆乏力,面色萎黄。舌淡,苔薄,脉缓。胃镜检查示:慢性浅表性胃炎。证属脾胃虚寒,气机失调。治以温阳健脾,理气止痛。用桂枝汤原方,服药7剂后疼痛大减,续服14剂疼痛消失。随访半年无复发。

◎案

某,男,49岁。2000年7月19日初诊。胸闷隐痛,心悸气短,劳累、酒后、情绪刺激时加重3周。继往有"室性期前收缩、支气管扩张"病史17年。刻诊:心率(HR)114次/分,偶有期前收缩,血压(BP)142/93mmHg,舌质稍暗,苔薄黄欠润,脉数细弦。证属气血虚滞,心脉失养。治以补气养血,化瘀和脉,佐以疏肝益肾。方用桂枝汤。

处方:桂枝12g,芍药12g,川芎6g,炙甘草10g。5剂,水煎服,每日1剂。

药服5剂病情明显好转,HR 98次/分。效不更方,继用6剂,病已康复。为防再发用人参归脾丸、杞菊地黄丸以善其后。随访5个月病症未发。

◎案

唐某,女,52岁。2004年4月3日初诊。近半年潮热汗出,每天少则2~3次,多则6~8次,曾予滋肾清肝剂无效,形体略胖,面色萎黄,月经紊乱,时行时止,饮食、二便正常,时郁闷烦躁,夜寐梦多,舌淡,苔薄白,脉弦细。此为营卫不和,卫司开合功能发生障碍,合时阳郁而发热,开时腠理疏松而汗出,治以调和营卫,方用桂枝汤。

处方:桂枝9g,白芍9g,生姜9g,大枣12枚,炙甘草6g。5剂,每日1剂,水煎服。

服药后啜热稀粥得微汗,服药5剂,诸症明显好转,继服5剂而愈。

## 二、多方合用

本方在临床中应用广泛,常与其他经方、后世方及某些药物合方应用。现分别举例如下:

风寒湿邪,乘虚侵袭,注入经络,留于关节,气血受阻的痹症,症见:关节酸痛,或局部灼热红肿,痛有定处或游走不定,关节屈伸不利,舌苔薄白,脉弦紧。如以虚证为主常与黄芪五味桂枝汤合方治疗;实证为主常与桂枝芍药知母汤合方治疗。

◎案

顾某,男,25岁。患风湿性关节炎3年余。手指关节红肿疼痛,屈伸不利,每逢秋冬季则发,舌苔薄,白腻,脉濡。证属风湿阻于骨节,气血阻滞,属"着痹"之重证。治以温经和络,祛风胜湿。以桂枝汤合桂枝芍药知母汤加减治之。

处方:桂枝、白芍、麻黄、炮附子、防风、川牛膝、川芎、大枣各9g,络石藤30g,丹参15g,细辛3g,陈皮4.5g,淫羊藿6g,知母9g。10剂,每日1剂,水煎服。

二诊:诸症改善,续予原方调治3月余,红肿消退,症状稳定,越冬随访,已回工作岗位,一如常人。

按 桂枝汤合桂枝芍药知母汤具有滋阴和阳调理气血功效,治风湿阻于骨节,气血痹阻郁而化热的"着痹"重证有卓效,此方为桂枝汤加白芍、知母、炮附子、淫羊藿等温凉并用之品,以协同桂枝汤滋阴和阳的作用,其辨证要点是肢体重着,关节屈伸不利,伴局部灼热红肿,苔薄黄,脉弦紧。故本案用药对证,诸恙若失。

由于气阴两伤,胸阳不运所致。常伴有心烦不宁,面容憔悴,动辄气急汗出,舌淡,唇青紫,脉结代。可与甘麦大枣汤及瓜蒌薤白半夏汤合方治疗,以增加其效。

◎案

岳某,男,25岁。患心悸、眩晕3月余,3个月前曾于上海某医院诊为急性心肌炎,治疗好转出院,但仍头晕,胸闷,心悸,动辄气急汗出,心烦不宁,舌淡苔薄,唇发绀,脉结代。证属气阴两伤,胸阳不运。遂予通阳活血,养心镇纳。以桂枝汤合瓜蒌薤白半夏汤及甘麦大枣汤加减治之。

处方:川桂枝、瓜蒌、香附、麦冬、丹参各12g,龙骨、牡蛎、山药、麦冬各30g,大枣、半夏各9g,茯苓15g,薤白、炙甘草各6g。

连服12剂后,上症逐渐减轻,调治半年后症状缓解而恢复工作。

按 本案因气阴两伤,胸阳不运,心气痹阻,血流不畅,致脉来结代,胸闷心悸,肾气不纳,卫阳失调,故动辄气急汗出,用桂枝汤滋阴和阳,调和气血,加甘麦大枣汤增加养心安神作用。配瓜蒌、香附、丹参、龙骨、牡蛎、半夏、茯苓、薤白以宽胸镇纳。全方攻补并施,标本兼顾,既滋阴和阳,又活血镇纳,故药后诸症减轻,心悸复宁。

由于寒邪内袭,寒凝则气滞血瘀的闭经及情志不畅,肝郁气滞,冲任失调的闭经,每见经闭前有少腹受寒或情绪怫郁史,可见经闭不行、夜寐梦扰、心悸叹息、腹胀痛、舌质淡青、脉细濡涩等。常以桂枝汤加当归、泽兰、川牛膝、益母草等活血调经品或酌加重镇潜阳生铁落等。

◎案

王某,女,19岁。头痛,经闭2月余,伴有低热,夜眠不佳,心悸,腹胀痛,大便秘结,舌质淡青,脉细濡涩。诉得之于洗澡受凉,近又适逢期中考试,精神紧张。证属寒邪内侵,气滞血阻。治以和阳通经,调理气血。方用桂枝汤加味。

处方:桂枝、当归、泽兰、赤芍、香附、川牛膝、益母草各9g,生铁落30g,生大黄6g,炙甘草4.5g。3剂,每日1剂,分2次温服。

服药1剂后腑气畅行,2剂后即经行,诸症悉减。

按 本案是以桂枝汤去大枣、甘草,酌加重镇潜阳,通腑涤热药及活血调经品,共奏和阳通经,调理气血,安神通腑之功,使闭经得愈,大便复常。

因久病正虚,易损及肝肾,继而肝病及脾,脾虚中寒。症见:头昏沉,终日哈欠连绵而欲瞌睡,常伴耳鸣,神疲,纳少,舌质淡,两脉细弱。常加黄芪、淫羊藿、丹参、当归、黑大豆、五味子等调补气血之品配合施治。

◎案

徐某,男,58 岁。患者素有高血压病,近 4 个月来觉头昏沉,终日哈欠连绵而欲瞌睡,常伴耳鸣,神疲纳少,舌淡苔薄,两脉细弱。治以调和营卫,温中补虚。故用桂枝黄芪建中汤加减。

处方:黄芪12g,桂枝、淫羊藿各9g,白芍、丹参、当归、大枣各10g,黑大豆15g,炮姜3g,五味子、炙甘草各 4.5g,饴糖30g(冲)。7 剂,每日 1 剂,水煎服。

二诊:服上药 7 剂后,精力渐增,哈欠大减,胃纳亦增,药已中病,毋庸更张,继以前法调治月余,病已霍然若失。

"虚则补之""劳者温之"乃其施治常法,用桂枝汤滋阴和阳,调理气血,加甘温益气升阳之黄芪及甘温质润之饴糖,益脾气而养脾阴,温补中焦兼可暖肝,使阳生阴长,诸虚不足得益,里急得除,并加淫羊藿、丹参、当归、黑大豆、炮姜、五味子等共奏滋阴和阳,益气健脾,温中补虚之功,使虚劳迅速得愈。

玉屏风散合桂枝汤治疗痹症发作期。

◎案

陈某,女,54 岁。2010 年 8 月 12 日初诊。患者患类风湿性关节炎 5 年余,平素时常感冒,汗出较多,怕风。2 天前,因起居不慎,汗出当风,出现手指关节疼痛,颈肩部酸痛,头昏、恶风汗出,身体倦怠,纳差,睡眠稍差,二便调,舌质淡,苔薄白,脉细缓。中医诊断:痹症——尪痹(卫气虚弱,风邪外袭)。方用玉屏风桂枝汤加味。

处方:黄芪30g,防风15g,白术 15g,桂枝20g,白芍 15g,细辛8g,川芎15g,淫羊藿 15g,薏苡仁 15g,石枫丹10g,伸筋草10g,威灵仙15g,透骨草15g,大枣 5 枚,生姜10g,甘草10g。5 剂,水煎服,每日 3 次。

二诊:手指关节疼痛,颈肩部酸痛明显减轻,仍恶风汗出,纳食稍差,睡眠稍差,原方加减,去细辛、石枫丹、威灵仙,加大黄芪量至50g,加白豆蔻10g、炙远志 10g,5剂继服,上症缓解。

按 玉屏风桂枝汤源于元·危亦林《世医得效方》玉屏风散与桂枝汤化

裁而成。《诸病源候论·风痹候》说："痹者,风寒湿三气杂至,合而成痹,其状肌肉顽厚,或疼痛,由人体虚,腠理开,故受风邪也。"患者患痹症日久,正气亏虚,易感外邪,气虚托送无力,邪不易解,用玉屏风散益气固表,扶正祛邪;桂枝汤解肌发表、外散风邪、内调营卫;加细辛宣泄郁滞,上达巅顶,旁达百骸,疏通百节,直透肌肤;川芎行气活血,祛风止痛;淫羊藿、薏苡仁、石枫丹、伸筋草、威灵仙、透骨草祛风除湿;生姜、大枣益气和中、调和诸药。

桂枝汤合补中益气汤加减治疗痹症缓解期。

◎案

贾某,女,63岁。2010年7月24日初诊。诉肩背、双手指关节酸痛,夜间手麻,腰膝酸软,神倦乏力,气短,面色萎黄,纳食差,眠差梦多,大便稀溏,小便调,舌淡,苔薄白,脉细缓。中医诊断:痹症——骨痹(气血亏虚,营卫不和)。方用补中桂枝汤加味。

处方:柴胡15g,炙升麻10g,黄芪30g,当归20g,党参30g,白术15g,陈皮10g,桂枝20g,白芍15g,牛膝15g,羌活10g,独活15g,威灵仙15g,淫羊藿15g,薏苡仁15g,大枣10g,甘草10g,生姜10g。5剂,每日1剂,水煎服。

二诊:诉肩背、双手指关节酸痛缓解,神倦乏力、气短减轻,腰膝酸痛,手麻,以原方加减,去羌活,加千年健15g,杜仲10g,5剂继服,上症缓解,嘱其加强营养,多锻炼,平素可根据症状,间断服用上述方药。

按　补中桂枝汤加味源于金·李东垣《脾胃论》补中益气汤与桂枝汤加减化裁而成。《诸病源候论·风湿痹候》论风湿痹"由血气虚,则受风湿,而成此病"。邪之所凑,其气必虚。明·李梴《医学入门·痹风》曰:"痹属风寒湿三气侵入而成,然外邪非气血虚则不入。"由于痹症日久,正气渐伤,气血衰少,或素体气血不足,或年老体衰,致筋骨失养;加之易感风寒湿邪,发而成痹。《素问·逆调论》曰:"荣气虚则不仁,卫气虚则不用。"《素问·五脏生成》言"肝受血而能视,足受血而能步,掌受血而能握,指受血而能摄",说明气血亏虚影响肢体功能。此时不可一味祛邪,而应扶正为主,扶正以达邪。方用补中益气汤调补气血、升阳举陷;加桂枝汤和营之滞,助卫之行,加独活、羌活、威灵仙、薏苡仁祛风除湿、通络止痛;淫羊藿、千年健补肝肾、强筋骨。

《伤寒论》"病常自汗出者,此为荣气和,荣气和者,外不谐,以卫气不共荣气谐和故尔。以荣行脉中,卫行脉外,复发其汗,荣卫和则愈,宜桂枝汤。""汗"是营阴的一部分,汗出自然损伤营阴,营阴亏虚。但导致汗出的原因,并非"热逼津液外泄",而是"卫气不共荣气谐和",即卫气不能固护营阴。而之所以"卫气不共荣气谐和",实质上是卫气亏虚。故临床因营卫不和,自汗盗汗者,可用桂枝汤。若汗多淋漓者,可加麻黄根、浮小麦、糯稻根之类;若腠理气虚,动即汗出,可以桂枝汤、玉屏风散复合用之;卫虚阳弱,舌淡漏汗者,加附子、龙骨、牡蛎。

◎案

徐某,男,3岁,2010年初诊。患儿素体易汗,2个月前感邪后汗出更甚,寐则汗出,动则汗湿衣衫,面色少华,夜眠易醒,纳谷尚可,二便尚调,舌淡,苔薄白。此属营卫不和,腠理不固所致,治以调和营卫,固表敛汗。方用桂枝汤加减。

处方:桂枝3g,炒白芍6g,生姜2片,大枣3枚,甘草3g,太子参6g,浮小麦10g,煅龙骨、煅牡蛎各12g。4剂,每日1剂,水煎服。

二诊:家长诉汗出已明显减少,夜眠加深,不易惊醒,唯活动时仍有汗出。上方加黄芪12g,5剂后而愈。

**按** 用桂枝汤调和营卫,固表摄外,加太子参增强健脾之功,浮小麦、煅龙骨、煅牡蛎等加强收敛固摄之力。药既对症,故4剂见功,二诊加用黄芪益气固表,5剂而愈。


## 三、多法并用

桂枝汤体现中医方剂"汗""吐""下""消""和""清""温""补"八法中的汗法、补法与和法。其本身即是多法合用的代表方剂。但在临床当中,往往患者的病情比较复杂、证候不一,所以我们需要与其他大法协同运用,以获得更好的疗效。

张仲景首创经方叠加模式。桂枝麻黄各半汤、桂枝二麻黄一汤及桂枝二越婢一汤治疗太阳病病延日久的表郁轻证。桂枝汤不仅可用于太阳病,也可在少阳病兼变证配合应用。《伤寒论》第146条："伤寒六七日,发热,微恶寒,支节烦疼,心下支结,外证未去者,柴胡桂枝汤主之。"太阳表证至六七日当愈,如病不解,则有向里传变之机。发热微恶风寒,肢节烦疼,是太阳表证未除,风寒仍留于肌表的表现;微呕与心下支结并见,是少阳半表半里之证。从具体证候而言,恶寒微,可知发热亦微;仅见肢节烦痛而无头项强痛及周身疼痛,则太阳表证已轻。微呕,与心烦喜呕同义,但较之为微;心下支结,即胸胁苦满之轻者,则少阳之邪尚浅。故见太、少之证俱轻。细析经旨,此"发热,微恶寒,肢节烦疼",是太阳桂枝证;"微呕,心下支结",系少阳柴胡证。

总之,属桂枝汤与小柴胡汤方证俱见,所以决非一方投治而能获效,故张仲景治从小柴胡汤、桂枝汤合方,调营卫以解太阳之表,和枢机而治少阳之里。病有常变,治亦有常变。一旦病及脏腑间多层次重叠和病理性的多向性交叉,导致病情复杂化,每出现诸多兼夹证候。此时若单治一个环节、一个层次必难奏效。为了照顾病证间的各个环节,使之相互呼应,则务必参合2个以上汤方证候进行辨治。由此可见,应善于根据具体病情变化,将《伤寒论》中某些相关汤证综合起来辨识,组成合方运用,就可从容应付各种兼夹证候。以桂枝汤为例,掌握其主症,不仅太阳病本证可使用,而且适当调整,太阳病兼变证也可应对,更进一步而言,配合他方,少阳病兼变证亦能处之,从而扩展了桂枝汤的适应证。达到徐彬在《金匮要略论注》中说的"表证得之,为解肌和营;内证得之,为化气调阴阳"之效果。

# 第二章　桂枝汤方临证思维

## 第一节　临证要点

张仲景设桂枝汤,原为治疗太阳经中风表虚证,有脉浮缓、恶风、自汗、发热、头痛、鼻鸣、干呕等征象者。但《伤寒论》一书中,在阳明病兼有表证、太阴病兼有表证、厥阴病兼有表证、霍乱病兼有表证以及经汗、吐、下等治疗后仍有表证的情况下也多有运用,是和解阴阳、调和营卫的常用方剂,由桂枝、芍药、甘草、生姜、大枣五味药组成,可谓药简力宏。故临证时不应该仅仅拘泥于太阳中风、外感表证、营卫不和等病机,仍可参之阴阳不和、气血不调、中焦失运等,以拓展桂枝汤临证运用范围。

### 一、虚人外感,营卫失和

《临证指南医案·凡例》曰:"医道在乎识证、立法、用方,此为三大关键,一有草率,不堪为司命。往往有证既识矣,却立不出好法者;或法既立矣,却用不出至当不易好方者,此谓学业不全。然三者之中,识证尤为紧要。若法与方,只在平日看书多记,如学者记诵之功。至于识证,须多参古圣先贤之精义,由博返约,临证方能有卓然定见。若识证不明,开口动手便错矣。"指出辨证论治的三大关键环节是识证、立法、用方,临床诊治时,必以识证为首务,而立法用方随应之。然证有似寒而热者,有类虚而实者;或虚实互见,或表里混淆,临床表现错综复杂,头绪多端,往往有令人难以措手之感。

桂枝汤用于治疗表虚证已成共识,但典型太阳中风证却很少见,临床上如何识别虚实,实为不易。张仲景在《伤寒论》中反复提到误汗误下,此乃医者审证不精,但也从侧面表明临证辨虚实的确很难,故医者应当拓宽思路,从不同角度进行辨析。

辨虚实时,患者体质、职业、年龄、性别、所处地域、当前节气、诊治经过、饮食偏嗜、起居习俗等因素,皆可据中医整体观而假之以为定性之用。一般体质强壮,气血旺盛者,腠理致密,感受外邪,停留肌表,此时当发汗祛邪,邪去正安;若素体弱质,肌表不固,感受外邪,稽留腠理,并易内传,此时当扶正祛邪,营卫和调,邪自不能容。一般体力劳动者,肌肉壮实,腠理固密,而脑力劳动者,形盛气不足,肌表不固,着感受外邪,不可纯发汗,否则徒伤正气.一般18岁以下及45岁以上者,人体在逐渐成熟或逐渐衰老阶段,都面临着气血失于平衡,营卫失于调和的生理演变,若顺应了自然,适应这种演变,则病无所生。若感受六淫或内伤七情饮食,极易导致营卫气血失和而发生病理变化。一般女性弱于男性体质,且女性一生中伴随月经、妊娠、生育等生理活动,故其更易出现气血不足,营卫失和的生理特点,此时感受外邪当攻补兼施,否则外邪入里变生他证。一般西北之人,腠理固密,而东南之人,肌肉薄弱。一般饮食精制,喜食肥甘者,多气血不足,而多食粗粮,饮食清淡者,多气血旺盛。一般起居有时则精神饱满,正气充足;昼夜颠倒,作息紊乱者,精神疲倦,正气不充。一般发病多时,辗转诊治者,正气多被损伤;而发于春夏两季者,因腠理开泄,气血耗散较多,故存在营卫不足的生理特点。

## 二、气血不足,阴阳不调

中医学中营卫与气血两概念密切相关。如《灵枢·邪客》云:"营气者,泌其津液,注之于脉,化以为血,以荣四末,内注五脏六腑。"《灵枢·营卫生会》说:"营卫者,精气也,血者,神气也。"又曰"壮者之气血盛,其肌肉滑,气道通,营卫之行,不失其常。"说明气血偏指物质,营卫偏指功能,即"气血"言实质,"营卫"言功能,营乃血之用,卫乃气之能,故营卫与气血合则为一,分则为二,未尝有气血不足而营卫调和者。同理,营卫失和必定影响气血通畅。方中桂枝甘草辛甘化阳,有益气通阳之功;芍药甘草酸甘化阴,有敛阴养血之效;生姜、大枣复建中焦,化生气血;甘草调和诸药,并能补益脾胃,益气养血;全方共奏调理气血,滋阴和阳之功。桂枝汤不仅调在内之气血,还可调肌腠之气血。故临床上对于病因病性病位不明确的肌肉关节疼痛,投以桂枝汤调和气血,通经活络,常取得意想不到的效果。

### 三、脾胃不运,中焦失健

方中桂枝温中;芍药益脾;甘草、大枣可补脾益气;生姜能健胃和中,诸药合用,建中之效彰显。张锡纯谓其有苦甘化阴之妙,故能滋阴分……有甲己化生之妙,故能益脾胃。不仅如此,在日常生活中,桂枝、生姜、甘草、大枣也常用作食品调料,用于开胃健脾,增进食欲,在脾胃功能损伤不甚,气血亏虚不明显,又无湿热阻滞时,投以桂枝汤而效果显著。若脾胃虚弱明显则用四君子汤类,若湿邪明显则用参苓白术散、藿朴夏连汤类。

### 四、心阳不振,正气不足

柯琴认为桂枝汤是“补心之峻剂……桂枝本营分药,得甘草则内补营气,而养血从甘也;此方用桂枝为君,独任甘草为佐,以补心之阳”。说明桂枝汤重在温通心阳,使心阳得复。旌家珍氏亦说:“风寒伤人,每当人心阳不振之时。太阳中风,营弱而卫强,营之弱由于心阳不振,故桂枝汤以桂枝为君,非单取其辛甘发散为阳之义,且以其能通心阳也。”说明桂枝汤能鼓舞心阳外出作汗,而祛邪外出。方中桂枝、生姜辛温通阳而行血脉之滞;芍药、大枣酸甘化阴而敛阴养血;桂枝得芍药,其剽悍之性得制,芍药得桂枝,则无酸敛之弊。生姜、大枣相合,复建中焦,气血生化有源;全方具有调补阴阳气血之功,共奏滋阴养血、通阳复脉之效。故桂枝汤能调补心阴心阳,使心之气血充足,神归其位。故临床上常用于治疗失眠、烦躁等症。

综上所述,临床运用桂枝汤时绝非仅限于营卫不和,还用于气血不足、阴阳失调及中焦脾胃病变等。

## 第二节　与类方的鉴别要点

张仲景对桂枝汤原方药物或剂量稍加化裁,以用于治疗多种病症,这类方剂称为桂枝汤类方,其代表性的方剂有小建中汤、桂枝加葛根汤、桂枝加附子汤、桂枝加大黄汤、桂枝加龙骨牡蛎汤、桂枝新加汤等。

桂枝汤类方,其证之病机以营卫不和或气血阴阳失调为共性,故用桂枝汤和营卫、调阴阳。主治证以外感风寒表虚为基本病机,桂枝加葛根汤主治外感风寒,太阳经气不舒,津液不能敷布,经脉失去濡养之恶风汗出、项背强而不舒,故用桂枝汤加葛根以解肌发表,生津舒经;桂枝加厚朴杏子汤主治风寒表虚证兼见肺失肃降之喘逆,故加厚朴、杏仁降气平喘。后二方因药量之变化,已由治表之剂变为治里之方,其中桂枝加桂汤主治太阳病发汗太过,耗损心阳,心阳不能下蛰于肾,肾中寒水之气上犯凌心所致的奔豚病,故加桂二两以加强温通心阳、平冲降逆的作用;桂枝加芍药汤主治太阳病误下伤中、邪陷太阴、土虚木乘之腹痛,故用桂枝汤通阳温脾,倍芍药以柔肝缓急止痛。

各类方具体主治及不同做如下介绍:

桂枝加葛根汤见《伤寒论》第 14 条,由桂枝汤加葛根四两,桂枝、白芍各减一两。方中葛根甘平生津舒筋,为君药。主治"太阳病,项背强几几,反汗出恶风者",即太阳中风经气不利证。桂枝加厚朴杏子汤见《伤寒论》第 18 条,由桂枝汤加厚朴二两,杏仁五十枚。方中保留桂枝汤原方以解肌发表,调和营卫,另加厚朴、杏仁以降气平喘。适用于"喘家",主治太阳中风兼痰饮郁肺证。

桂枝加附子汤见《伤寒论》第 20 条,保留桂枝汤原方,加炮附子一枚以回阳救逆,治疗"太阳病,发汗,遂漏不止,其人恶风,小便难,四肢微急,难以屈伸者",即太阳病发汗后阳虚不固,汗漏不止证。

桂枝加桂汤见《伤寒论》第 117 条,由桂枝汤复加二两桂枝。增加桂枝用量以温通心阳,平冲降逆。主治肾寒气逆奔豚证,即时发时止的"气从少腹上冲心者"。

桂枝加芍药汤见《伤寒论》第 279 条,由桂枝汤复加芍药三两为六两。加大芍药用量以缓急止痛,主治"腹满时痛"之脾伤气滞络阻证。

桂枝加大黄汤见于《伤寒论》第 279 条,由桂枝汤加芍药三两、大黄二两。与桂枝加芍药汤相比,加大黄二两,活血化瘀,用于"大实痛",即气血瘀滞较甚者。

小建中汤见《伤寒论》第 102 条,由桂枝汤倍用芍药加饴糖一升。方中饴糖温中健脾为主药,倍用芍药为辅药,共奏甘温补中,苦平益阴之功,主治脾虚心悸腹痛证。

桂枝新加汤见《伤寒论》第 62 条,由桂枝汤加芍药、生姜各一两,人参三两。组方重用生姜以宣通阳气,芍药和营养血,再加人参三两补益气阴,诸药合用以调营卫,益气血,除身痛。

桂枝甘草汤见《伤寒论》第 64 条,由桂枝四两、炙甘草二两。合方补益心阳,用于治疗发汗太过,损伤心阳之心阳虚悸证。

桂枝去芍药汤见《伤寒论》第 21 条,由桂枝汤去芍药。治疗"太阳病,下之后,脉促胸满者",去芍药恐其敛邪不散,桂枝伍生姜解肌祛风,宣通胸阳,其病自愈。

桂枝去芍药加附子汤见《伤寒论》第 22 条,即桂枝汤去芍药加炮附子一枚,用于"微寒者",即过下后脉微恶寒胸阳不足者。

桂枝去桂加茯苓白术汤见《伤寒论》第 28 条,由桂枝汤去桂枝,加茯苓、白术各三两。茯苓、白术相伍健脾利水,用于治疗太阳经输不利之"头项强痛,翕翕发热,无汗,心下满微痛,小便不利者"。

桂枝甘草龙骨牡蛎汤见《伤寒论》第 118 条,由桂枝一两、炙甘草、龙骨、牡蛎各二两组成。合方共奏补益心阳,潜镇安神之功,用于治疗心阳虚损之烦躁不安证。

桂枝救逆汤见《伤寒论》第 112 条,由桂枝汤中去芍药,加蜀漆三两、牡蛎五两、龙骨四两。功可补益心阳,镇静安神,用于治疗"惊狂,卧起不安"之心阳虚惊狂证。

苓桂术甘汤见《伤寒论》第67条,由桂枝三两加茯苓四两,白术、甘草各二两。主治中阳不足之痰饮,症见"心下逆满,气上冲胸,起则头眩,脉沉紧,发汗则动经,身为振振摇"。本方运用广泛,西医多种病症属脾虚饮停者,用之皆有效。

茯苓桂枝甘草大枣汤见《伤寒论》第65条,由桂枝四两,茯苓半斤,甘草三两,大枣十五枚。以甘澜水煎,治疗"脐下悸,欲作奔豚"之肾虚水气上冲证。

桂枝人参汤见《伤寒论》第163条,由桂枝、人参、干姜、白术各三两组成。合方温里解表,益气健脾,表里双解。用于"利下不止,心下痞硬,表里不解者"。

## 第三节 临证思路与加减

桂枝汤出自《伤寒论》太阳病篇,具有调和营卫,解肌祛风之功,乃仲景为太阳中风而设。仲景先师对于本方的运用,法活机圆,灵活变通,巧妙化裁,随证加减,用于治疗外感、内伤等诸多疾病,有效地扩大了本方的应用范围。其运用之熟练,变通之自如,实达出神入化之境地,令人叹服,给后世运用经方颇多启迪。

### 一、加药运用

增加药量:如《伤寒论》第121条(成都中医学院主编,1964年第1版,下同)所论,为素体虚寒,误以烧针取汗,损伤心阳,寒气乘虚上犯,致发奔豚证。仲景用桂枝汤原方加重桂枝的用量,"更加桂二两也",解外止冲以治奔豚。在《金匮要略·奔豚气病脉证并治》篇中,仲景同样用本方而为其治。再如《伤寒论》第 279 条所论,为太阳病误下,致阳邪下陷,脾气不和,而见"腹满时痛",病属太阴,故仲景用桂枝汤原方而加重芍药的用量来治疗。桂枝汤中芍药用量为三两,仲景于此证以桂枝汤倍芍药,调脾和中而止腹痛,此用阴和阳之法也。仲景对于本方的变通运用,喻昌曰:"此之误下而腹满时痛,无胸胁等证,则其邪已入阴位,所以属在太阴也。仍用桂枝解肌之法,以升举阳邪,但倍芍药,以收太阴之逆气,本方不增一药,斯为神耳。"柯琴则谓本方为"小变建中之剂"。

增加药味:《伤寒论》第 18 条"喘家,作桂枝汤加厚朴、杏子,佳"。此言喘家中风,仲景合而为治。素有喘疾,复感太阳中风,仲景用桂枝汤以解表祛风,随证加厚朴、杏仁利肺降气以治宿喘,标本兼顾。又如《伤寒论》第 14 条,仲景对于风邪客于太阳经输的证治,太阳经输在背,邪入其间,致经气不输,阻滞津液不能敷布,经脉失去濡养,则"项背强几几",故仲景用桂枝汤解肌发表,加葛根以散经输之邪,鼓舞胃气上行以生津液。《伤寒论》第 21 条为太阳病发汗太过,致阳虚漏汗且表证未解的证治,仲景以桂枝加附子汤而为其治,用桂枝汤调和营卫以解外,加附子温经扶阳以固表。而《伤寒论》第 62 条,仲景在增加芍药、生姜用量的基础上,再加人参三两,名桂枝新加汤,用以治疗太阳病汗后营血不足,身体疼痛之证。

仲景对桂枝汤增加药物的运用,不仅见于《伤寒论》的外感疾病,而且见于《金匮要略》的内伤杂病。如《金匮要略·痉湿暍病脉证并治》之柔痉,为津液不足,风邪化燥所致,仲景于桂枝汤加瓜蒌,名为瓜蒌桂枝汤,以解肌祛邪,滋养津液,舒缓经脉。《金匮要略·中风历节病脉证并治》之桂枝芍药知母汤,则是在桂枝汤的基础上加知母、麻黄、防风、附子而成,用以治疗历节病风湿偏盛之证。桂枝汤加龙骨、牡蛎,方为桂枝龙骨牡蛎汤(《金匮要略·血痹虚劳病脉证并治》),用以治疗"男子失精,女子梦交"之证。桂枝汤加黄芪,名桂枝加黄芪汤,用治黄汗病。桂枝汤倍芍药加饴糖,名小建中汤(本方亦分别用治《伤寒论》第 102 条、第 105 条之"心中悸而烦""腹中急痛"),用以治疗"虚劳里急,悸、衄,腹中痛,梦失精,四肢疼痛,手足烦热,咽干口燥"等症,从治太阳中风之剂一跃变为温中补虚以除劳热之方,此仲景制方之妙也。

　　小建中汤建立中气、调和阴阳、甘温除热的学术思想，对后世影响甚大。如孙思邈在小建中汤的基础上加当归，名曰当归建中汤，主治妇人产后虚羸发热、腹中疼痛；李东垣所创立的脾胃气虚发热说及补中益气汤，其理论根据、立法方药实源于仲景之建中剂。现代对建中剂的应用范围不断扩大，如用治胃及十二指肠溃疡、慢性肝炎、神经衰弱、再生障碍性贫血、自汗盗汗、带下、过敏性鼻炎、顽固性口腔溃疡、功能性发热等属阴阳气血失调者，均获良效。现代药理研究证实，建中剂具有增加机体免疫力的作用，为建中剂甘温除热奠定了理论基础。

## 二、减药运用

　　如《伤寒论》第 22 条："太阳病，下之后，脉促胸满者，桂枝去芍药汤主之；若微恶寒者，桂枝去芍药加附子汤主之。"本条所论，为太阳病误下后的两种变证。脉促胸满，乃邪阻于胸，心阳受损之象，故仲景用桂枝汤去芍药之阴柔，以复心阳而调营卫；对于后一种变证，即"微恶风寒者"，属表邪内陷，阳气已虚之证，仲景于前方加附子温经扶阳而为其治。

　　又如《伤寒论》第 115 条之桂枝去芍药加蜀漆牡蛎龙骨救逆汤，乃仲景为亡阳惊狂证而设，盖误用火劫，则阳气散乱而发惊狂，治用桂枝汤去芍药而加镇惊止狂之品，以救其逆。本方尚见于《金匮要略·惊悸吐衄下血病脉证并治》，仲景用治"火邪者"，亦即火劫致惊之谓，以本方温通心阳，镇惊安神。

　　再如《伤寒论》第 28 条之桂枝去桂加茯苓白术汤，不少注家对本方去桂多有争议，其实论中"小便不利"乃辨证之关键，本证为气化不利，水邪内停所致，水邪郁遏，经气不利所出现的"头项强痛，翕翕发热"，似表而非表证；水邪凝结，里气不和而见"心下满微痛"，似里实而非里实，故本证之治，非汗下所宜，当利其小便。陈修园谓："此时须知利水法中，大有旋转之妙用，而发汗亦在其中，以桂枝去桂加茯苓白术汤主之，所以去桂者，不犯无汗之禁也；所以加茯苓、白术者，助脾之转输，令小便一利，而诸病霍然矣。"陈氏所论,为仲景方后注"小便利则愈"提供了理论依据。于此可见仲景组方用药之法度,辨证施治之精确。

此外,《伤寒论》第174条之桂枝附子汤,为桂枝汤去芍药加附子而成,用治太阳病"风湿相搏,身体疼烦,不能自转侧者""若其人大便硬,小便自利",前方去桂枝加白术,名桂枝去桂加白术汤;《金匮要略·水气病脉证并治》之桂枝去芍药加麻黄细辛附子汤,温经通阳,宣散水气,而用治水气病,皆为仲景运用桂枝汤之变法,临证不可不辨。

仲景于临证中,在既有桂枝汤证又有他证的情况下,恒以桂枝汤与他方一并运用,合而为治,诸症兼顾,以求其全,以尽其善。如《伤寒论》第23条之桂枝麻黄各半汤证,为太阳病日久不解,微汗不出,阳气怫郁在表,故见"面色反有热色"等证,其病情不适于专用桂枝汤或专用麻黄汤,治当辛温轻剂,小发其汗,故仲景桂麻合方,各用半量,取其小汗而解。

尤在泾对仲景制本方之义,颇有见地,明确指出:"夫既不得汗出,则非桂枝所能解,而邪气又微,亦非麻黄所可发,故合两方为一方,变大制为小制,桂枝所以为汗液之地,麻黄所以为发散之用,且不使药过病,以伤其正也。"充分说明了仲景对于本证的制方大法。

《伤寒论》第25条桂枝二麻黄一汤证,较第23条之证为轻为缓,故仲景取桂枝汤与麻黄汤2:1用量合方,辛温轻剂,微发其汗而为其治。由上可见,仲景组方药味相同,而用量有别,则主证亦异,故经方之秘在于用量,此之谓也。

又如《伤寒论》第27条之桂枝二越婢一汤,乃仲景为太阳病表邪未解,内有郁热之证而设,表寒里热,郁而不发,故仲景取桂枝汤与越婢汤2:1用量合方为治,量小剂轻,微发其汗,兼清里热,表里双解。

再如《伤寒论》第146条:"伤寒六七日,发热微恶寒,支节烦疼,微呕,心下支结,外证未去者,柴胡桂枝汤主之。"本条所论,为少阳病兼表之证治,论中"发热,微恶寒,肢节烦疼",为太阳桂枝证;"微呕,心下支结",乃少阳柴胡证。仲景于本条叠用"微"字,则说明太少之证俱轻。故仲景取小柴胡汤、桂枝汤各半量合剂而成,调和营卫,以解太阳之表;和解枢机,而治少阳之里。故柯琴称本方"为双解两阳之轻剂"。

在医案中体现较多的加减运用为：①安神助眠可加龙骨、牡蛎以安神宁心，又可固摄止汗。②风邪乘袭，营卫不和，气营两虚。此时不宜单用桂枝汤而用桂枝加芍药生姜各一两人参三两新加汤，益气和营，调和营卫，扶正祛邪。③肝木横逆，克木犯脾土，气血不和，气滞血瘀加当归、川芎、赤芍以活血化瘀。④肝肾亏虚、脾胃不足，营卫不和者加入续断、补骨脂等补肝肾、散寒湿之品以增其效。⑤营卫不调，气不得升，腠理开合失司加用羌活、白术化表里湿邪。⑥冲任二脉失于滋养之源，营血不足，胞宫失于调养者，倍用芍药，酌加浮小麦，意在敛阴止汗，加用酸枣仁、枸杞子、山茱萸、远志之类则和营中寓调气养肝。⑦卫外不固，邪入阴经者加黄芪走表固卫。⑧属阳气不足，卫气不固者加附子温经复阳，固表止汗（涕），以达到邪去阳回，津液自复的目的。

仲景对于桂枝汤的加减运用，组方得法，配伍严谨，遣药有据，临证增减，法度井然。吴谦尝谓："粗工妄谓桂枝汤专治中风……专走肌表，不治他病。"思仲景以一桂枝汤出入加减，无往不利如此。是但知仲景用桂枝汤治伤寒，而不知仲景用桂枝汤治虚劳也。若知桂枝汤治虚劳之义，则得仲景心法也。吴氏出语不凡，是对仲景临证变通运用桂枝汤的高度赞赏和评价。

上述诸例仅为冰山一角，在实际应用中还有桂枝加龙骨牡蛎汤、桂枝加桂汤、当归四逆汤等诸多方剂也是由桂枝汤加减而来。桂枝汤被誉为《伤寒论》群方之冠，确非言过其实。试观中医各病之病因，大多缘于阴阳失调，正如《黄帝内经》所论："阴平阳秘，精神乃治，阴阳离决，精气乃绝。"而"营卫"即属"阴阳"之范畴，若营卫失常，则疾病即变化而至，诸如以上各方所治之病，表象虽异，但却未离"营卫失和，阴阳失调"，一证可有万变，万变不离其宗，只要在临证中治疗营卫失常所致之病，分析邪正盛衰的实际情况，或驱逐邪气以和调营卫，或和调营卫以驱逐邪气，都是以达到祛邪扶正为目的。而桂枝汤正是具有调阴阳，和营卫的作用，所以不仅仅是解表剂，也可作补益剂、和里剂，其关键是辨证准确，只要随证加减，即可用于临床多种杂病的治疗。

## 第四节 临证应用调护与预后

临床之病,识证、选方、用药固然为获效之先决条件,但是煎药服法是否得当,亦明显影响疗效。如徐灵胎说:"方虽中病,而服之不得其法,非特无功,反为有害。"桂枝汤方后对煎药法服进行了详细的阐述。其中,"微火"即要求火势和缓不猛,令罐内药液微涨轻沸,不使澎溢为度,否则药汁散失。药后啜热稀粥,目的在借水谷之资充养营卫,方法为服药稍待片刻后,大口喝热稀粥 200ml 左右,如此营卫自和,邪无容也,遂自汗出而解,用之止汗,无恋邪之弊。"温覆令一时许"目的为暂避外邪,保护卫气,待营卫自和,则自可祛邪外出。服药中病即止者,因桂枝汤乃甘温之剂,若病已解而仍服药,则有助热伤津之弊。一服之后,未能得汗,须进二服,仍无汗,当缩短给药时间,一日三服;病重者,可不拘于时,昼夜兼服,但若桂枝汤仅为发汗而设,汗不出者可径用麻黄、青龙等,大不必一服再服。在服药期间,应禁生冷之品伐胃损阳、黏滑之物阴凝敛邪,因此类食物,皆可滞碍营卫运行,从而减弱桂枝汤调和营卫之功;而五辛酒类,温通辛散,易致发汗太过,徒伤正气而背仲景调补之旨。上述表明,桂枝汤非为发汗而设,实乃和营卫、调气血之剂。

据原文,桂枝汤的服用方法可概括为:①浓煎 1 次,分 3 次温服。②一服汗出病解,停后服,不必尽剂。③若不汗,可再服,并缩短服药时间,半天左右将一剂药服完。④若不出汗者,可服至二三剂。仲景所论桂枝汤之服法,从病势、病性、患者体质强弱诸多方面充分考虑,可谓尽善尽美。"温服"不使寒冷伤胃,且借药汁之温,助发汗解表。一服后汗出邪去,就不必再用药,以防辛散药物更伤正气,即"中病即止";如果病情较重,则应适当地缩短用药间隔时间,增加服药次数,从而间接增加药量,提高药力,以尽早、尽快祛除外邪,恢复机体阴阳平衡的状态。仲景不拘于一日一剂,而是根据病情轻重酌情增减。灵活掌握,这些根据病情灵活服药的方法,一直为后世所采用并得以发展,对现代康复医学、护理医学、药理药效学起到了启示作用。

　　根据原文,服用桂枝汤后的调护方法可总结为:①药后啜热稀粥,益胃气以助药力发汗。②覆盖衣被,温助卫阳,利于发汗。③微汗,以全身湿润、汗出极微为度,切不可大汗淋漓,以免伤阳损阴。④病情较重者,昼夜服药,故当24小时留心观察,汗出停药。⑤药后忌口,凡生冷、黏滑、肉面、五辛、酒酪、臭恶等物,均当禁用,以防损伤胃气,降低抗病能力,或发生其他病变。"保胃气,存津液"是仲景《伤寒论》贯穿始终的大法,药后啜热稀粥的目的,即是保胃气、助药力、益汗源、防伤正。借水谷之精气,充养中焦,不但易为酿汗,更可使外邪速去而不致复感。"温覆"的目的在于协助出汗,增强疗效,且可避免复感风邪。发汗的最佳状态是"遍身""微似有汗",说明气机通行、血脉调畅、气血营卫调和。过汗则伤阴损阳,变证丛生。该法对后世温病学的发展及养生保健等方面的影响尤为深远。在调护方面,仲景强调禁食生冷、油滑、肉面等伤阳损胃之品,仍在顾护胃气,病本自汗出,而五辛、酒酪、臭恶之类味道厚重,均具发散之性,可加重病症。汗出后宜予以富有营养、易于消化的饮食、果蔬,以助胃气。

# 第三章　临床各论

## 第一节　呼吸系统疾病

### 一、上呼吸道感染

上呼吸道感染简称上感,又称普通感冒。是包括鼻腔、咽或喉部急性炎症的总称。广义的上感不是一个疾病诊断,而是一组疾病,包括普通感冒、病毒性咽炎、喉炎、疱疹性咽峡炎、咽结膜热、细菌性咽—扁桃体炎。狭义的上感又称普通感冒,是最常见的急性呼吸道感染性疾病,多呈自限性,但发病率较高。成人每年发病 2~4 次,儿童发病率更高,每年 6~8 次。全年皆可发病,冬春季较多。上呼吸道感染有 70%~80% 由病毒引起。包括鼻病毒、冠状病毒、腺病毒、流感和副流感病毒、呼吸道合胞病毒、埃可病毒、柯萨奇病毒等。另有 20%~30% 的上感由细菌引起。细菌感染可直接感染或继发于病毒感染之后,以溶血性链球菌为最常见,其次为流感嗜血杆菌、肺炎球菌、葡萄球菌等,偶或为革兰阴性细菌。

中医认为,当人的体质虚弱,生活失调,卫气不固,外邪乘虚侵入时就会引起感冒,轻者出现乏力、流涕、咳嗽等症状,称为"伤风";重者会发热。中医把感冒归为外感(外邪)疾病,其中包括现代医学的上呼吸道感染和流行性感冒。按临床证候表现,感冒分为风寒感冒、风热感冒、时行(疫)感冒和暑湿感冒四类。如果病情较重,在一个时期内广泛流行,称为时行感冒。病理变化为正气不足,卫外功能减弱,肺卫调节失常,六淫之邪乘虚侵袭,邪毒由口鼻、皮毛入侵,肺卫首当其冲,迅速出现卫表不和及肺失宣肃的证候。或因生活起居不当,寒温失调,以及过度劳累,而致肌腠不密,感受外邪为病。其他如肺经素有痰热、伏火,或痰湿内蕴,肺卫失于调节,也每易感受外邪。又因四时六气不同以及人体素质的差异,其证候表现上有风寒、风热和暑湿兼杂之证;又因素体阳虚者易感受风寒,素体阴虚者易感受风热、燥热,暑湿偏重者易感受外湿,因此临证见本病证候常错综复杂。桂枝汤治疗上呼吸道感染的病例很多,主要属于太阳中风表虚证,即外感风寒表虚证,恶风发热,汗出头痛,鼻鸣干呕,苔白不渴,脉浮缓或浮弱。桂枝汤具有解肌发表,调和营卫的作用。临床有不少使用桂枝汤原方治疗验案的报道,更多的是在桂枝汤的基础上加减运用。

**医案精选**

◎案

赵世新用桂枝汤加味治疗体虚感冒。

处方:柴胡12g,黄芩10g,法半夏10g,桂枝12g,白芍10g,炙甘草6g,黄芪15g,党参15g,防风10g,白术12g,生姜3片,大枣3枚。

伴全身肌肉酸痛加葛根15g;咳嗽明显加杏仁10g、桔梗10g;便秘加枳实10g、火麻仁15g、厚朴10g。水煎服,每日1剂,两煎混在一起,分2次早晚服用。按就诊顺序随机分为治疗组和对照组,治疗组73例,男性34例,女性39例,年龄38~77岁,平均年龄51岁;感冒反复发作病程最短1个月,最长5年;伴全身肌肉酸痛不适55例,咳嗽59例,便秘31例。对照组70例,男性33例,女性37例,年龄39~77岁,平均年龄50岁;感冒反复发作病程最短1个月,最长5年;伴全身肌肉酸痛不适53例,咳嗽60例,便秘28例。两组患者一般资料差异无显著性。所有患者血常规检查均无异常,排除呼吸系统感染性疾病。治疗组采用口服柴胡桂枝汤加味治疗,对照组采用常规对症治疗:抗病毒颗粒1袋,日3次,冲服;抗伤风胶囊2粒,日3次,口服;维C银翘片2片,日3次,口服。治疗组与对照组1个疗程均为1周,2~4个疗程后观察疗效。治疗组总有效率为90.41%,对照组总有效率为72.86%,两组比较有显著性差异($P<0.01$)。

**按** 体虚感冒是指患者素体虚弱,或病后、产后体弱,卫外不固,以致反复感邪或感冒后缠绵不愈。而外邪侵犯人体是否引起发病,关键在于正气之强弱,当卫外功能低下,肺卫调节疏懈,而遇外邪乘袭时则易感邪发病。因此体虚感冒之人,体虚是本,感冒是标,内外相互为患,体虚可以导致感冒,感冒又可加重体虚。正如清·李用粹《证治汇补·伤风》所说:"有平昔元气虚弱,表疏腠松,略有不谨,即显风证者,此表里两因之虚证也。"故于治疗上应以扶正祛邪为治疗大法,而不可专行发散,犯虚虚之戒。《证治汇补·伤风》:"如虚人伤风,屡感屡发,形气病气俱虚者,又当补中,而佐以和解,倘专泥发散,恐脾气益虚,腠理益疏,邪乘虚入,病反增剧也。"因而扶正以治体虚之本,解表祛邪以清感冒之标。体内正气强盛,才能抗邪外出,使邪气遁而正气壮,疾病自愈。

《伤寒论》第146条:"伤寒六七日,发热,微恶寒,支节烦疼,微呕,心下支结,外证未去者,柴胡桂枝汤主之。"是论述柴胡桂枝汤治疗太阳和少阳并病的,是在小柴胡汤的基础上加桂枝汤而成,以小柴胡汤和解少阳,宣展枢机,桂枝汤调和营卫,解肌辛散,解太阳未尽之邪。两方一合,具有调和阴阳,调和营卫,调和脾胃,疏泄肝胆,补益气血,和解表里的功效,用于治疗人体表里内外、气血上下之脾胃不和、气血不畅、表里不和、营卫不固等症。本文对体虚感冒治疗组病例采用桂枝汤加味治疗,方中柴胡疏肝利胆,可疏散半表半里之邪。《本草正义》:"约而言之,柴胡主治,止有二层:一为邪实,则外寒之在半表半里者,引而出之,使还于表,而寒邪自散;一为正虚,则清气之陷于阴分者,举而升之,使返其宅,而中气自振。"现代研究表明柴胡挥发油有抗感冒病毒作用。桂枝发汗解肌,温通经脉,与白芍相配调和营卫,解肌发表,现代研究表明桂枝煎剂对金黄色葡萄球菌、白色葡萄球菌、伤寒杆菌均有较强的抑制作用,并且还有抑制流感病毒作用。党参补脾益肺,健运中气,正如《本草正义》所言:"力能补脾养胃,润肺生津,健运中气……则健脾运而不燥,滋胃阴而不滞,润肺而不犯寒凉,养血而不偏滋腻,鼓舞清阳,振动中气,而无刚燥之弊。"现代研究本品可增强机体免疫的作用。黄芪补气升阳,益卫固表,同样能提高机体免疫功能。防风解表散风,《本草汇言》:"主诸风周身不遂,骨节酸疼,四肢挛急,痿躄痫痉等症。"与黄芪、白术同用又合玉屏风散,具有固表益气祛邪之功。诸药相伍,使虚者得补,表邪能散,补而不腻,祛邪而不伤正,标本兼治,从而达到扶正祛邪的治疗宗旨,因而其用于治疗体虚感冒方能取得满意疗效。

### ◎案

王(右),无表证,脉缓,月事后期而少,时时微恶寒,背部为甚,纳谷减,此为血运迟滞,胃肠虚弱故也,宜桂枝汤以和之。

处方:川桂枝(三钱),大白芍(三钱,酒炒),炙甘草(三钱),生姜(三片),大枣(十二枚)。

**按** 吾国旧时妇女平日缺少运动,每致食而难化。冬日限于设备,又未能勤行沐浴。而家庭组织庞杂,妯娌姑嫂每难和睦,因而私衷抑郁,影响气血。始则气逆脘痛,纳谷不畅,自称曰肝胃气,书则谓木侮土。名虽有雅俚显晦之分,实则无二致也。驯至头晕,心悸,经事不调,成俗所谓贫血症。按其脉,常缓而无力。若贫血甚者,反成细小而数。不待风寒之侵袭,而常萧瑟恶寒,尤其在冬日为甚。余逢此等证状,常投桂枝汤原方。病者服后,陡觉周身温暖,经脉舒畅,如曝冬日之下,如就沐浴之后。此无他,桂芍活血之功也。而向之大便难者,今乃得润滑而下,因甘草安肠,本有缓下之力。若大便仍坚踞不动,不妨加大黄每剂一钱以微利之,生者固佳,制者亦可。二三剂后,便乃畅行,且胃开矣。其用甚妙,亲历者方能言之。若嫌大黄近于霸道,则不妨改用研麻仁每剂四五钱,亦可缓缓奏功。况又有姜枣以刺激其胃功能,令化谷食为精微,渊源既开,血乃渐滋。吾师常以简括之句表本汤之功,曰:"桂枝汤功能疏肝补脾者也。"盖肝主藏血,血行既畅,神经胥得涵养,可杜烦躁之渐,故曰疏肝,亦曰平肝。脾本概括消化系统而言,今肠胃既健,故曰补脾,善哉言乎。

于此有一要点须注意,即本案王右服桂枝汤后是否汗出是也。曰:不汗出,但觉周身温暖而已。然则桂枝汤果不能发汗乎? 曰:发汗与否乃服后之现象。服后之现象等于方药加病证之和,非方药可得而独专也。详言之,桂枝汤必加中风证,乃得"药汗"出,若所加者非中风证,而为如本案之里证(姑名此以别于太阳中风之表证),必不得汗出,或纵出而其量必甚微,甚至不觉也。吾人既知此义,可以泛应诸汤。例如,服麻黄汤而大汗出者,必其人本有麻黄汤证,服承气汤而大下者,必其人本有承气汤证。反之,加麻黄汤于承气证,加承气汤于麻黄证,则欲下者未必剧汗,欲汗者未必剧下,有可断言者。然而病之形能既乱,于是坏病成矣。

或问曰:"桂枝汤既能治表证,又能治里证,表里不一,方药却同,亦有仲圣之言可资证明乎?"曰:"师曰,妇人得平脉,阴脉小弱,其人渴,不能食,无寒热,名妊娠,桂枝汤主之。"夫曰"无寒热",非即无表证之互辞乎? 曰"不能食"而"渴",非即胃肠虚寒,不能化谷食为精微乎? 曰"名妊娠",非即谓无病而更无表证乎?

或又曰:若是论之,桂枝汤直是一首补方,纵令完全无病之人,亦可服此矣。曰:何莫不然? 惟严格言之,平素肠胃实热,血压亢进之人,究不甚宜,毋须一试。若夫素体虚寒之老人及妇女服此,诚有意想不到之效力。故仲圣以本汤为温补主方,加桂即治逆气冲心,加附子即治遂漏不止,加龙骨、牡蛎即治盗汗失精,加白芍、饴糖即治腹中痛,加人参、生姜、芍药即治发汗后身疼痛,更加黄芪、当归即泛治虚劳,去白芍加生地、麦冬、阿胶、人参、麻仁,即治脉结代心动悸,无一非大补之方。综计伤寒论中,共一百一十三方,由桂枝汤加减者乃占二十余方。然则仲圣固好用补者也。谁谓伤寒方徒以攻劫为能事乎?

曹颖甫曰:本案桂枝汤证其六亦当属诸太阴。盖桂枝汤一方,外证治太阳,内证治太阴,仲师于两篇中既列有专条矣,此又何烦赘说! 惟以此治太阳证,人所易知,以之治太阳病之系在太阴者,为人所不信,自有此验案,益可见仲师之言,初无虚设矣。夫仲师不云太阴病,腹满而吐,食不下,自利腹痛乎? 设太阴病遇浮缓之太阳脉,即桂枝汤证矣。(《经方实验录》)


## 二、支气管炎

支气管炎是指气管、支气管黏膜及其周围组织的慢性非特异性炎症。支气管炎主要原因为病毒和细菌的反复感染形成了支气管的慢性非特异性炎症。当气温下降、呼吸道小血管痉挛缺血、防御功能下降等利于致病;烟雾粉尘、污染大气等慢性刺激也可发病;吸烟使支气管痉挛、黏膜变异、纤毛运动降低、黏液分泌增多有利于感染;过敏因素也有一定关系。根据病程可分为急性支气管炎和慢性支气管炎。临床上以咳嗽、咯痰或伴有气喘等反复发作为主要症状,每年持续 3 个月,连续 2 年以上。早期症状轻微,多于冬季发作,春夏季缓解。晚期因炎症加重,症状可常年存在。病情呈缓慢进行性进展,部分患者可发展为阻塞性肺气肿、慢性肺源性心脏病。

中医学无慢性支气管炎病名,依据本病症状及发病特点,可将其归属于"咳嗽""喘证""痰饮"等范畴。本病是中医治疗相对有效且研究较深入的一种疾病。其发病之初主要是由于外邪犯肺,肺失宣肃,气逆于上,发为咳嗽;肺失于宣降,不能正常布散津液,或寒湿侵袭,脾失运化,水湿内停,或风热之邪炼灼津液,致使痰浊内生,上渍于肺,发为咯痰、喘促。痰既是继发病理产物,又是致病因素,痰浊生成后为病毒、细菌的生存、繁殖提供了温箱,使得炎症难以清除、病情时有反复。肺有停痰宿饮,感受六淫外邪后极易诱发,致使咳嗽、咯痰、喘促反复发作,迁延不愈。咳喘之证,日久必伤及肺,使卫表不固,外邪反复易感;或肺病及脾,脾运不健,痰饮内生,上犯于肺,留滞肺络,阻塞气道;"肺为气之主,肾为气之根",五脏久病必归于肾,久患咳喘必致肾虚,肾亏则纳气无权,肺气不能归根于肾,则气短而喘,动则尤甚。随着年龄的增长,病情日趋严重。正所谓"肺不伤不咳,肾不伤不喘"。此外,久病必有瘀,慢性支气管炎患者病程长,反复咳嗽、咯痰、喘促,日久必影响气血运行,从而产生气滞血瘀。因此本病病因病机复杂,其病机特征为本虚标实,是本虚和标实共同作用的结果,肺、脾、肾的功能不足是发病的根本原因,外感六淫及痰、瘀等病邪为标,标本相互影响。临床有不少使用桂枝汤原方治疗验案的报道,运用桂枝汤治疗支气管炎,主要是慢性支气管炎的治疗。也有在桂枝汤的基础上加减运用治疗支气管炎。

**临床研究**

殷银霞用桂枝加厚朴杏子汤原方(桂枝 9g,芍药 6g,厚朴 6g,杏仁 9g,炙甘草 6g,生姜 9g,大枣 12 枚)治疗支气管炎 46 例,结果临床控制 22 例,显效 13 例,有效 9 例,无效 2 例,总有效率 95% 并可明显降低外周血嗜酸性粒细胞、血清 IgE。

朱红梅从营卫不和角度出发论治支气管炎,认为其病因病机为素体脾肺虚弱,营卫不足,感受外邪而发为此病,使用桂枝加厚朴杏子汤治疗该病具有"咳嗽伴有喉痒,微有气喘,咳吐少量清稀痰,易汗出而微恶风寒,精神疲惫,形瘦面黄,素有胃病史,舌淡苔薄,脉缓弱"等症者。慢性支气管炎急性发作期,中医治疗多按急治其标,而此期的辨证论治也各有特色。如葛琳仪主张发作期以清为治,治疗多采用清宣为主,以桂枝汤为基础方,重用金银花、连翘、牛蒡子、黄芩、蒲公英、桔梗、前胡、杏仁、浙贝母、板蓝根、青果、木蝴蝶等,使邪从表而解。经过治疗,表邪渐去,对痰热(浊)壅肺、肺失肃降者,则以清化、清降为治,处方多用黄芩、蒲公英、重楼、野荞麦根、炒紫苏子、莱菔子、牛蒡子、姜半夏、厚朴花等。

罗小菊等结合导师詹文涛教授从医 40 余载对常见多发病和疑难病症的研究具有系统的辨治思路,认为慢性支气管炎急发以痰热壅肺兼气阴两虚为多,其次为表寒里饮化热,对痰热壅肺型以桂枝汤为基础方自拟四三汤加味,药用炙麻绒、桃仁、薏苡仁、冬瓜仁、紫苏子、葶苈子、芦根、葛根、白茅根、射干、鱼腥草、炒黄芩加减,对表寒里饮化热型以青龙三子石膏汤加味,喘甚加地龙,兼气阴两虚加太子参、麦冬、五味子。治疗慢性支气管炎急性发作 70 例,结果痊愈 20 例占 29%,显效 35 例占 50%,好转 15 例占 21%,总有效率 100%。

张莉等总结张忠国治疗慢性支气管炎经验,其多根据"痰"的变化进行辨治,认为"痰"是慢性支气管炎主证中的关键,将其辨证分为痰湿型、痰热型、寒痰型、燥痰型,依法拟燥湿化痰汤、清热化痰汤、温化寒痰汤和清润肺汤加减应用,临床效果显著。

张丽娟等总结盛宝山治疗慢性支气管炎的经验,其在急性发作期以清热解毒抗炎、止咳化痰平喘为主,在桂枝汤基础上自拟四妙苇茎汤(当归、金银花、玄参、鱼腥草、葶苈子、丹参各 30g,甘草、薏苡仁、瓜蒌各 20g,冬瓜仁、桃仁、浙贝母、黄芩、杏仁各 10g,地龙 15g)治疗。

黄标文认为慢性支气管炎急发多为痰浊蕴肺,复感外邪诱发,拟"消咳喘汤"(杏仁、桔梗、紫菀、款冬花、百部、橘红、法半夏各 10g,炙麻黄、生甘草各 5g)为基础方,辨证加减治疗慢性支气管炎急性发作期 66 例,总有效率 90.9%。

黄娟等认为慢性支气管哮喘急发期以痰热壅肺之热喘居多,采用吴鞠通的宣白承气汤合桂枝汤加味,治疗 30 例慢性支气管炎急性发作期患者,取得较好疗效。

房栋等运用《外台秘要》的神秘汤为基础方合桂枝汤,辨证治疗慢性喘息型支气管炎急性发作期 29 例,临床控制 20 例占 68.9%,显效 4 例占 13.7%,有效 4 例占 13.7%,无效占 3.5%,总有效率 96.5%。

朱均权运用上海医科大学姜春华教授设定的桂枝汤合截喘汤(佛耳草、碧桃干、老鹳草各 15g,旋覆花、全瓜蒌、姜半夏、防风、五味子、桂枝、白芍各 10g)加减治疗 56 例哮喘型慢性支气管炎急性发作期患者。结果:显效 29 例占 51.79%,好转 20 例占 35.71%,无效 7 例占 12.5%,总有效率为 87.50%。截喘汤具清肺化痰、降逆纳气截喘之功效,加之桂枝汤调和营卫,调和气血,用于哮喘型慢性支气管炎急性发作的治疗,效果满意。

沈祖法用一枝黄花、制大黄、炙麻黄、生甘草、生石膏、鸭跖草、生代赭石、枳实、制胆南星、桂枝、白芍等为基本方。发热 39℃ 以上者加羚羊角粉、柴胡;胸透见炎症阴影,白细胞(WBC)$15 \times 10^9/L$ 以上,加鱼腥草、白花蛇舌草;喘重加虫类药。治疗慢性喘息型支气管炎急性发作期 105 例,结果临床控制 82 例,显效 11 例,好转、无效各 6 例,总有效率 94.3%。

肖冰等以速咳宁(麻杏石甘汤、二陈汤去石膏,加鱼腥草、金银花、浙贝母、桔梗)为治疗组,蛇胆川贝液为对照组,各治疗 36 例慢性支气管炎发作期患者,结果两组分别临床控制 9 例和 3 例,显效 18 例和 9 例,好转 6 例和 15 例,无效 3 例和 9 例,总有效率 91.66% 和 75%($P < 0.01$)。观察研究中发现速咳宁对细菌、病毒等感染和局部免疫功能低下为主要病变的慢性支气管炎发作期的治疗具有较强的针对性。

路笑梅用费氏金牛汤(药用郁金、浙贝母、桑白皮、牛蒡子、瓜蒌皮、麻黄、白芥子、橘红、半夏、紫苏子、枇杷叶),高热加用抗生素。治疗 39 例,结果临床控制 9 例,显效 12 例,有效 7 例,无效 2 例,总有效率 93%。

**按** 桂枝加厚朴杏子汤,是在桂枝汤方上加厚朴、杏仁而成,本系太阳表虚引动宿喘兼有肺气上逆而设。既具有外散风寒宣肺气、内化痰湿降逆之效,更具有调复阴阳、温肺散寒之特殊功效。不仅对慢性支气管炎证属太阳表虚而兼喘是对症之方,而且对于慢性支气管炎,证属阳气虚耗,阴阳失调,湿浊痰邪久郁不化,亦能复其耗损之阳,使阳运湿化,宣肃有权,咳止喘平。

故运用本方不必拘于其太阳表虚证之有无,只需抓住肺寒气逆的主要病机即可投之。

**医案精选**

**◎案**

许某,女,4岁。2012年11月5日初诊。患儿1周前感冒,出现流涕,咳嗽、发热、鼻塞等症状,曾口服头孢克洛、复方锌布颗粒、莲花清瘟胶囊5日,热退,咳嗽加剧,有痰,不易咳出,喉中痰鸣,夜寐不佳,时有咳醒,纳食一般,流黄涕,大便干,小便黄。舌质淡红,舌苔薄黄腻,脉滑有力。查体:咽红,扁桃体Ⅱ°肿大,双肺呼吸音粗,可闻及痰鸣音。西医诊断为支气管炎。中医诊断为咳嗽。证属痰湿蕴肺。治以健脾祛湿,化痰止咳。

处方:桂枝15g,白芍15g,杏仁10g,紫苏子10g,半夏5g,陈皮10g,茯苓10g,瓜蒌10g,鱼腥草10g,莱菔子15g,槟榔10g,焦山楂10g,枳实10g,水蛭5g,甘草5g。4剂,每日1剂,水煎服。

二诊:4剂后,咳嗽明显好转,夜间不咳,活动时微咳,喉中无痰鸣,食欲增加,原方去水蛭,继服3剂后治愈。

**按** 小儿的生理特点有"生机蓬勃,发育迅速",但也有"脏腑娇嫩,形气未充"的一面。在脏腑功能方面,《育婴家秘》认为:"五脏之中肝有余,脾常不足肾常虚,心热为火同肝论,娇肺遭伤不易愈。"肺本娇脏,小儿之肺则更娇嫩。一旦为外邪所侵,或因其他原因累及于肺,都可直接或间接地导致肺的宣发肃降功能失职。这样,不仅影响水道之正常通调,而引发痰饮、水湿的停聚,同时也易致肺气受阻,不能辅助心脏,推动和调节血液正常运行,从而导致瘀阻心脉。痰饮、瘀血滞留作祟,反过来又必然会阻肺、射肺,加重肺的宣降失常,咳喘、逆气之病症便随之而生,甚至反复发作,渐之加重。因此,对于小儿咳、喘的治疗,总以散寒宣肺或清热肃肺、化痰止咳为主,兼有喘息者,佐以降气平喘,兼有正气不足时,还应考虑挟正固本方能与病机合拍。除此之外,适当配以水蛭等活血化瘀之品,痰瘀同治,疗效方著。桂枝杏苏二陈汤中杏仁、紫苏子、陈皮、半夏理气化痰;茯苓、甘草以健脾运湿。其中杏仁、紫苏子降气消痰,止咳平喘;半夏,其性辛温而燥,最善燥湿化痰,且能和胃降逆而止呕;辅以陈皮理气燥湿,使气顺而痰消;茯苓健脾渗湿,使湿无所聚,则痰无所生,是兼顾其本之法。除此之外,每日服药应少量频服,在药物治疗的同时,要合理膳食,清淡饮食,多喝开水,不宜多食辛辣肥甘厚味之品,以免生痰生湿。

## 三、过敏性鼻炎

过敏性鼻炎即变应性鼻炎,本病为鼻黏膜的 Ⅰ 型变态反应性疾病,可为常年性和季节性发病。为机体接触变应原后,产生特异性 IgE,附着于肥大细胞、嗜碱细胞的细胞膜上,使鼻黏膜致敏。当相同的变应原再次进入机体时,变应原即与介质细胞膜表面的 IgE 发生桥连,并激发细胞膜产生一系列生化变化,使之脱颗粒,释放大量生物活性介质,导致鼻黏膜毛细血管扩张,通透性增高,组织水肿,腺体分泌增加,嗜酸性粒细胞聚集,感觉神经末梢敏感性增强,从而产生鼻痒、喷嚏、流清涕、鼻塞、鼻黏膜苍白水肿等症状。治疗上有特异性治疗和非特异性治疗两大类:特异性治疗包括避免疗法及免疫疗法;非特异性治疗包括药物治疗(糖皮质激素、抗组胺药、肥大细胞稳定剂、减充血药、抗胆碱药等)和手术治疗(如筛前神经切断术、翼管神经切断术等)。以突然和反复发作的鼻痒、打喷嚏、流清涕、鼻塞等为特征的一种常见、多发性鼻病,又称鼽嚏。相当于西医的过敏性鼻炎。鼻鼽的原因主要是:肺气虚弱,卫表不固,风寒乘虚而入,犯及鼻窍,邪正相搏,肺气不得通调,津液停聚,鼻窍壅塞,遂致打喷嚏流清涕,此外脾虚则脾气不能输布于肺,肺气也虚,而肺气之根在肾,肾虚则摄纳无权,气不归元,风邪得以内侵。故鼻鼽的病变在肺,但其病理变化与脾肾有一定关系。鼻鼽一般症状发作突然,先感鼻腔发痒、酸胀不适,继则喷嚏频作,鼻塞流清涕,质稀量多,嗅觉暂时减退。检查见鼻内黏膜肿胀湿润,其色淡白或灰白。全身症状可有头痛、耳鸣、听力障碍等,症状发作短暂,消失后则如常态。若兼有脾虚,则纳呆腹胀,便溏,苔白舌淡,脉濡弱;若兼肾虚,则腰膝酸软,遗精早泄,形寒怕冷,夜尿多,苔白润,质淡嫩,脉沉细。

**临床研究**

崔向东等用桂枝汤加味治疗过敏性鼻炎。

处方:桂枝 10g,白芍 10g,干姜 6g,黄芪 20g,白术 10g,山药 15g,山茱萸 10g,浙贝母 10g,苍耳子 10g,辛夷 10g,白芷 10g,连翘 10g,甘草 6g。煎药机煎药 40 分,每袋装 150ml,2 次/日,连服 30 日为 1 个疗程,观察 1 个疗程。

对照组服用鼻炎康 3 次/日,4 片/次,观察 1 个疗程。2009 年 10 月至 2011 年 9 月将经患者知情同意,能坚持中药汤剂治疗和复诊的过敏性鼻炎患者 30 例作为观察组,其中男性 14 例,女性 16 例,平均年龄 35.5 岁,平均病史 2.1 年,另选 30 例作为对照组,其中男性 16 例,女性 14 例,平均年龄 34.5 岁。两组年龄、性别等一般资料比较,差异无显著性($P > 0.05$)具有可比性。治疗组治疗前、后患者血、尿、大便常规、肝、肾功及心电图均未见明显改变,与治疗前流涕的症状及鼻部体征明显改善,治疗组疗效明显优于对照组。

吕金法用加味桂枝汤治疗过敏性鼻炎 40 例,基本方用加味桂枝汤治疗。

处方:桂枝 10g,白芍 10g,炙甘草 6g,大枣 6 枚,生姜 9g,细辛 3g,防风 9g,黄芪 20g。水煎服,每日 1 剂,连续服用 15 日为 1 个疗程。

经过中药治疗症状控制均满意,显效 24 例,有效 16 例,有效率 100%。有 10 例病例因天气变化而发作较治疗前为轻,经续服 1 个疗程,临床症状均显著改善。1 年后随访,显效 16 例,有效 20 例,无效 4 例,有效率 90%。

曾林、张杰运用桂枝苍耳汤治疗过敏性鼻炎,由桂枝汤加苍耳子汤合方加味而成。

处方:桂枝 15g,白芍 15g,苍耳子 12g,辛夷 10g,白芷 10g,川芎 6g,薄荷 10g,防风 10g,茯苓 20g,陈皮 10g,蝉蜕 10g,大枣 15g,甘草 5g,生姜 3 片,葱头 3 段。上药用冷水浸泡 30 分后,共煎 3 次,每次煮沸 20 分,三次合剂共 600ml,分 3 次服,每次服 200ml 左右,每日服 3 次。

头痛加羌活,鼻痒加刺蒺藜;体质虚弱,抵抗力差,脉弱者,加黄芪、白术,即合玉屏风散以益气健脾,增强免疫力;咳嗽加杏仁;服药期间停服其他西药及中成药,禁食酸、冷、油腻之品。病例结果:本组病例通过复诊及电话随访,58 例服用 3 剂后,症状均有明显改善,15 例略有改善;服用 4~6 剂后症状消失,1 年内未复发者 41 例;服 7 剂以上,症状消失,1 年内未复发者 18 例;1 年内复发者 14 例,经再服原方 3 剂左右,症状很快消失;3 例症状改善不明显;总有效率达96%。

徐庆文等使用桂枝汤加味治疗肺气虚寒型鼻鼽,治疗组:口服中药汤剂桂枝汤加味。

处方:桂枝15g,白芍10g,生姜10g,炙甘草10g,大枣20g,黄芪20g,白芷10g。

加减:喷嚏多、涕多不止者加五味子5g、诃子5g;鼻塞严重者加路路通5g;鼻痒难忍者加地龙5g。以上药物剂量小儿酌减,每日1剂,分1~2次服,10日为1个疗程,连服3个疗程。结果:显效18例,有效10例,无效2例,总有效率93.3%。

**按** 在探讨桂枝汤治疗过敏性鼻炎的试验中,观察到桂枝汤高、中剂量组行为学症状积分明显低于模型组;组织学观察可见,由于纤维修复所致组织结构重建,黏膜增厚,炎性细胞浸润减少,间质无水肿,血管未见充血、扩张;同时血清组胺和IgE水平亦明显低于模型组。提示,桂枝汤具有减少AR豚鼠鼻分泌物、保护鼻黏膜组织、抗过敏的作用,桂枝汤能减少AR豚鼠鼻分泌物、保护鼻黏膜组织,亦能抑制HA和IgE的释放,具有治疗过敏性鼻炎的作用。桂枝汤用于"鼻鼽",为众多医家所推崇。方中桂枝解肌发表,发散风寒;芍药益阴敛营,桂芍相合,调和营卫。生姜辛温,助桂枝解肌发表,发散风寒;大枣甘平,能益气补中、滋脾生津。姜枣相合,升腾脾胃生发之气而调和营卫。黄芪味甘,性微温,能补气升阳,益气固表;白芷辛温,能祛风燥湿、消肿止痛,为阳明经引经药;诸药共奏补气升阳,益气固表,发散风寒,调和营卫之功,从根本上改善鼻鼽患者的中医体质证候,改善肺气虚寒型鼻鼽患者的气虚、阳虚中医体质证候,达到满意的疗效。

**医案精选**

谢文英巧用桂枝汤治疗过敏性鼻炎。

**◎案**

魏某,男,22岁,郑州人。2013年1月2日初诊。主诉:过敏性鼻炎7年,近日天冷加重。患者反复发作鼻塞、鼻痒、流清水样鼻涕,连续打喷嚏,嗅觉减退,每因遇冷受凉而发,平时怕冷,易感冒,多汗,腰酸,舌淡红,苔白腻,脉细缓。曾在某医院诊断为过敏性鼻炎,给予抗组胺及抗生素治疗,只是暂时缓解症状,遇冷即复发。检查:鼻黏膜水肿、苍白,鼻腔内有清涕,下鼻甲水肿。证属肺脾肾阳气不足,卫表不固,营卫不和。治以益气健脾固表,温阳散寒,调和营卫。方用桂枝汤合玉屏风散加减。

处方:桂枝 6g,白芍 6g,细辛 6g,白芷 10g,蔓荆子 10g,黄芪 15g,白术 10g,薏苡仁 20g,防风 10g,鱼腥草 15g,鹅不食草 15g,淫羊藿 15g,山茱萸 15g,甘草 6g。6 剂,水煎服,每日 1 剂。

1 周后二诊:发作次数减少,鼻塞、打喷嚏等症状明显减轻,以上方继服 2 周后痊愈,随访至今未复发。

按 患者易感冒,多汗,可知表阳虚不固;鼻黏膜水肿苍白、怕冷、腰酸乃为肾阳不足,温煦失职所致;肾阳亏虚,外邪入侵,邪滞清窍,营卫不和,肺气失宣,故鼻痒,喷嚏频频;肾阳不足,统摄无权,脾气虚弱,水饮内停,寒水上泛鼻窍,故鼻塞、流清水样鼻涕。治疗当以益气健脾固表,温阳散寒,调和营卫,标本兼治。方中桂枝汤调和营卫;细辛、白芷、鹅不食草通肺窍、利鼻气;蔓荆子清利头目,疏散头面之邪且其性上浮,能引药入上;玉屏风散加薏苡仁、山茱萸则能益气健脾,敛汗固表,标本兼治,且山茱萸收涩之中兼具条畅之性,能通利九窍;淫羊藿温补肾阳;鱼腥草解毒利湿,则肺中饮邪可去,亦可缓他药之温热,现代药理研究鱼腥草可以抗多种肺部球菌,抗病毒,提高机体免疫力,并有抗炎作用。总之使肺气通调,脾气健运,肾阳充盛则病自除。

◎案

朱某,女,23 岁,郑州人。2012 年 12 月 2 日初诊。主诉:过敏性鼻炎 8 年,发作伴头痛,近日感冒后加重。患者每逢秋冬季节加重,若遇到冷空气或花粉、灰尘等刺激物则必发病,近期反复鼻塞、鼻痒、流脓浊鼻涕、连续打喷嚏、嗅觉减退,多脓浊痰,咽痛,恶寒,汗多,纳食不香,腰酸,失眠多梦,便秘,小便黄,舌淡红,苔白腻,脉细,尺弱。经过西药喷剂及中药外用没有改善,故此求诊。证属脾肾两虚,营卫失和兼肺胃郁热。治以健脾益肾,调和营卫,清泻肺胃。

处方:桂枝 12g,白芍 12g,防风 10g,细辛 6g,芦根 20g,连翘 10g,杏仁 10g,蝉蜕 5g,鸡内金 10g,麦芽 20g,莱菔子 15g,胖大海 6g,石斛 6g,白蒺藜

15g,巴戟天 10g,甘草 6g。6 剂,水煎服,每日 1 剂。

二诊:诸症好转,脓浊涕止,嘱继服上药 6 剂。1 周后痊愈,随访至今未复发。

按 患者寒热虚实错杂,脾肾两虚,外感风邪,迁延数日致使肺胃郁热,治疗当标本同治。方中桂枝汤调和营卫,细辛、防风、蝉蜕、杏仁宣降肺气,恢复肺之通调,杏仁肃降之中兼具宣发之性,用之甚当;芦根能理肺气、清肺胃之郁热且能生津利尿除烦,近代大医张锡纯认为芦根"禀水中之真阳,是以其性凉而善升……常用之为引经要药……其上升之力可至脑部……且其性凉能清肺热,中空能理肺气,而又味甘多液,更善滋阴养肺……";连翘疏散肺之郁热且能清热解毒;杏仁、胖大海、莱菔子既能清热化痰又能润肠通便;鸡内金、麦芽健脾消食;石斛益胃滋肾且能生津;现代医学证实白蒺藜可自然提升睾酮,增长力量,强壮,抗衰老,提高整体竞技状态,无毒副作用,故能提高人体正气,与巴戟天同用补肾助阳且能祛风邪外出。全方祛邪与扶正并举,则邪去正安,诸症得除。

过敏性鼻炎又称变应性鼻炎,是以阵发性喷嚏连续发作、大量清水样性鼻涕、鼻痒和鼻塞等为主要症状的变态反应性疾病,临床较为常见,发病率较高,发病具有季节性和常年性。本病的发生主要是由于肺脾气虚,卫阳不固,营卫不和,外界风寒之邪乘虚而入,侵犯鼻窍,肺气不得通调;脾气虚弱,水饮内停,上贮于肺,津液停聚,肺失宣降,鼻窍壅塞,遂致打喷嚏、流清涕。另外,肾气(阳)虚衰,不能上纳肺气,肺失温养,阳气耗散,风寒邪气侵袭亦致鼻鼽。总之,虚为主,实为标。治疗上首当恢复肺气的宣降,以桂枝汤调和营卫,通调肺气,再随证加减益气固表、温肾健脾等药。经过多年的临床实践证实凡过敏性鼻炎遇冷或异味打喷嚏者运用桂枝汤加减治疗效果较好,流清涕者加白芷、苍耳子等;涕由清转黄加辛夷、黄芩、芦根、蔓荆子、鱼腥草、连翘、金银花等;易感冒者可合玉屏风散;脾虚者加党参、白术、薏苡仁、茯苓、鸡内金、麦芽等;体虚汗多者加山茱萸、五味子等;寒重者加鹅不食草、细辛;风盛者加防风、蝉蜕、羌活等;肾虚者加白蒺藜、巴戟天、淫羊藿、鹿角霜、附子等。

总之,过敏性鼻炎由于标实本虚而导致的错综复杂的病机变化。所以,临床必须全面而细致地辨证,准确掌握病变的实质,才能对证用药,取得预期的临床疗效。

## 四、哮喘

哮喘是一种常见的发作性呼吸系统疾病,西医认为它是由于气管或支气管对各种刺激物反应增高而引起的广泛气道狭窄或阻塞,出现反复发作喘息、呼吸困难、胸闷、咳嗽等症状。常由吸入花粉、尘埃、冷空气或上呼吸道炎症诱发,偶因运动和药物诱发。

中医认为哮喘乃因肺、脾、肾三脏功能不足,水湿内聚为痰饮,遇外邪引动而发,痰随气升,气因痰阻,相互搏结,阻于气道,肺失宣肃而出现咳喘痰鸣,甚则不能平卧、胸闷、咯痰不爽等症。目前,临床治疗哮喘多采用清热平喘、化痰平喘、补气平喘、温肾纳气、宣肺平喘等方法,有些医家通过辨证施治,用桂枝汤调和营卫气血治疗哮喘,也可获得显著疗效。

**临床研究**

黄振炎、卢育明等观察桂枝汤治疗肺气亏虚型哮喘缓解期患者的临床效果,以桂枝汤为基本方。

处方:桂枝 10g,芍药 10g,炙甘草 6g,生姜 10g,大枣 3 枚。由药房浓缩到适量,真空包装,每日 1 剂。注:用上药时间合计 60 日。

服药期间若病情急性加重,按照急性期治疗方法处理。转入稳定期后继续原治疗方案;此外不得使用其他任何药物。常规组:只予常规吸入表面糖皮质激素及按需吸入气管舒张剂。安慰剂组:予常规吸入表面糖皮质激素及按需吸入气管舒张剂及中药安慰剂。在服药期间,有 2 名常规组入组患者发生支气管哮喘急性加重,经常规处理后重新入组。经治疗后,各组用哮喘控制测试量表(ACT)评分较用药前均有改善,其中桂枝汤组 ACT 评分用药前后 $P < 0.01$,有显著统计学差异。常规组及安慰剂组 ACT 评分用药前后 $P < 0.05$,有统计学差异。治疗后行桂枝汤组 ACT 评分与常规组及安慰剂组 ACT 评分组间对照独立 $t$ 检验,桂枝汤组与常规组 $P < 0.05$,有显著统计学差异;桂枝汤组与安慰剂组 $P < 0.05$,有统计学差异。常规组与安慰剂组 $P > 0.05$,无统计学意义。各组在用药后均无不良反应。

按　许多医家认为"气阳虚弱,卫气不足"是哮喘发作的重要内因。气阳虚弱包括肺的气阳虚和卫的气阳虚,在一般情况下以肺卫的气阳虚占主导地位。桂枝汤出自汉·张仲景《伤寒论》,为治疗太阳中风表虚证名方。现代药理研究表明:桂枝、生姜、甘草、芍药、大枣都具有抗炎作用。桂枝可以抑制肥大细胞脱颗粒;生姜具有拮抗组胺等炎性介质作用;甘草可以降低体内血清总 IgE,具有皮质激素样作用、免疫抑制作用;大枣含有大 cAMP 样活性物质,此物质在低浓度时能增强免疫细胞功能,高浓度时能抑制免疫细胞活性。

### 医案精选

### ◎案

马某,男,3 岁。四川双流县人。病史,从婴儿时起,常患感冒。2 岁时,曾高热咳嗽,服药后热退,但咳嗽未愈,迁延至 3 岁。近因新感,病势加重,发为喘逆,哮鸣之声,邻室可闻及。1965 年 5 月初诊。症见:咳嗽气喘,喉间痰鸣,痰清稀,白泡沫较多,咳时微汗出,遇风咳甚。面色萎黄,舌质淡红,苔白滑。此为太阳表虚证哮喘。治以解肌祛风,降逆平喘。方用桂枝加厚朴杏子汤加味。

处方:桂枝 6g,炙甘草 3g,白芍 6g,生姜 10g,大枣 15g,厚朴 4g,杏仁 6g,紫菀 6g,防风 3g。5 剂。

二诊:服上方 5 剂,咳喘明显减轻,夜能安睡。早晚遇风仍咳喘,痰多,汗出。风邪未尽,湿痰尚盛。上方加茯苓、陈皮、法半夏,以除湿化痰。

处方:桂枝 6g,白芍 6g,大枣 10g,生姜 10g,厚朴 4g,杏仁 6g,紫菀 6g,防风 3g,法半夏 9g,炙甘草 3g,茯苓 12g,陈皮 5g。3 剂。

三诊:服上方 3 剂后,咳喘大减,时咳清稀痰涎。以小半夏汤加味,温中化饮,祛风止咳治之。

处方:茯苓 12g,法半夏 6g,干姜 3g,炙甘草 5g,旋覆花 6g,紫菀 6g,紫苏叶 3g,防风 3g。4 剂。

四诊:服上方 4 剂,咳喘平。因久病伤正,治以温中益气,健脾除湿,方用理中汤加味善其后。

处方:党参 10g,白术 6g,干姜 3g,炙甘草 3g,黄芪 6g,法半夏 6g,砂仁

5g,茯苓6g。6 剂。

服6剂后停药,身体恢复正常。1979 年 7 月 26 日追访,患儿已成年,体质健壮,哮喘未复发。

[按] 此案太阳表虚,桂枝汤证具。复因风痰交争,新感引动宿疾,气机阻滞,发为哮喘。正如《伤寒论》所说:"喘家作,桂枝汤,加厚朴、杏子佳。"验之临床,对太阳伤寒之表虚兼有喘逆之证,不论老幼皆宜。

◎案

王,受寒哮喘,痰阻气,不能着枕。(寒)川桂枝(一钱),茯苓(三钱),淡干姜(一钱),五味(一钱,同姜捣),杏仁(一钱半),炙草(四分),白芍(一钱),制麻黄(五分)。

哮与喘,微有不同。其症之轻重缓急,亦微各有异。盖哮症多有兼喘,而喘有不兼哮者。要知喘症之因,若由外邪壅遏而致者,邪散则喘亦止,后不复发。此喘症之实者也。若因根本有亏,肾虚气逆,浊阴上冲而喘者,此不过一二日之间,势必危笃,用药亦难奏功。此喘症之属虚者也。若夫哮症,亦由初感外邪,失于表散,邪伏于里,留于肺俞,故频发频止,淹缠岁月。更有痰哮、咸哮、醋哮、过食生冷及幼稚天哮诸症,案虽未备,阅先生之治法,大概以温通肺脏,下摄肾真为主。久发中虚,又必补益中气。其辛散苦寒豁痰破气之剂,在所不用。此可谓治病必求其本者矣。此症若得明理针灸之医,按穴灸治,尤易除根。噫! 然则难遇其人耳。华玉堂(《临证指南医案·卷四·哮》)

五、肺结核

结核病是由结核杆菌引起的慢性传染病,可侵及多个脏器,以肺部受累形成肺结核最为常见。临床表现为低热、消瘦、乏力等全身症状与咳嗽、咯血等呼吸系统表现。

此病属中医"肺痨"的范畴,病理性质主要在阴虚,并可导致气阴两虚,甚则阴损及阳。桂枝汤内可调阴阳、和脏腑,故可用于对本病的治疗。

**医案精选**

◎案

苏某,女,34 岁。患肺结核 8 年余,反复住院多次。此次因咳嗽、潮热、盗汗再次住院。西医治以各种抗结核药物,仍久热不退,请中医会诊。症见:形体消瘦,颧红如妆,下午尤甚。睡后汗湿透衣,咯白痰或带血丝。手足心热,唇红,舌质淡而边尖红绛,苔薄黄稍干,脉细数,一息六七至,左尺弱。本案由于阴虚及阳,水亏火旺,内热炽盛所致。用桂枝汤加减以甘温建中,从阴引阳,以协调其偏盛。

处方:桂枝 3g,白芍 15g,炙甘草 4.5g,大枣 4g,五味子 6g,蜂蜜(代饴糖)25ml(冲服)。

服药共 13 剂,潮热尽退,咳嗽及盗汗亦愈,胃纳转佳,精神好转。

◎案

某,男,41 岁,工人。患结核病 5 年余,反复咯血并大咯血数次。此次因大咯血 3 碗多,昏迷数小时抬送医院。西医予抗结核药物及止血等处理后,仍气短,口口咯血不止,请中医会诊。症见:神疲,卧床不起,吐稠黄痰带鲜血团,口苦,纳呆,尿清,便软,夜梦及咳嗽多,体羸消瘦,面白唇淡,舌质淡白,边尖红嫩,苔薄黄稍干,脉细数,重按无力。此为阴虚内热,日久阴损及阳而致阴阳两虚,虚寒虚热错杂证。因阴虚生热,虚火灼伤肺络而致咯血不止,取桂枝汤意在建中扶脾,培土生金,并配以五味子、生龙骨、生牡蛎以收敛固涩达到止血的目的,方用桂枝汤加减。

处方:桂枝 6g,白芍 15g,干姜 3g,大枣 15g,炙甘草 6g,五味子 9g,生龙骨 15g,生牡蛎 18g,蜂蜜(代饴糖)25ml(冲服)。

服药 9 剂,咯血消失,服至 24 剂,反复咯血已控制,此时胃纳大增,可进餐 200g,面色转润,体重增加,并能下床自由活动。

## 第二节　循环系统疾病

### 一、冠状动脉粥样硬化性心脏病

　　冠状动脉粥样硬化性心脏病(冠心病)是冠状动脉血管发生动脉粥样硬化病变而引起血管腔狭窄或阻塞,造成心肌缺血、缺氧或坏死而导致的心脏病,常被称为"冠心病"。但是冠心病的范围可能更广泛,还包括炎症、栓塞等导致管腔狭窄或闭塞。世界卫生组织将冠心病分为无症状心肌缺血(隐匿性冠心病)、心绞痛、心肌梗死、缺血性心力衰竭(缺血性心脏病)和猝死5种临床类型。临床中常分为稳定性冠心病和急性冠状动脉综合征。冠心病的危险因素包括可改变的危险因素和不可改变的危险因素。了解并干预危险因素有助于冠心病的防治。可改变的危险因素有:高血压、血脂异常(总胆固醇过高或低密度脂蛋白胆固醇过高、三酰甘油过高、高密度脂蛋白胆固醇过低)、超重/肥胖、高血糖/糖尿病,不良生活方式包括吸烟、不合理膳食(高脂肪、高胆固醇、高热量等)、缺少体力活动、过量饮酒,以及社会心理因素。不可改变的危险因素有:性别、年龄、家族史。此外,与感染有关,如巨细胞病毒、肺炎衣原体、幽门螺杆菌等。冠心病的发作常与季节变化、情绪激动、体力活动增加、饱食、大量吸烟和饮酒等有关。

　　胸痹既是一个病名,又是病位和病机的概括。"痹"是痞塞不通的意思,《金匮要略·胸痹心痛短气病脉证治》关于胸痹病因病机的论述对后世的影响最大,认为胸痹的病机是"阳微阴弦",即所谓"本虚标实",说明本病的发生本在于心气或心阳不足,导致寒凝、气滞、痰阻于胸廓而发病。桂枝汤乃《伤寒论》中第一大方,方中桂枝辛温,发散风寒,温通卫阳,为君;芍药酸寒,和营敛阴,为臣;生姜、大枣甘缓,助芍药和营调中;甘草甘平为使,安内攘外,调和诸药。《医宗金鉴》论桂枝汤时指出:"桂枝君芍药,是于发汗中寓敛汗之意;芍药臣桂枝,是于和营中有调卫之功。"两者配合,则收散相得,开合相济。这也是桂枝汤汗少可发、汗多可止论点的理论依据。综观全方5药,具辛、甘、酸三味,辛甘化阳,酸甘化阴。于此可见,桂枝汤滋阴和阳,解外和内,散不伤阴,敛不留邪,既具协同作用又能相互制约,组方严谨含义深远,因而为临床医生所常用。全方具有调和营卫,解肌退热的功效。它不仅用于外感证,对于一些内伤杂病,用之亦颇应验,所以有"外证得之解肌和营卫,内证得之化气调阴阳"的说法,可谓真知灼见。桂枝汤能有效缓解心绞痛患者的临床症状,是治疗心绞痛的有效方剂。

**临床研究**

薛本凡观察桂枝汤加味治疗冠心病心绞痛的临床疗效,基本方为加味桂枝汤。

处方:桂枝30g,三七、瓜蒌皮各15g,丹参、干姜、延胡索、水蛭各10g,头煎加水500ml,煮沸后文火煎熬至200ml;取出药汁后,加200ml水继续煎至100ml,将两次药剂合一,分2次服下,日1次,4周为1个疗程,共治疗2个疗程。

选取2012年3月至2013年10月进行冠心病治疗的患者作为研究对象,按照随机与自愿的原则分为对照组和实验组。实验组患者25例,其中男性14例,女性11例,年龄为42~77岁,平均年龄为(62.5±9.3)岁,平均病程为(5.1±4.1)年;对照组患者25例,其中男性15例,女性10例,年龄为43~75岁,平均年龄为(60.4±7.5)岁,平均病程为(5.1±4.9)年。两组患者均伴有血脂异常、糖尿病、高血压等病症,且在性别、年龄、病程、心绞痛严重程度和身体基本指征方面无显著差异($P>0.05$)。对照组患者服用通心络胶囊,4粒/次,3次/日,4周为1个疗程,共治疗2个疗程。实验组患者采用桂枝汤加味进行治疗。通过2个疗程的治疗后,实验组患者的心绞痛发作频率下降为(5.2±2.1)次/周,服用甘油量下降为(3.2±0.9)片/周,治疗总体有效率高达92%,对照组患者治疗总有效率为72%,实验组治疗效果显著优于对照组($P<0.05$)。

翟立华、华琼通过观察自拟芪红桂枝汤对冠心病心绞痛的临床治疗效果。

处方:黄芪30g,红花20g,桂枝20g,人参10g,制附子10g,巴戟天30g,牙皂10g,桃仁15g,川芎30g,郁金20g,熟地黄30g,全瓜蒌30g,薤白20g,半夏10g,降香10g,炙甘草12g,水蛭粉、三七粉各5g(冲服)。

用法:每日1剂,水煎2次取汁400ml,混合,早、晚各温服1次。2周为1个疗程,观察2个疗程。试验表明联合应用芪红桂枝汤在改善心绞痛症状方面比单纯使用西药更有优势。

朱德乾根据古人经验"宣痹通阳"疗法。结合"活血化瘀"疗法,组成瓜蒌薤白桂枝加味汤治疗冠心病心绞痛68例。

处方:瓜蒌30g,薤白15g,桂枝3g,丹参15g,赤芍15g,川芎15g,降香10g。每日1剂,水煎400ml,早晚各服200ml。

心痛彻背加半夏;心气不足加党参、黄芪;心阴不足加麦冬、五味子;年老肾虚加补骨脂、淫羊藿、桑寄生等。2周为1个疗程,观察2个疗程。心绞痛和其他症状改善情况绞痛缓解情况:68例中,显效26例(38.23%),有效38例(55.88%)。总有效(显效加有效)率94.11%。其他症状改善情况:头晕明显好转或消失者为16例(80%),胸闷明显好转或消失者为20例(80%),心悸明显好转或消失者为18例(78.3%)。心电图疗效54例治疗前心电图异常变化者,显效3例(5.5%),好转20例(37.0%),无效31例(57.5%),总有效(显效加好转)率42.5%。血脂与血压治疗后血脂降低者7例,有效率31.8%。合并高血压者16例,治疗后血压下降4例。其余病例变化不显著。

按 冠状动脉粥样硬化使冠状动脉血管狭窄或阻塞,或(和)因冠状动脉功能性改变(痉挛)导致心肌缺血缺氧或坏死而引起的心脏病,被称为冠心病稳定型心绞痛,在中医学称为胸痹、心痛。痉挛顾名思义为血管之痉挛收缩,与中医里所提到的营卫与血管密切相关,而试验证明桂枝汤对其缓解冠心病心绞痛的患者冠状动脉痉挛功效疗效显著,营行脉中,卫行脉外共同维持血管的平衡,当这种平衡被打破则可见中医里所说的营卫失和,桂枝汤具有调和营卫之功,这一点汉代张仲景在《伤寒论》里就已经明确提出。中医学将冠心病心绞痛归为"胸痹""心痛"范畴,辨证多种,其中阳气虚衰证的胸痹治当以益气温阳、活血通脉为主。桂枝汤现代药理学研究中桂枝、甘草相配伍辛甘化阳,心脉得阳气之温通而顺达;芍药、甘草相配伍缓急止痛,可缓解冠状动脉之痉挛。而血管的收缩痉挛又有中医的营卫相联系,营卫之气的调和是血管能维持正常舒缩的关键。中医学认为,脉管的畅通是正常血液流动的关键,脉管的通畅与血液的充盈、心气的推动密切相关,而营卫之气功能的正常是保持脉管畅通、血液充盈的关键所在。卫行脉外、营行脉中共同调节血液的充盈和脉管的舒缩和扩张的平衡,脉管的正常生理功能得到维持,脏腑器官组织才能保持正常的生理功能。

陈彦静、鞠大宏基于"损其心者,调其营卫"理论探讨桂枝汤对心肌缺血大鼠的治疗作用及其机制,从冠心病的易患因素高脂血症着手,建立大鼠模型。对血脂、血管活性物质、炎性因子、血液流变学、血流动力学以及心肌组织病理学等指标进行观察和分析。结果证明桂枝汤通过调节脂代谢紊乱、抗炎、抗氧化、阻抑黏附因子激活及调节血管及内皮活性物质等环节发挥作用,改善心肌供血进而达到治疗缺血性心血管病的作用。

**医案精选**

**◎案**

孙某,男,48 岁。2013 年 4 月 25 日初诊。1 年前患胸痹,平时症状稳定。1 日前突然左胸作痛,昨日发作 4 次,来诊当日已发作 3 次。痛连后背,后背发凉,每痛则胸闷而呼吸急促。舌暗紫,苔白滑,脉细紧。心电图示胸导联 $V_1 \sim V_5$ ST 段明显压低。证属寒凝痹阻,胸阳受遏,治当温通。方用桂枝汤加薤白、郁金、茯苓、当归、石菖蒲。另以赤芍易白芍,服后胸痛即止。

按　此证胸痛彻背,当属胸痹无疑。此案治疗上有三处值得分析:①用桂枝汤为主方的理由:《伤寒论》第 21 条指出"太阳病,下之后,脉促,胸满者,桂枝去芍药汤主之"。本案虽非下后,亦无脉促,但阴邪内踞,胸阳受遏的病机是一致的,此其一。其二,白芍阴柔收敛,不适用于阳受寒遏之证,故仲景对此种情况用桂枝去芍药汤,本案也考虑到这一因素。根据成无己对芍药"白补而赤泻,白收而赤散"的认识,改用赤芍,取其行散活血,现代药理实验也证明,赤芍水浸液有一定的扩张冠状动脉的作用。②寒凝血瘀者,于活血行瘀的同时,必与温药,庶几阴寒之气得阳热而消。且"血得热则行",可见此证必须温经通阳,用桂枝的目的也在于此。③患者症状、体征均为寒瘀交阻之象,而瓜蒌性寒质润,故此患者未用仲景治胸痹之瓜蒌薤白半夏汤全方,而仅取薤白以通胸阳。

◎案

张某,女,73岁。于2011年3月2日初诊。主诉:胸闷反复发作3年余。患者近3年来劳累后胸闷、胸痛即发作,每次持续几分钟至十几分钟不等,休息或含化速效救心丸后即缓解。曾在某医院就诊,并行"冠脉造影"检查,明确诊断为"冠心病稳定型心绞痛"。既往有"高血压"病史10余年。症见:胸闷、胸痛,劳累后发作,气短,乏力,指关节僵硬,纳呆,寐差,入睡难,大便干结,小便调,无口干口苦,舌淡红,苔白腻,脉弦紧。舌苔白腻,为痰浊内盛之象;脉弦紧,为外寒束表,上焦不得宣通之象,其治疗则辛散温通,上焦气机畅通,则胸中阳气畅达,气血流通,胸闷胸痛自止。中医诊断为胸痹,其治法当辛散温通,理气宽胸,燥湿化痰。

处方:桂枝尖20g,苍术15g,石菖蒲20g,南山楂20g,陈皮15g,法半夏20g,茯神15g,白豆蔻15g,砂仁15g,薤白15g,瓜蒌仁15g,枳壳15g,三七15g,丹参15g,川芎20g,炙甘草6g,生姜20g。3剂,每日1剂,水煎300ml,分3次,饭后1小时温服。

方中桂枝辛温,既可外解太阳之寒邪,又可温经通阳,与炙甘草相合,是仲景治疗心阳虚证的基本方。桂枝和生姜同用,可加强辛温散寒之功。茯苓、半夏、陈皮、炙甘草,为二陈汤,可燥湿化痰。石菖蒲,既可开心窍宁心神,又可助二陈汤化痰湿。患者失眠故改茯苓为茯神,宁心安神;南山楂,功可活血散瘀,降低血脂,对防治冠心病有利。瓜蒌、薤白合半夏,为瓜蒌薤白半夏汤,本方可通阳宽胸,化痰降逆;是仲景治疗胸痹的一首有效方剂,更是中医临床治疗冠心病的常用方。丹参、三七、川芎,活血化瘀,与化痰药合用以治标,痰瘀得化,则胸闷、胸痛可止。干姜,《神农本草经》谓之味辛,温,治胸满、咳逆上气;温中止血;出汗,逐风湿痹;肠澼下利。生者尤良,味辛,微温久服去臭气,通神明。辛香温散,既可外散寒邪,又具温中暖下之功,且能通神明而除臭气。诸药协同,可收协和营卫,宣通上焦、中焦,散寒邪,理气机,化痰浊之功;可迅速缓解冠心病的症状。患者食欲不振,纳差,苔腻,故加白豆蔻、砂仁以化湿醒脾开胃。大便干结,加苦辛、微寒的枳壳,行气通便。

服药同时,要清淡饮食,戒肥甘厚腻,尤其是性质寒凉的饮食如虾、蟹、绿豆、海带、豆腐、莲藕、胡萝卜、南瓜、凉薯、西瓜等一定要避免食用,不能饮用绿茶,凉茶更不能饮用,否则会严重影响药物的功效。患者要尽可能地保暖,着厚衣,避免受凉,空调尽量避免使用,否则外界的寒邪会乘虚而入,寒性收引,使心脉挛急,血脉凝滞,引起胸痹发作。患者还要保持情绪稳定,不能大喜大怒。避免久卧,适当地活动,使血脉运行更加通畅,亦有助于康复。

二诊:病史同前,胸闷胸痛较前减轻,纳增,梦多,乏力气短,大便无力。舌淡红,苔白稍腻,脉弦紧较前缓和。

处方:桂枝尖 20g,生白术 15g,石菖蒲 20g,南山楂 20g,陈皮 15g,法半夏 20g,茯神 15g,白豆蔻 15g,砂仁 15g,薤白 15g,瓜蒌仁 15g,川芎 20g,三七 15g,丹参 15g,党参 30g,当归 30g,炙甘草 6g,生姜 20g。5 剂,每日 1 剂,水煎 300ml,分 3 次饭后 1 小时温服。

脉紧较前缓和,表寒渐解,因苍术性燥,解表多用之,白术性平,故健脾利湿多用之;故苍术易为白术;枳壳为行气之药,辛散易耗气。患者乏力较明显,故去枳壳,加党参 30g,当归 30g,益气养血。

三诊:病史同前,胸痛及胸闷减轻,乏力气短,活动后气喘,畏寒,纳增,失眠,二便调,无口干口苦。舌苔稍腻,尺脉弱。标症渐解,本虚显露。温阳益气为主,理气宽胸,燥湿化痰为辅。

处方:白附片 60g,生白术 15g,砂仁 15g,淫羊藿 20g,南山楂 20g,瓜蒌皮 20g,薤白 15g,陈皮 15g,法半夏 20g,茯神 15g,红参 15g,丹参 20g,党参 30g,白豆蔻 10g,炙甘草 10g,生姜 50g。6 剂,每日 1 剂,水煎 300ml,分 3 次饭后 1 小时温服。

方中附子暖命门而破阴凝,堪称扶阳第一要药;干姜性温而散,够驱散群阴,能够荡涤阴邪,迎阳归舍,为附子之纳下创造了条件;砂仁助其纳下;炙甘草秉坤气最全之药,故可覆火,使阳气潜藏;此四味共奏温肾纳下之功。白术、茯苓健运中土,培后天之本;淫羊藿则交合阴阳;桂枝、瓜蒌皮、薤白、丹参,合之可通阳散寒,化痰宽胸;丹参,为活血化瘀的主药。全方具有温补肾阳,补坎阳以助心火;兼有宽胸理气,活血化瘀之功。此方具有标本兼治之功,为治疗本病的基本方。

四诊:病史同前,晨起胸闷,已无胸痛,气喘,活动后明显,纳可,难入睡。二便调,无口干口苦。舌淡红,舌苔白,尺脉弱。

处方:白附片 60g,生白术 15g,砂仁 15g,瓜蒌皮 15g,薤白 15g,菟丝子 15g,巴戟天 20g,淫羊藿 15g,茯神 15g,炙甘草 6g,生姜 50g。10 剂,每日 1剂,水煎 300ml,分 3 次饭后 1 小时温服。

五诊:近来胸闷及胸痛未发作,稍觉乏力,眠浅易醒,纳可,二便调,舌淡,脉沉,尺脉弱。痰瘀得化,寒邪得散,气机畅通,胸闷胸痛得消;然病本为虚,培土添精,温阳益气为法,精充气足,阳气流通,气血自然畅行,胸痹可愈。

处方:党参 30g,黄芪 30g,生白术 15g,砂仁 15g,陈皮 15g,菟丝子 20g,巴戟天 20g,南山楂 20g,黄精 30g,丹参 20g,淫羊藿 15g,朱茯神 15g,炙甘草 6g,生姜 50g。14 剂,每日 1 剂,水煎服,分 3 次温服。

随访至今,心绞痛症状未见复发。(《唐农运用桂枝汤加减治疗冠心病经验及病案》)

**按** 方中所用白附片,是四川江油道地的附子炮制品。唐师,使用附子时严格按照卢氏煎煮方法:附片先用流水冲泡 2 小时,并把冲泡附片的水倒掉,然后将其放入药罐内加清水 2 000ml,先用大火煎煮开后,改用小火煎煮2 小时,注意在煎煮附片过程中不能熄火,不能加冷水,如加水不够或水蒸发过多时,只能加开水,2 小时后,尝尝附片是否麻口、涩口,若有,仍需再煎煮直到没有麻味。然后放入其他药继续煎煮。此时水不够可加冷水或开水。大火煎开,小火再煎 25~30 分,滤除第一煎药液后,加水依此法再煎 2 次,将3 次药液混合,分 3 次服用。另外,服用时要忌口:忌生冷寒凉,忌辛燥。附子,为毛茛科多年生草本植物乌头的子根加工品,其主根称川乌。附子含有多种生物碱,其中以乌头碱、次乌头碱、中乌头碱等为主。乌头碱是双酯二萜生物碱,具有强烈毒性,但其性质不稳定易水解。因此,经过长时间的煎煮,乌头碱已被水解破坏,并无中毒之虑。卢氏三代人及唐师长期使用大量的附子的实践,并未见附子中毒及严重的不良反应。因此,辨证准确,严格按照煎煮要求的前提下可放心使用。

　　唐农教授以"本土学说"为指导思想,提出在生理上人体阴阳二气之关系是阳主阴从;病理上精气亏虚是发病的根本,阳气亏虚为发病的主要方面。针对冠心病而言,阳虚阴盛导致寒邪、痰浊、瘀血闭塞胸中,痹阻心脉,形成胸闷心痛,终致冠心病的发生。概而言之,本病病机为:病位在心,病性属本虚标实,阳虚为本,痰、瘀、气滞、郁火及阴虚为标。

　　对于冠心病心绞痛而言,其治疗的主导思想是温阳益气,培土添精。在具体治疗上,唐师强调分三个步骤,分别以桂枝汤加味、以四逆汤加味、补中益气汤加味。第一步,首先以桂枝汤加味:由桂枝、苍术、茯苓、法半夏、陈皮、石菖蒲、南山楂、瓜蒌皮、薤白、炙甘草、生姜等组成。第二步,以四逆汤加味:白附片、干姜、桂枝、白术、茯苓、砂仁、瓜蒌皮、薤白、丹参、淫羊藿、炙甘草等组方。第三步,最后以补中益气汤加味:黄芪、党参、白术、陈皮、升麻、柴胡、当归、砂仁、菟丝子、巴戟天、淫羊藿、枸杞子、黄精等组方。

## 二、心律失常

　　心律失常(arrhythmia)是由于窦房结激动异常或激动产生于窦房结以外,激动的传导缓慢、阻滞或经异常通道传导,即心脏活动的起源和(或)传导障碍导致心脏搏动的频率和(或)节律异常。心律失常是心血管疾病中重要的一组疾病。它可单独发病,亦可与其他心血管病伴发。其预后与心律失常的病因、诱因、演变趋势、是否导致严重血流动力障碍有关,可突然发作而致猝死,亦可持续累及心脏而致其衰竭。遗传性心律失常多为基因通道突变所致,如长 QT 综合征、短 QT 综合征、Brugada 综合征等。后天获得性心律失常可见于各种器质性心脏病,其中以冠状动脉粥样硬化性心脏病(简称冠心病),心肌病,心肌炎和风湿性心脏病(简称风心病)为多见,尤其在发生心力衰竭或急性心肌梗死时。发生在基本健康者或自主经功能失调患者中的心律失常也不少见。其他病因尚有电解质或内分泌失调、麻醉、低、胸腔或心脏手术、药物作用和中枢神经系统疾病等,部分病因不明。

　　中医学并无心律失常的病名,根据其临床表现,当属于心悸、怔忡、脉结代、厥证等范畴。现代医家对心律失常病因病机的认识,各家虽有不同,但不外乎本脏自病、他病及心,由外感六淫、内伤七情、病后虚损等引发,皆可归于气血阴阳亏损,血瘀饮停。本病病变部位在心,与肝、脾、肾关系密切。病机分虚实两证,多为虚实夹杂,以虚为主。实证多为痰湿阻滞、肝经郁火;虚证多为气阴两虚、阳气虚衰、阴血不足等。

心悸从临床实践总体概括起来不外虚实两端。实证:包括水饮、痰热、实热、瘀血内阻。水饮:"凡食少饮多,水停心下,甚者则悸""伤寒厥而心悸,宜先治水",其病机为脾肾阳虚,不能蒸化水液,停聚为饮,饮邪上犯,心阳被郁而引起心悸。痰热:《伤寒论》认为"少阴病,四逆,其人或咳或悸",其病机为少阴枢机不利,阳气郁遏,痰湿化热,不能透达,痰热扰及心神,心气不利而为悸。实热:热扰心神,心神不宁而为悸。瘀血内阻:心阳不振,血液运行不畅或由痹症发展,久之形成瘀血内停,营血运行不畅,而引起心悸、怔忡。

虚者乃为气血阴阳不足所致。心血不足:《丹溪心法》指出"怔忡者血虚,怔忡无时,血少者多"。《证治汇补·惊悸怔忡》指出"人之所主者心,心之所养者血,心血一虚,神气失守,神去则舍空,舍空则郁而停痰,痰居心位,此惊悸之所以肇端也"。阴血亏损,心所失养,不能藏神,故神不安而志不宁。阴虚火旺:久病体虚,肾水素亏,水不济火,虚火妄动,上扰心神。《素问玄机原病式·火类》指出"水衰火旺,而犹火之动也,故心胸躁动,谓之怔忡"。很好地说明了阴虚火旺导致心悸的病机。心虚胆怯:《济生方·惊悸论治》指出"惊悸者,心虚胆怯之所致也……或因事有所大惊,或闻虚响,或见异相,登高涉险,惊忤心神,气与涎郁,遂使惊悸"。

此外,如大怒伤肝,大恐伤肾,怒则气逆,恐则精却,阴虚于下,或逆于上,亦能撼动心神,而发惊悸。

临床上虚实之间可以相互转化,表现多为本虚标实,虚实夹杂,相涉互见,颇难区分。虚者多为气、血、阴、阳亏损,使心失所养,而致心悸;实者多由痰火扰心,水饮凌心或心血瘀阻,气血运行不畅所引起心悸。实证日久,正气亏耗,可分别兼见气血阴阳之亏损,而虚证则又往往兼见实象。

心悸之症除了虚实之外,与脏腑关系密切。心悸的病位在心,但心与肝脾肾等密切相关。心主血,脾统血,若脾气虚弱,运化失职,气血生化乏源,可致血虚而心无所主;心肾相交,水火既济才能维持正常生理功能,若心肾不交,水火失济或肾水上凌于心,则必致心悸不宁。《景岳全书》指出"凡治怔忡惊恐者,虽有心、脾、肝、肾之分,然阳统乎阴,心本于肾,所以上不宁者,未有不因乎下,心气虚者,未有不因乎精""命门水亏则壮水育阴而法乎左归,命门火衰宜扶阳益火而取右归,若气血大坏,阴精亏损者,应益气生精而从大补元煎,三法鼎足而立,别开益精固本生面"。肝者,心之母也,母病可以及子,母虚则子亦虚;子病亦可及母,子乱则母亦乱。《景岳全书》云:"惊有二证,有因病而惊者,有因惊而病者,如东方色青,入通于肝,其病发惊骇……因惊而病者,如惊则气乱而心无所倚,神无所归,虑无所定之类……是宜安养心神。"临床上,心悸日久,忧思太过,久之可致肝气不疏,气郁生热,郁热耗伤气阴,致心之气阴愈加虚损,心气不宁。《辨证录》提出:"人有得怔忡之症者,一遇拂情之事,或听逆耳之言,便觉心气怦怦上冲,有不能自主之势,似烦而非烦,似晕而非晕,人以为心虚之故也,然而心虚由于肝虚……补心必须补肝,而补肝尤宜制肺。"这些均明确指出了心悸的发生与各脏腑之间有着密切的关系。

心悸的辨证要点是首辨虚实,次辨脏腑,再辨兼杂病症。心悸可由多种病因引起,临证可结合现代医学知识,依据病情加减,如兼外感者应疏散风寒或疏解风热,以祛时邪;脾胃湿热者宜清热利湿;因惊恐而致者宜宁心定志安神;伴咽痛不适者宜解毒利咽;伴大便不通,肠有燥结者宜润燥通便等;总之,抓住病机关键,对因治疗。

**临床研究**

梁广和用桂枝汤合方辨证治疗心律失常 60 例,方用桂枝汤合生脉散加减。

处方:桂枝、苦参、白芍、人参、麦冬、当归各 10g,五味子 6g,丹参、玄参、炙甘草各 15g,生地黄 30g。

加减:胸痹心痛者,加瓜蒌 15g、薤白 10g、郁金 10g;阴虚阳亢而症见失眠、烦躁、潮热者,重用白芍、玄参各 20g,加龙骨、牡蛎各 30g;心动过速者,加柏子仁 15g,石菖蒲 10g;阳虚心动过缓者,加附子、细辛各 6g;痰浊内阻,舌苔白腻,脉滑者,去当归,加半夏、天麻各 10g。煎服法:每日 1 剂,水煎 2 次,早晚温服。60 例患者均为门诊患者,男性 34 例,女性 26 例,年龄 16～65 岁,心律失常病程 3 个月至 4 年。其中冠心病 30 例,高血压性心脏病 12 例,甲亢性心脏病3例,病毒性心肌炎5例,风湿性心脏病5例,更年期综合征2例,心脏神经官能症2例,原因不明1例。所有病例经心电图检查或24小时动态心电图检查确诊,频发房性期前收缩16例,交界性期前收缩6例,频发室性期前收缩(包括多源性室性期前收缩)15例,病态窦房结综合征6例,窦性心动过缓8例,房室传导阻滞4例,室上性心动过速3例,心房颤动2例。所有病例均接受过心律平等抗心律失常药物的治疗。观察方法:每位患者7日复诊1次,进行心脏听诊或心电图检查,记录心律及期前收缩次数,并根据病情变化调整处方。病态窦房结综合征患者治疗前后做阿托品试验。治疗结果:痊愈16例,显效29例,有效10例,无效5例(其中1例冠心病因心肌梗死住院中断治疗,3例为风湿性心脏病心房颤动,1例为甲亢性心脏病心房颤动)。总有效率为91.67%。本组用药最多者35剂,最少者7剂。

李国岩使用桂枝汤加味治疗气(阳)虚血瘀型病态窦房结综合征30例,研究对象来自2007年9月至2011年12月住院患者和门诊患者,共60例,采用随机对照的方法分为治疗组和对照组各30例。其中治疗组男性16例,女性14例;年龄42～70岁,平均(65±3.33)岁;病程0.5～15年,平均(5.25±1.33)年;病因为冠心病14例,心肌病3例,心肌炎3例;HR 33～56次/分,平均(49.50±2.57)次/分;对照组男性15例,女性15例,年龄43～69岁,平均(66±3.66)岁,病程0.25～13年,平均(4.66±1.05)年;病因为冠心病13例,心肌病4,心肌炎4例;HR 35～57次/分,平均(49.03±3.76)次/分。两组患者的一般资料经统计学分析无显著性差异($P>0.05$),具有可比性。对照组口服氨茶碱片(常州制药厂)0.1g,3次/日,温水送服。治疗组在对照组的基础上服用桂枝汤加味。

处方:桂枝15g,白芍15g,生姜10g,大枣10g,甘草10g,红参10g,丹参10g,附子10g,当归10g,三七10g,灵芝10g。水煎服,每日1次。

两组疗程均为4周,治疗期间停服其他抗心律失常西药或中药制剂。

实验结果:显效9例,有效9例,无效12例,总有效率60%。

**按** 心律失常是心脏疾病中常见的临床表现,《难经》云:"损其心者,调其营卫。"故以桂枝汤调营卫和阴阳为主方,恰中心律失常之病机,合生脉散,为气阴双补以治本。方中人参、丹参、玄参、苦参四参合用,既取天王补心丹三参合用之理,又结合现代药理苦参抗心律失常之用,共奏益气、活血、滋阴、复脉之功。生地黄配玄参、麦冬、当归补心血、养心阴以充养血脉,甘草用炙者,取其甘温益气,通血脉,利血气,且生地黄、炙甘草重用,符合炙甘草汤组方之理。全方兼顾阴阳,气血双补,攻补并用,补而不滞,祛邪而不伤正,故能使阴阳和,气血畅,心动悸自平。由于心律失常可见于各种类型的心脏疾病,故辨证与辨病相结合,灵活加减,也是本方应用的关键。

**医案精选**

**◎案**

于某,女,40岁。北京市某商店职工。于1978年10月13日初诊。

1973年初,自觉眩晕。至1976年病情加重,心悸,手麻,上肢震颤。某医院诊断为自主神经功能紊乱。长期服中药调补,疗效不显。心悸,气短,胸闷,眩晕,纳呆,夜卧不宁,背畏寒,膝关节疼痛,肩臂肌肉时有颤抖。月经提前1周,色暗,有瘀块。面浮肿,舌淡,苔白滑,脉沉细。病情虽错综复杂,主证乃少阴心肾阳衰,法宜温通心阳,益火之源,以桂枝甘草汤加味主之。

处方:桂枝10g,炙甘草20g,制附子30g(先煎),生姜30g。4剂。

二诊:10月17日,服上方后,心悸、头晕减轻,余证如前。原方再进4剂。

三诊:10月23日,心悸、头晕、失眠、乏力均明显好转。但仍面浮、背凉,关节痛,肌肉震颤。上方加麻黄10g、辽细辛3g,以散经络之寒湿。服3剂。

四诊:10月28日,自觉胸中宽舒,关节痛减。

守原法,加炮姜、血余炭各30g,再进5剂,以温经逐瘀而生新。

五诊:11月17日,心悸、头晕基本消失,余证均已好转,令再服5剂。

1979年5月10日随访,病未复发。

**按** 本案心悸患者病情交织错杂。但其主证乃手少阴心、足少阴肾虚衰之病变。正如《伤寒明理论》所说:"其气虚者,由阳气虚弱,心下空虚,内动而为悸也。"其病根又在于肾阳不振,不能升腾上济于心所致。始终以补肾气、通心阳为治。故授桂枝甘草汤加味,以桂枝为君,入心助阳;甘草佐之,以补中气;两者相得,辛甘合化,则有温通心阳之功。真气之根既藏于肾,故加附子,大补命门火种,配生姜开提散郁,逐阴行阳之意也。因兼有经络之寒郁,故少佐麻黄、辽细辛。肾气旺而气血和,诸症即可迎刃而解。

### ◎案

某,男,75 岁。1999 年 11 月 3 日初诊。心悸、胸闷、气短,动则汗出,呛咳气急,痰白量多,夜间尤甚,寐时须端坐已月余。既往心电图诊为"心房颤动,心律不齐"。前医投药 20 余剂,静脉滴注抗生素 1 周(用药不详)未效来诊。症见:精神欠佳,思维尚灵敏,面色无泽,呼吸气喘,口唇紫暗,稍动诸症加重,舌体瘦,质暗红,无苔少津,脉数结代。T 37.3℃,P 28 次/分,HR 138次/分,BP 140/78mmHg。叩诊:右肺下部呈实音。听诊:双肺散在干啰音,心律不齐。证属心阳虚衰,血瘀内结,痰湿内阻。治宜振心阳,散瘀结,化痰饮,止喘咳。方用桂枝汤合小青龙汤化裁。

处方:桂枝 15g,芍药 15g,炙甘草 12g,肉桂 6g(后入),西洋参 9g(另煎),细辛 3g,姜半夏 12g,炙麻黄 12g,五味子 10g,茯苓 18g,地龙 12g,苦参30g,款冬花 12g,穿山甲 5g(先煎)。6 剂,水煎服,每日 1 剂。

二诊:服药 6 剂后,诸症明显缓解,仅晨起之时干咳三五声,HR 88～94次/分,P 22 次/分。CT 片示:①右脉下叶中央型肺癌伴纵隔转移。②右肺下叶梗死性肺不张。③考虑左心房癌栓?因不具备手术指征,患者家属提出自愿服用中药,以延缓疾病发展,提高生存质量,并拒绝放疗、化疗。以桂枝汤加白花蛇舌草、七叶一枝花、西洋参合小青龙汤或定喘汤增减,调理 2 个月,HR 控制在 89～100 次/分,P 22～26 次/分。

**按** 患者年近八旬,身患肿瘤晚期,治疗意在缓解疾苦,提高生存质量。仲景名方桂枝汤,并非仅为外感病症而设,关键在于辨证准确,内伤杂症皆可用之。经方选用要举一反三,只要证治相符,终获良效。所举诸案,可助理解"滋阴和阳""化气和阴阳"之意。

### 附:心房颤动

心房颤动是快速房性心律失常之一,心房颤动时心房发生 350～600 次/分不规则的冲动,引起不协调的心房乱颤。心房颤发生后易引起心房内血栓形成,部分血栓脱落可引起体循环动脉栓塞。临床以脑栓塞最为常见,常导致病残或死亡。桂枝汤可针对心房颤动形成的病因进行治疗,因而临床疗效好。

**临证精选**

廖秋源采用桂枝汤加味。

处方:桂枝10g,附子10g,炒酸枣仁10g,白芍15g,生姜3片,大枣5枚,黄芪20g,远志6g,甘草7g。水煎服,每日1剂。

另炖服边条参,每日15g,含服三七,每日5g,治疗1例患冠心病、心房颤动者,15剂后明显好转。

**医案精选**

**◎案**

王某,男,53岁。1988年5月初诊。数天来感胸膺闷痛,心悸,气短乏力,按压胸部则舒适。天气虽凉,仍微微出汗不止,纳差,口干,双下肢踝部可见轻度凹陷性水肿,下肢挛急,小便不畅,需站立数分钟后方见小便点滴而出,大便干结,舌淡紫,苔白,脉弦迟,时有结代。血压正常,心电图示心房颤动。西医诊断为心房颤动。中医诊断为怔忡。本病主要由于阳气不足、阴虚亏损、心失所养,或痰浊内停、瘀血阻滞、心脉不畅所致。《伤寒明理论·悸》云:"其气虚者,由阳气内弱,心下空虚,正气内动为悸也。"心肾阳虚可致营卫失调,《灵枢》中亦指出"卫出于下焦",下焦肾阳虚衰,卫阳失其卫外、固密、温分肉之功,可见出汗不止、下肢筋肉挛急;卫阳不足,营阴涩滞,血行失畅,则见胸闷痛、心悸、脉结代。治疗方面,《难经》云:"损其心者,调其营卫。"故用桂枝汤加减以温补心肾,调和营卫。

处方:桂枝、附子、炒酸枣仁各10g,白芍15g,生姜3片,大枣5枚,黄芪20g,远志6g,甘草7g。

另炖服边条参,每日15g;含服三七,每日5g。服药5剂,诸症减轻。续服1周,胸痛、出汗、口干、下肢浮肿基本消失,排尿明显好转。嘱其每周服上方3剂,并含服三七,以巩固疗效。

**◎案**

庄某,男,56岁。1991年2月6日初诊。患者3日前出现阵发性心慌、胸闷、憋气,畏寒头晕,全身无力,纳可,二便自调,舌淡,苔薄白,脉促。HR 145次/分,心律绝对不齐,心音强弱不一。心电图示快速型心房颤动。西医诊断为心房颤动。中医诊断为心悸。此为年老体衰,阳气不足,血运无力,营血瘀阻,心神失养。用桂枝汤加减以调和营卫,镇惊安神。

处方:桂枝20g,炙甘草9g,百合、珍珠母各30g,白芍、丹参各15g,生姜、大枣少许。水煎服,每日1剂。

3剂症状明显减轻,5剂症状消失,HR 84次/分,心电图示心房颤动消失,偶有房性期前收缩。继服5剂,期前收缩消失,随访至今无复发。

## 三、心肌炎

心肌炎指心肌本身的炎性病变,其病因多认为是病毒感染所致。临床多见心悸、怔忡、胸痛、憋气、脉结代,甚至可出现心力衰竭或危及生命的危候。桂枝汤具有温通心阳、益阴和阳的功效,对固护心脏、调和阴阳、改善心肌与全身机能均有较好的作用。

**医案精选**

**◎案**

赵某,男,17 岁。1986 年 5 月 21 日初诊。患者 3 日前因感受风寒后发热,体温达 39℃,伴有恶风、咽痛、周身关节疼痛。继则出现心悸,憋气,活动后加重,HR 增速 120 次/分,且有心律不齐而来门诊。患者曾有 2 次因感冒发热,扁桃体炎,而出现心律不齐的现象,当时均诊断为病毒性心肌炎,经治疗好转,但每于体育运动后,或劳累后心率增速,而且出现期前收缩,但夜间则心率减慢,出现房室传导阻滞,莫氏Ⅱ型。查体:T 38.9℃,HR 120 次/分,P 24 次/分,BP 110/70mmHg,咽红充血,扁桃体Ⅰ°肿大,双肺无异常,心界不大,心律不齐,有期前收缩。血常规:WBC $12 \times 10^9$/L,N% 80%,E% 1%,L% 19%。二便常规正常。血三酶:肌酸磷酸激酶(CPK)113U/dl;谷草转氨酶(GOT)13U/L,乳酸脱氢酶(LDH)350U/L。心电图:窦性心律不齐,心动过速,期前收缩。脉象浮数,舌质胖淡,舌苔薄白。根据患者有反复发作心律不齐病史,有发热、咽炎、扁桃体炎等感染病灶,且白细胞增高、心率增速、心律不齐、三酶变化等,诊断为病毒性心肌炎。

处方:桂枝 10g,芍药 10g,甘草 6g,生姜 3 片,大枣 6 枚,北五加皮 10g,丹参 30g,防己 10g。7 剂,水煎服,每日 2 次。

二诊:服药 7 剂后,发热退,HR 下降至 72 次/分,但活动后增速至 100 次/分左右,休息后特别是夜间 HR 在 60 次/分左右,而且有间歇,心电图曾一度出现房室传导阻滞。再进 14 剂,心率则恢复正常,自觉胸闷、憋气等症亦明显好转,但体育活动时仍有症状。继用原方加人参 6g,再服 14 剂而病愈。

**按** 心肌炎是一种缠绵难愈的疾病,尤对青少年的身体健康危害极大,故应及早诊治,疗效方可显著。若迁延日久,贻误病机,会给治疗带来更多的困难。其病机特点:初起外邪侵袭,或表现为风寒表证,或表现为风热化毒,失治入里,伤营犯血,损伤心脏,导致心阳虚损,亦可伤阴耗液,或血脉瘀阻。因此,心肌炎病势较重,常易变证丛生。桂枝汤对慢性心肌炎阶段,疗效较为适宜。桂枝汤具有温通心阳,益阴和阳的功效,对固护心脏,调和阴阳,改善心肌与全身机能有较好的作用。加用丹参增加养血活血、通利血脉之效,可缓解胸痛、心悸等症;加用防己除风利湿,可防风湿痹痛的反复发作;加用北五加皮、人参二药,益气强心之功尤增。据药理研究表明,桂枝不仅可发汗解热,更能强心镇痛;丹参对提高机体的耐缺氧力、改善微循环、增加冠状动脉流量、改善心肌、调整心率等有明显作用;防己含多种生物碱,有镇痛、抗炎、抗过敏、肌肉松弛及抗风湿的作用;人参可明显增强心肌收缩力,北五加皮含强心苷,更有洋地黄样作用。总之,在桂枝汤的基础上视病症的不同变化,分别加用以上药物,灵活化裁,可以取得满意的疗效。

◎案

孙某,男,42 岁,公司职员。1995 年 5 月 15 日初诊。月初休假去温泉游玩,发热 38℃,未经治疗自愈,其后出现心悸、胸部压迫感、心律不齐、全身倦怠。最近因四肢乏力明显来院就诊,既往无心脏疾患。T 36.8℃,HR 92 次/分,节律不齐,脉沉而细,舌质淡红,舌苔薄白;BP 129/80mmHg,心音整,心尖部第一音减弱,腹平坦柔软而无压痛。血液检查:WBC $10 \times 10^9$/L,N% 75%,血红蛋白(HGB)152g/L,红细胞沉降率(ESR)10mm/h、28mm/2h,尿蛋白(-),尿糖(-),尿胆素原(BUN)正常,LDH 520U/L,谷丙转氨酶(GPT)21U/L,AST 42U/L,类风湿性关节炎(RA)(-),BUN 10mmol/L,肌酐(Cr)0.03μmol/L,血糖 5.3mmol/L(空腹时),总胆固醇(CHOL)10mmol/L,中性脂肪 6.6μmol/L,CPK 6.0mmol/L。根据以上情况,诊断为因流感引起的病毒性心肌炎。给予三磷腺苷、毒扁豆碱等治疗无效,故就诊于中医。本案形成是由于患者体表的防御作用低下,外邪由肌表侵入而患感冒,《黄帝内经》曰:"风雨寒热不得虚,邪不能独伤人。"给服桂枝汤,每日 6g,分 3 次饭前服,停用其他药物。

二诊:心悸和胸部压迫感及全身倦怠减轻,HR 82 次/分,脉细结代,舌质偏红。继服原方。

三诊:HR 72 次/分,节律整齐,精神紧张好转,无心悸及胸部压迫感,倦怠、乏力改善,心电图均正常,继续服药。

**按** 现代研究发现桂枝汤具有轻度的发汗作用,能扩张体表血管,减轻心脏负担,改善心脏的血液供给。另外,对于流感病毒、葡萄球菌等均有抑制作用;白芍、大枣依靠其滋养强化作用,滋润养阴,敛阴缓急,并有扩张冠状动脉的作用;甘草调和诸药,利血气,是治"惊""悸"的重要药物;生姜改善末梢循环。这样通守散收,散中设收,通中寓守,不仅能调和营卫,更能调和气血,有助于病毒性心肌炎的恢复。

## 四、低血压病

低血压患者自觉精神困乏,头晕目眩,属中医眩晕范畴。目前临床还没有什么特效的治疗方法。西医多采用增压素直接兴奋小动脉血管平滑肌,使之强烈收缩、血压升高,但维持时间短暂,对小静脉及静脉的收缩作用微弱,而且副作用大。中医辨证为营卫失和,可用桂枝汤治疗,临床疗效尚可。

**临床研究**

田晓伟治疗多次测最高血压为 90/60mmHg 的患者,方投桂枝汤加肉桂,4 剂后患者精神爽快,眩晕、自汗之症消失,血压均增高 20mmHg。

牛忻群等用桂枝汤加味合麻黄附子细辛汤治疗低血压33 例。其中男性11 人,女性22 人;年龄在 17～20 岁者 2 例,21～30 岁者 15 例,31 岁以上者16 例;病程最长 5 年,最短 1 个月。其中 21 例经补充血容量后临床症状相对缓解,且为时短暂,但血压不能回升,停药后仍头晕乏力,嗜睡倦怠。伴舌淡苔白腻17 例,舌淡无苔 12 例,薄黄腻苔 4 例,伴恶心呕吐 12 例。女性病例多伴有带下量多,腰膝酸软。

处方:麻黄、附子、细辛、桂枝、白芍、炙甘草、厚朴各 10g,黄芩 15g,升麻、柴胡各 5g。水煎服,每日 2 次。

苔黄腻加黄连、龙胆草各 10g;苔白腻加苍术 20～40g;头晕甚者加白芷

20g。治疗结果:临床治愈(经服药7剂后,自觉头晕乏力消失,精力充沛,血压回升至120/80mmHg左右)25例,占75.63%;显效(经服药7剂后,自觉头晕乏力明显改善,精力较前充沛,血压回升至90/60mmHg以上)6例,占18.18%;无效(经服药7剂后与治疗前无变化)2例,占6.06%。总有效率为93.94%。

**医案精选**

**◎案**

赵某,男,17岁,学生。1994年7月18日初诊。患者头晕乏力,嗜睡倦怠,食欲不振,近日加重,某医院诊为中暑,经治疗1周不效。症见:面色㿠白,身倦乏力,倦怠嗜睡,尤以站立时眩晕欲坠,查BP 75/40mmHg,舌苔淡白腻,脉细濡无力。大多数低血压患者尤以炎热的夏季表现突出,以头晕乏力、嗜睡倦怠、面色无华或㿠白、舌淡苔白腻或黄腻、脉濡细或缓或弱或迟,部分可见恶心欲吐,甚至突然晕厥。临床多采用补充血容量而暂时得以改善症状。中医认为夏季乃多雨多湿的季节。湿为阴邪,其性重浊、黏滞,缠绵难解,得阳则化、则展、则舒。而采用补充血容量的方法,虽症状暂时得以改善,但非治本之策,故以桂枝汤合麻黄附子细辛汤温阳化湿,宣畅气机,升阳举压。

处方:麻黄、附子、细辛、桂枝、白芍、炙甘草、厚朴各10g,黄芩15g,升麻、柴胡各5g。水煎服,每日2次。

服2剂后头晕嗜睡明显减轻,纳谷觉香。守方再进3剂,已不头晕,食欲大增,BP 115/80mmHg。

按 有人担心在炎热的夏季用如此温热之剂,特别是辛温发散之麻黄,可否造成过汗伤津之势。实际麻黄与附子相伍,增强温阳散寒之力,但发汗之力不明显,又有桂枝汤和营卫的制约,这种弊端完全可以避免,大多数患者服后很少有汗,但有不同程度的兴奋感觉,嗜睡乏力、头晕显著减轻,而血压稳步回升。

**◎案**

王某,女,31岁。1997年11月8日初诊。自述产时出血量多,产后半月感头晕心慌,气短,汗多。症见:面色无华,肢体倦怠,舌质淡,体稍胖,苔白厚,脉细弱。T 37.5℃,BP 75/49mmHg,HGB 100g/L。本案患者因分娩失血过多,阴血不足;"汗为心之液",汗出过多,津液外泄致心阳不振,营卫失固,故见心慌、气短、汗出、低血压等。治疗当补气血,温心阳,调营卫。以桂枝汤去生姜,加党参10g,黄连30g,阿胶10g(烊化)。连投10剂,头晕、心慌已除,汗多、气短减其半,BP 94/60mmHg,舌淡苔白腻,脉细缓。上方去党参,加陈皮6g,又服10剂,BP升至98/64mmHg,HGB 116g/L,症状完全消失。

## 第三节　消化系统疾病

### 一、慢性胃炎

慢性胃炎系指不同病因引起的各种慢性胃黏膜炎性病变,是一种常见病,其发病率在各种胃病中居首位。自纤维内镜广泛应用以来,对本病的认识有明显提高。常见慢性浅表性胃炎、慢性糜烂性胃炎和慢性萎缩性胃炎。后者黏膜肠上皮化生,常累及贲门,伴有 G 细胞丧失和胃泌素分泌减少,也可累及胃体,伴有泌酸腺的丧失,导致胃酸,胃蛋白酶和内源性因子的减少。

本病在中医学中属"胃脘痛""痞满""嘈杂"等范畴。慢性浅表性胃炎是消化系统的一种常见病,属慢性胃炎中的一种。该病是指胃黏膜呈慢性浅表性炎症,其发病原因不一,可因嗜酒、喝浓咖啡,或因胆汁反流,或因幽门螺杆菌感染(Hp)等引起。患者可有不同程度的消化不良症状,进食后上腹部不适,隐隐作痛,可伴嗳气、恶心、泛酸,偶有呕吐,一般症状轻微,有的甚至无明显症状,可在胃镜检查时发现。现代医学对慢性浅表性胃炎的治疗仍然没有特效方法,抑制幽门螺杆菌感染等。近年研究已证实幽门螺杆菌是慢性胃炎的主要致病因素。中医认为慢性胃炎多由于脾胃素虚,加之内外之邪乘袭所致。《素问·痹论》说:"饮食自倍,肠胃乃伤。"《沈氏尊生书·胃病》说:"胃痛,邪干胃脘病……唯肝气相乘为尤甚,以木性暴,且正克也。"叶氏认为主要有四个方面:一是饮食不节;二是情志所伤;三是气滞血瘀;四是阴虚内热。本病初起多实,以虚为主,或虚实相兼,寒热错杂,其病机总为"不通则痛"或"不荣则痛"。

总之,慢性胃炎系因饮食不节,肝胃失和,中阳虚寒,胃气郁滞,气血不畅所致。而桂枝汤具有调和营卫、调理脾胃、调和气血的功能,临床上多采用桂枝汤加减衍生方治疗胃炎,也多配伍调脾养胃之品。

**临床研究**

王群红治疗慢性胃炎之胃脘痛辨证为脾胃虚寒证者,其所治患者长期饮食不节,上腹部隐痛6年,喜按喜暖。饥饿时,疼痛明显,伴有口淡不渴,腹胀,纳差乏力,大便溏,每日1~2次,小便清长。舌质淡,苔薄白,脉沉弱,对于此脾胃虚弱者,宜健脾胃而和营卫,选用桂枝汤而效如桴鼓。邓中炎、刘继祖教授亦用桂枝汤治疗慢性浅表性胃炎、慢性结肠炎之胃腹疼痛者。

许国华用桂枝汤治疗胃脘痛80例,80例患者均为门诊患者。其中男性34例,女性46例;年龄最小20岁,最大86岁;均有胃脘疼痛、嗳气、泛酸、纳呆腹胀、恶心呕吐等临床表现,西医诊断为慢性胃炎,中医辨证属脾胃虚寒者52例;肝郁不舒、肝气犯胃者10例;胃阴虚者6例;中焦气机不畅者12例。

处方:桂枝12g,白芍20g,生姜5g,炙甘草、大枣各10g。

辨证加减:脾胃虚寒者加党参、白术、吴茱萸;肝郁气滞者加柴胡、枳壳;胃阴虚者加百合;中焦气机不畅加砂仁、木香。水煎分早晚服,每日1剂。服14剂为1个疗程。治疗结果:治疗1~3个疗程后统计疗效,32例基本治愈(胃脘疼痛及其他症状消失,停药3个月以上无复发);40例好转(胃脘疼痛明显缓解或发作次数减少,其他伴随症状消失或好转);8例无效(胃脘疼痛无明显好转)。总有效率为90%。

按 现代病理药理学研究认为活血化瘀制品可促进胃黏膜血液循环,加速胃黏膜修复,而桂枝汤就具有很好的活血化瘀作用。

胃脘痛是慢性胃炎临床最为常见的病症,其成因是饮食不调,外感邪气,或情志失调,肝气犯胃。患者由于经常反复发作而最终导致脾胃虚弱、气机不利、不通则痛。治疗应以健脾温中、调畅气机为主。方中桂枝温阳健脾和中为君药；芍药益阴和胃止痛为臣药；大枣、甘草助桂枝、白芍益气养阴、调和脾胃，生姜温中止呕共为佐使药。全方合用，共奏温中健脾、调畅气机、和胃止痛之佳效。

### 医案精选

#### ◎案

张某，男，45 岁。面黄，身酸软无力，无精神，行走困难，有时感胃中针扎样疼痛，膝盖至腿均肿，常溏泻，但饮食尚可。病史、诊断分析及治疗原则：此人以贩菜为业，每日天未明即下乡买菜，又在水中洗菜，其病由水湿雾露风寒渐渐侵入肌肤，逐步侵入筋络，久久筋冷骨寒，油脂亦必受侵夺，真阳被阻，气血流通亦不畅快，治之宜温肾暖脾，温筋热骨，使阳气通达，阴气渐渐消散，气血渐渐流通，阴阳亦渐渐和谐，为治此病之原则。

初方：桂枝尖（八钱），苍术（五钱），茵陈（四钱），淫羊藿（六钱），松节（六钱），防己（四钱），藿香（五钱），厚朴（四钱），炙甘草（二钱），生姜（一两五钱）。反应：服初方平稳见汗。

次方：桂枝尖（八钱），茴香（八钱），松节（八钱），白术（四钱），法半夏（五钱），防己（四钱），厚朴（四钱），益智仁（六钱），炙甘草（二钱），生姜（一两五钱）。反应：服次方患者已有精神，行路比前快一半，面黄已渐退。

三方：桂枝尖（一两），淫羊藿（八钱），松节（八钱），白术（五钱），法半夏（六钱），厚朴（四钱），防己（四钱），炙甘草（二钱），生姜（二两）。反应：精神更转好，膝至腿之肿均消，行路已如常人。

四方：桂枝尖（一两五钱），淫羊藿（一两），白术（五钱），松节（八钱），杜仲（八钱），茵陈（三钱），小茴香（八钱），炙甘草（二钱），生姜（二两）。

<u>按</u> 方中所用剂量，一两约为 31.25g，一钱约为 3.125g。

桂枝法系卢门所创。《伤寒论》太阳病中风首方，即桂枝汤，桂枝汤五味药，桂枝、白芍、生姜、大枣、甘草，以桂枝配伍白芍以调节营卫，使皮毛因风邪所困得以祛除，而自汗导致中焦脾胃津液不足，故以生姜、大枣以生津液，甘草以补中土，五味药配合，祛除风邪。而因此方能调节营卫二气，故加减而成经方甚多，亦甚效，如桂枝新加汤（加芍药、生姜各一两，人参三两）、桂

枝加桂汤,小建中汤等。卢门精研仲景之桂枝汤,创立桂枝法,在"第二届扶阳论坛"上其入室弟子刘力红提出在郑钦安时未有桂枝法的称谓,根据中医"理—法—方—药"的从理论到治疗的顺序,"法"在前,根据"法"才可以推出"方",也就是依法组方。可知,卢门创出四逆法,桂枝法皆是在原方基础上所悟出,是在理法方药的层次上的进步,从"方"推及到"法",故将自己多年对卢门桂枝法的研究,向读者展示。桂枝法是桂枝汤所变化,去掉大枣及白芍,即由桂枝、生姜、炙甘草三味药组成。去掉白芍及大枣有原因,卢门倡导"扶阳抑阴,用阳化阴",故少用补阴滋腻之品,故去之,而且卢门的桂枝法不是桂枝汤那么简单,只是调协营卫,以除太阳中风,而将桂枝法变成一个开通之法,温通之法,意义重大。桂枝法用桂枝、生姜和炙甘草,有深意。桂枝在卢门里面称为桂枝尖,《伤寒论》桂枝汤方中桂枝有云:去皮。陈修园《神农本草经读》曾述,张仲景用桂枝,取其生发之性在枝。黄元御《玉楸药解》曾述:桂枝达肝木。可知,张仲景所取桂枝,以刚生之嫩枝尖为主,因嫩枝尚未长皮,新生之嫩枝生机活力,善通达气机,似若肝气之疏泄功能,故仲景言去皮,只是暗示医家,嫩枝无皮,若桂枝欲取通达之性,应去皮。桂枝尖具木气生发之性,故助人体气机之通畅,肝气之畅快,可助木生火之能,而桂枝气味辛温(辛甘发散)之中兼有甘温,亦可温运脾气,故《神农本草经》言"补中益气"。又者,桂枝可平冲降逆,如《伤寒论》奔豚证运用桂枝加桂汤,即平冲逆之能在焉,《神农本草经》言治"吐吸",即今之喘息,喘息病位在肺,肺有病,心必克伐(火克金),而桂枝可治,必因其能平冲逆之气,使心火下降以生脾土,不使其克肺金。再者《神农本草经》又言可治"结气喉痹",可见桂枝确有温通气机,开通郁结之能。故卢门从中悟出桂枝可"引气机由土而木,由木而心肺,仍降于土,为助五行之运化,交流五脏六腑"。不仅可以通畅气机,"拨开云雾",还能助五行运化,其能大哉! 炙甘草以补中土,甘缓能调解五行气机的升降,其用量甚少,因甘能补土,亦可壅滞气机,故稍用之。生姜,《卢氏用药配合阐释》述"通神明,逐秽气,化寒湿,燥土,导气血之传遍,助五行生成之气机,更能旋转经络脏腑之间,驱逐寒湿,和血通气,因其散中有守,守中有散",生姜气味辛温,亦可温通气机,行周身之九窍百骸,驱逐寒湿,"通达神明,助生土之能",《黄帝内经》:"心者,阳中之太阳。心火者,君火,心包者,相火。""君火以明,相火以位。"言君火要通明,生姜通君火之神明,去胸中之秽浊,使火能下降以生脾土。三药共用,助木生火,助火生土,其兼能开通气机,去秽化浊,使周身阳气运行而不间断,火即生土,脾土健旺,使水谷之气得以化生,脾土之运化能成,周身闭郁之气机得以开通,而水谷之精华得以润养脏腑经络百窍,滞机以除,生机以旺,卫气护体,邪能犯之? 故此为桂枝法之功用,外能通畅肌腠皮毛之气机,内能通畅脏腑三焦之气机,皮肉筋骨脉皆能畅达,正如《黄帝内经》所言:正气存内,邪不可干。唯有用量需注意,桂枝 15~75g,生姜 30~200g。与桂枝汤迥异。

## 附: 扶阳论

如何扶阳? 精读《扶阳讲记》(第一届扶阳论坛)诸文可知,扶阳并非只用附子且大剂量用附子,扶阳的方法应该是"补阳和通阳",而通阳应占 9 成以上,刘力红在谈论桂枝法时认为此法是四逆法的一个前提条件,认为桂枝法为宣导之法,使上焦能明,心神能主,中焦能运,脾胃能纳,则补充肾阳的四逆法才能顺理成章地纳下归肾,否则就出现阳不能纳下而虚浮妄动的情况,即"相火不位""相火妄动"之崩漏遗精。"四逆法是收工之法",四逆法是让人体的阳气归于坎中,而中上二焦的阳气必须通过脾胃这个通道下降。脾胃为升降之枢纽,阳气既要从脾土而出,又要从脾土而入,故桂枝法既兼顾中焦,又兼顾上焦心肺,使上焦通明能生土,中焦温运而能藏纳,何愁道路不通,何愁阳气不降藏? 故卢门用桂枝法先开通中上二焦的气机,使气机得以循环,阳气能够下降,再用四逆法去藏纳阳气,归阳入坎。"坎阳为人体立命之根",坎阳充足,亦可以助肾水生肝木,与桂枝法相接续,使肝生心火,心生脾土,脾土健运,润养周身,又能提供阳气归坎之道路,使人体阳气刻刻不停息,阴寒则无从生,气机无从停滞,何言疾病?

扶阳注意:桂枝法,四逆法,为纠正人体五行运畅失调的格局,目的是在大的方面完成五行相生的格局,但仅用两法的三四味药,开通气机的可能性不大,需要根据病位的上中下三焦轻重,肌腠筋骨的浅深及病性的寒、湿、水、浊、瘀血等相继加入对应的药物以辅助二法的格局。

医案愚解:初方用苍术,因苍术走表,逐肌表之寒湿,防己亦可以除肌表之寒湿,茵陈除肝经之寒湿,藿香散胸中之凝瘀,松节除筋骨间寒湿,可是寒湿由筋骨深层外达肌表,出汗而解,厚朴除胃中寒湿,宣通中焦气机,表面上都在除寒湿,为桂枝法宣通阳气扫除障碍,实际上是在助五行生化,使肝经通畅以生心火,心火通明而生脾土,脾胃和协而生水谷精微,寒湿得以初化,久久未得润养之孔窍得桂枝法以濡养,而淫羊藿用法特殊,卢门认为,"淫羊藿引阳入阴,启阴交阳,为升降阴阳之妙药",不仅可以归阳入坎水,亦可以使坎水生肝木,调畅周身升降气机。二方中通常加入法半夏、白术、小茴香及益智仁。法半夏在卢门用药常配伍厚朴,以通畅胃肠,通降阳明,兼能祛中焦之浊,使胃气得降,脾气更能升清阳,使中焦升降协调;白术与桂枝法配合,使中土更加畅运,亦可将白术归入桂枝法格局;小茴香调畅肝脾,祛肝经寒邪,使肝木更易生心火,防止肝木不生心火反克伐脾土,亦可使脾胃被护,肝气健旺,四肢得养,体力何愁不复原? 益智仁暖脾肾,使下焦温暖,桂枝法开通中上二焦,阳气有归坎之趋向,得益智仁则水温暖,阳气易入,此案卢门已经在为四逆法做准备,而三方、四方皆仿前两方而加减,患者四方后诸病悉除,则可以略去四逆法,可知卢门虽善用姜桂附,但必须按顺序进行,否则次序一乱,周身气机不能通畅,病必不除,反而出现附子中毒的情况。

本案为脾胃虚弱,寒湿侵袭,周身无力之典型,若仅以诸四君子、六君子、归脾汤、参苓白术散之类治之,则中焦脾胃虽受药,但无法通畅气机,则寒湿瘀浊不易去除,卢门从桂枝及桂枝汤中悟得桂枝法,是木火土次第相生,纠正五行相克,是从疾病本源入手,因知疾病皆是阴阳不协调,阳气不能流通而产生,卢门治病非针对某一病(如肺病、肝病、心病)而治,而是将已停滞之五行气机开通,使五行再次运转,虽不针对其病而治,而万病皆可以自愈。

## 二、消化性溃疡

消化性溃疡主要指发生于胃和十二指肠的慢性溃疡,是一种多发病、常见病。溃疡的形成有各种因素,其中酸性胃液对黏膜的消化作用是溃疡形成的基本因素,因此得名。酸性胃液接触的任何部位,如食管下段、胃肠吻合术后吻合口、空肠以及具有异位胃黏膜的 Meckel 憩室,绝大多数的溃疡发生于十二指肠和胃,故又称胃十二指肠溃疡。消化性溃疡的形成和发展与胃液中的胃酸和胃蛋白酶的消化作用有关,故切忌空腹上班和空腹就寝。在短时间内(2~4 周)使溃疡愈合达瘢痕期并不困难,而关键是防止溃疡复发。溃疡反复发作危害更大。戒除不良生活习惯,减少烟、酒、辛辣、浓茶、咖啡及某些药物的刺激,对溃疡的愈合及预防复发有重要意义。

中医认为消化性溃疡病因多为气虚或火盛,多属脾虚胃热。脾胃虚弱是此病之本,基本病机为气滞血瘀、胃络损伤。患者多见面色苍白,血液黏稠度高,胃黏膜微循环障碍等。临床以桂枝汤治疗,可达到温经通阳、调和脾胃、温养中气的作用。

**临床研究**

张爱焕研究张仲景对桂枝汤的加减运用,提出桂枝汤加芍药在于调脾和中而止腹痛,林黄果总结桂枝汤方药在《伤寒论》中的运用,也提出桂枝汤加芍药在于和胃缓急止痛,王惠君分析《伤寒论》桂枝的配伍应用规律,也提出当桂枝与芍药用量比例为 1:2 时,是在桂枝温通阳气的基础上发挥芍药的益阴缓急之功而治腹满时痛之证一。上述资料说明:桂枝加芍药汤在桂枝汤的基础上使芍药用量增加一倍,而增强整方调脾和中、缓急止痛的作用。而消化性溃疡病是一种常见的慢性全身性疾病,分为胃溃疡和十二指肠溃疡,以反复发作的节律性上腹痛为临床特点。桂枝汤及其衍生化裁方剂广泛应用于溃疡病中,临床实践证明桂枝汤及其类方对溃疡病的疗效确切。

按 根据消化性溃疡的临床表现,本病当属于中医学"胃脘痛""痞满""嘈杂""吐酸"等范畴。关于本病的病机,历代医家多有论述,如张仲景在《伤寒杂病论》中认为脾胃虚弱是胃脘痛的发病根本。中医基础理论认为脾胃为若饥饱失常,久病脾胃受伤,均能引起脾阳不足,中焦虚寒而发生诸症。故治疗当以温中补虚,和里缓急为主。

现代医学研究表明桂枝对慢性消化性溃疡尤其是对久病入络者尤为适宜;白芍味酸甘,具有养营阴,缓肝急,止腹痛功效,可以抑制胃肠道平滑肌的收缩;生姜辛温,具有温胃散寒止呕的功效,能有效促进胃黏膜合成,抑制胃酸对胃黏膜的损伤,通过清除超氧阴离子起到保护胃黏膜作用;甘草性甘平,具有益气和中功效,有抗溃疡,抑制胃酸分泌,缓解胃肠平滑肌及镇痛作用;大枣甘温,具有补脾益气功效,有纠正胃肠病损、镇痛的作用。综上所述,桂枝汤五药合用,温中补虚缓急之中,蕴有益阴和阳之意,联合西药常规治疗脾胃虚寒型消化性溃疡能起到有效协同作用,治愈率高,且安全,复发率低,但是其幽门螺杆菌根除率无明显变化,以后中药还应继续探索根除幽门螺杆菌的方法,争取消除幽门螺杆菌。

**医案精选**

**◎案**

朱某,女,60 岁。1995 年 4 月 26 日初诊。胃脘疼痛 10 年。10 年来反复发作胃脘部疼痛,中西药物迭进罔效。3 日前行胃镜检查示:十二指肠球部溃疡。刻诊:胃脘隐隐作痛,绵绵不休,得食稍减,喜温喜按,形寒倦怠,少气懒言,身体消瘦,面色少华。舌淡,苔白,脉涩而微弦。

处方:桂枝 10g,白芍 15g,炙甘草 6g,生姜 5g,吴茱萸 3g,大枣 5 枚,饴糖 60g(分冲)。每日 1 剂,水煎服。

二诊:4 月 30 日。胃脘疼痛减轻,守方治疗。再进 3 剂痛止,唯感乏力少气,纳谷不香。此乃中气亏虚,生化乏源。原方稍有加减继服 40 剂后,体重增加,诸症消失。胃镜复查示十二指肠球部溃疡愈合良好。

按 仲景云:"阳脉涩,阴脉弦,法以腹中急痛,先与小建中汤。"此案患者为小建中汤之证,以小建中汤为主加吴茱萸散寒理气,可增强温中止痛的作用。

◎案

严某,女,60 岁。2011 年 10 月 27 日初诊。患者胃脘痞满而痛,游走不定,喜温喜按,口干咽燥,手足烦热,面色不华,纳食不振,形体消瘦,或时有心中悸烦已半月。舌质淡红、舌中部少苔、两侧薄黄,脉沉细弱。胃镜示:慢性浅表性胃炎伴胃窦隆起糜烂(轻中度),Hp( + )。证属脾胃阴虚;治以养阴生津、健脾和胃,一贯煎合芍药甘草汤、四君子汤化裁。

处方:生地黄、沙参、党参、白芍各 15g,麦冬 9g,石斛 18g,白术、茯苓、牡丹皮各 10g,柴胡 12g,黄连 5g,甘草 4g。4 剂。

二诊:11 月 4 日。胃脘干灼痛稍减,余症依然,再守方 6 剂。

三诊:11 月 12 日。症状不瘥,又增神疲乏力,大便溏薄,日行数次。舌中部光红、两侧边薄黄,脉沉细小数。旋即改弦更张,投桂枝汤加味。

处方:白芍 18g,党参、山药、炙甘草各 10g,饴糖 25g,白术、桂枝、茯苓、佛手各 9g,黄连 4g,大枣 6 枚。4 剂。

四诊:11 月 19 日。药后诸症大减,但仍精神不振,少气懒言。舌质淡红、舌中部现少许薄白苔、两侧薄黄苔渐消,脉沉细弱。上方加黄芪 20g,6 剂。

五诊:11 月 26 日。诸症十去八九,复查胃镜示胃窦隆起糜烂明显减轻,Hp( - ),效不更方,再进 10 剂而愈。

按 本案患者发作之初,颇似脾胃阴虚之候,用甘寒养阴之剂治疗旬日,致中焦脾胃益寒,气虚更甚。遂改弦更张,以"劳者温之"和"脾欲缓,急食甘以缓之"为法,投桂枝汤加味,方中重用甘温质润的饴糖以温中补虚、和里缓急;桂枝辛甘化阳;倍芍药、甘草缓急止痛;白术、茯苓、党参、山药、大枣健脾和胃;佛手疏肝理气;黄连反佐以燮理阴阳。诸药同用,使中焦温煦,中气充沛,纳运乃复常,故收良效。

## 三、肠易激综合征

肠易激综合征(IBS)是一组持续或间歇发作,以腹痛、腹胀、排便习惯和(或)大便性状改变为临床表现,而缺乏胃肠道结构和生化异常的肠道功能紊乱性疾病。典型症状为与排便异常相关的腹痛、腹胀,根据主要症状分为:腹泻主导型、便秘主导型、腹泻便秘交替型。精神、饮食、寒冷等因素可诱使症状复发或加重。

该病从症状表现上来看属于中医"泄泻""便秘""腹痛"范畴。肠易激综合征作为中医药治疗的优势病种之一,在证候规律研究、辨证治疗方法等诸多方面取得了不少进展。其病因多由外邪侵袭,伤于饮食,内伤七情,脏腑虚弱所致。临床上利用桂枝汤及其衍生方,采用调和营卫之法,使营卫调和,气机畅通,从而恢复中焦脾胃运化水谷精微之职,取得改善肠道功能的目的。

### 临床研究

杜长湘以桂枝汤为主治疗35例肠易激综合征,本组35例均为内科门诊患者,其中男性16例,女性19例;年龄16～58岁,平均年龄29.3岁;病程最短2个月,最长10年,平均2.6年。诊断标准按照1986年全国慢性腹泻学术讨论会制定的肠易激综合征的诊断标准。基本方:

桂枝10g,白芍15g,生姜10g,大枣10枚,炙甘草6g。

每日1剂,10日为1个疗程,一般服1～2个疗程,服药期间停服其他药物。加减:腹痛甚加木香10g、槟榔10g;腹泻剧加葛根20g、黄连6g;阴虚肠燥加生地黄30g、玄参20g、麦冬15g;阳虚便秘加肉苁蓉15g;湿热者加通幽草20g、败酱草20g;气阴虚加太子参30g。治疗结果:35例中,治愈28例(占

80.0%),有效 5 例(占 14.3%),无效 2 例(占 5.7%)。治疗前后主要症状及体征比较有明显改善。腹痛:治疗前 28 例,治疗后 5 例。腹泻:治疗前 23 例,治疗后 4 例。便秘治疗前 18 例,治疗后 2 例。结肠痉挛:治疗前 25 例,治疗后 3 例。治疗前后症状体征比较,$P < 0.01$。

林锡芬、彭林等用桂枝汤合痛泻要方加减治疗肝郁脾虚型肠易激综合征 48 例,将 96 例符合罗马 I 诊断标准的肝郁脾虚型肠易激综合征患者随机分为治疗组和对照组,每组各 48 例。治疗组采用桂枝汤合痛泻要方加减治疗,对照组则以匹维溴铵及蒙脱石散治疗。两组均以 1 个月为 1 个疗程,2 个疗程后判定疗效。治疗组采用桂枝汤合痛泻要方加减治疗。

处方:桂枝 10g,白芍 15g,生姜 10g,大枣 15g,炙甘草 10g,陈皮 10g,防风 10g,白术 10g,柴胡 10g,苍术 10g,炒薏苡仁 20g,每日 1 剂,水煎 2 次共取药汁约 400ml,分早、晚各 1 次口服。

加减:腹痛甚或少腹触及条索状物时,重用白芍至 30g、陈皮 20g;脾虚甚伴见少气懒言乏力者,加党参 15g、炒白扁豆 15g;完谷不化或夹有食物残渣者加炒麦芽 30g、焦山楂 15g;挟湿热者,症见排便不爽,大便黏液较多时加黄连 5g、白头翁 15g。结果:两组临床疗效对比,治疗组痊愈 28 例,显效 10 例,有效 6 例,无效 4 例,有效率 91.6%;对照组痊愈 14 例,显效 16 例,有效 8 例,无效 10 例,有效率占 79.17%。两组中医证候疗效对比,治疗组痊愈 30 例,显效 10 例,有效 6 例,无效 2 例,有效率占 95.83%;对照组痊愈 16 例,显效 14 例,有效 7 例,无效 11 例,有效率占 77.08%。两组临床疗效及中医证候疗效对比,差别均有统计学意义($P < 0.01$)。随访半年,治疗组复发 3 例,对照组复发 10 例,两组对比,差别有统计学意义($P < 0.05$)。结论:桂枝汤合痛泻要方加减治疗 IBS 疗效优于单纯西药治疗,且不易复发。

叶志勇、王翔等用桂枝汤加味治疗腹泻型肠易激综合征,门诊 IBS 患者 60 例,随机分为治疗组和对照组,其中治疗组 30 例,男性 13 例,女性 17 例;年龄 18 ~ 60 岁,平均(36.10 ± 15.12)岁;病程平均(2.85 ± 1.70)年。对照组 30 例,男性 14 例,女性 16 例,年龄 20 ~ 64 岁,平均(38.80 ± 1.80)岁;病程平均(11.54 ± 2.18)年。两组患者一般资料对比,差别有统计学意义($P < 0.05$),具有可比性。治疗组采用桂枝汤加减治疗。

处方:桂枝 10g,白芍 15g,生姜 10g,大枣 15g,炙甘草 10g,木香 10g,丹参 10g,黄连 5g,每日 1 剂。水煎 2 次共取药汁约 400ml,分早、晚各 1 次口服。

对照组口服匹维溴铵片(得舒特,由法国 Solvay Pharma 公司生产)50mg/次,3 次/日。腹泻止后停服,两组均以 1 个月为 1 个疗程,2 个疗程后判定疗效。结果:两组临床疗效对比,治疗组痊愈 17 例,显效 6 例,有效 4 例,无效 3 例,有效率占 90%;对照组痊愈 8 例,显效 10 例,有效 5 例,无效 7 例,有效率占 76.7%。两组临床疗效对比,差别有统计学意义($P < 0.05$)。随访半年,治疗组复发 2 例,对照组复发 8 例,两组对比,差别有统计学意义($P < 0.05$)。结论:桂枝汤加减治疗 IBS 不易复发,疗效优于单纯西药治疗。

金星灿对应用桂枝汤与痛泻要方联合对患有肝郁脾虚型肠易激综合征的患者进行治疗的临床效果进行研究分析,抽取 92 例患有肝郁脾虚型肠易激综合征的患者,将其分为对照组和治疗组,平均每组 46 例。对照组患者采用蒙脱石散进行治疗;治疗组服用桂枝汤与痛泻要方。

处方:炒薏苡仁 20g,白芍、大枣各 15g,桂枝、生姜、炙甘草、陈皮、防风、白术、柴胡、苍术各 10g。每日 1 剂,水煎,分早、晚 2 次服用。

结果:治疗组患者肠易激综合征治疗效果明显优于对照组;治疗期间不良反应率和治疗后病情复发率明显低于对照组。结论:应用桂枝汤与痛泻要方联合对患有肝郁脾虚型肠易激综合征的患者进行治疗的临床效果非常明显。

**按** 一般认为肠道易激综合征多由高级神经系统功能紊乱及肠道动力学改变所引起。根据胃肠动力学的进一步研究表明,肠道易激综合征的主要表现形式可分为腹泻型和便秘型,便秘型结肠动力紊乱主要表现为乙状结肠内压增高,高幅推进收缩波减少,肛门括约肌对直肠扩张的反应迟钝;而腹泻型的肠动力紊乱表现则相反。本病多属中医"腹痛""泄泻""便秘"等范畴,病因病机多责之于肝、脾、肾三脏的功能失调,治疗多从肝、脾、肾入手,采用培土、抑木、补肾等治法,虽可获效,但易复发。本病主要是由于各种内因外邪而致营卫不和,营卫通道不畅,则使水谷精微之气运行受阻,滞塞于中焦,气机不达,故见腹痛;中焦脾胃升清降浊之职失司,而引起腹泻、便秘等症。运用调和营卫之法,使营卫调和,通道畅通,从而恢复中焦脾胃运化水谷精微之职,取得改善肠道功能的目的。桂枝汤具有调和营卫,疏理脾胃的功效,方中桂枝温通卫阳,芍药敛阴和营,生姜佐桂枝和胃通阳。大枣、炙甘草,一助桂枝辛甘化阳和畅血行,一与芍药相合,酸甘化阴舒缓筋挛,缓急止痛。痛甚加木香、槟榔行气止痛;腹泻剧加葛根、黄连,清热止泻;阴虚肠燥加生地黄、玄参、麦冬,取其"增液行舟"之意;阳虚便秘加肉苁蓉温阳通便;挟湿热加通幽草、败酱草清热利湿;挟气阴两虚加太子参补气养阴。研究表明,桂枝汤还能对肠蠕动起双相调节作用,可以较好地改善紊乱的肠道功能。

桂枝、甘草温阳,芍药、甘草益阴,阴阳并调,故桂枝汤被尊为仲景群方之魁。桂枝温经通络止痛,《汤液本草》引用《珍珠囊》:"秋冬治下部腹痛,非桂不能止也。"白芍有柔肝缓急、益脾的作用,《汤液本草》引用《药类法象》:"补中焦药,得炙甘草为佐,治腹中痛。"生姜、大枣、甘草是调补脾胃的圣药,丹参活血,木香、黄连理气导滞、清热,诸药并进,共奏调理脾胃,恢复其分清泌浊的之效,对大肠传导功能紊乱导致的 IBS 等有调节作用。现代药理研究表明:桂枝能促进唾液及胃液的分泌,帮助消化,桂枝汤可抑制新斯的明引起的小鼠胃排空加快、肠推进加速,拮抗新斯的明性胃肠功能亢进大鼠的血液中下丘脑、十二指肠和空肠血管活性肠肽(VIP)、生长抑素含量的降低,胃泌素、胃动素、P 物质的含量升高。桂枝汤能调高结肠中抗炎因子 IL-10 水平,其中的苯丙烯类化合物对环氧合酶-2 及前列腺素有抑制的作用,具有止痛、抗炎等作用,能发挥对 IBS 的治疗作用。黄连、木香具有抗菌、调节胃肠功能的作用。丹参具有钙拮抗剂作用,可以改善胃肠平滑肌高张力作用。以上说明本方对胃肠运动功能具有调节机制。这是中药作用多靶点,多层次的优势。

**医案精选**

**◎案**

林某,女,41 岁。反复腹痛不适、大便溏数 5 年,加重 4 个月。常因受凉、冒暑、劳累或饮食不慎而诱发。每每腹痛急迫则欲排便,大便溏泄或黏滞不爽,每日行 3~5 次,便后腹中痛急稍见改善。平素面色不华,少气乏力,肢末清冷,寐差头晕,脘胁隐痛,或肠鸣。2 个月前查血常规、生化全套、

ECG、腹部 B 超未见异常；EGD 示慢性非萎缩性胃炎；电子肠镜未见明显异常。常服氧氟沙星、洛哌丁胺、金双歧、整肠丸等，时轻时重，时发时休。舌淡红润，苔薄白，脉微弱。临床诊断：肠易激综合征。证属心与小肠脏腑失和，营卫乖违，受盛失职，化物失司。法宜燮理阴阳和营卫，扶正安中理小肠，桂枝荔芝汤主之。

处方：生黄芪、灵芝各30g，桂枝、酒白芍、木香、肉豆蔻、孩儿茶、炙甘草各10g，党参、荔枝核、白术各20g，鬼针草、神曲各12g，生姜3片，大枣7枚。7剂。每日1剂，清水煎，分2次温服。

药后腹痛显减，大便渐调，每日行2次。原方加减化裁，共服65剂，诸症尽失。嘱仍服原方每周3剂，共4周，并适寒温、节劳逸、慎饮食以图善后。

按 IBS 关键在于小肠功能紊乱。小肠为心之腑，受盛之官。泌别清浊，化物出焉。其位处于中焦，与脾、胃、大肠、三焦、膀胱同为仓廪之本，通于土气，受气取汁，变化而赤，入心脉为营卫气血之源，濡养五脏，洒陈六腑。

小肠与膀胱同属心"阳中之太阳"脏象系统，又通于夏气，小肠的受盛、化物功能由心君主之神明所调控。小肠经脉络心，交膀胱经而挟脊络脑，心、小肠、膀胱构成阳中有阴、阴中有阳的三极阴阳关系。心主血统经络行营卫，营卫出于中焦脾胃水谷之精微，心与小肠脏腑表里经络相连，小肠受盛之官承受从胃而来的水谷进行消化，泌别清浊，清者为营属血，浊者为卫属气，营行脉中，卫行脉外，心与小肠脏腑经络阴阳逆从推动气血运动。小肠与膀胱手足经脉相连，小肠属火，膀胱属水，火火由手太阳小肠下交足太阳膀胱，膀胱水府得小肠营气心火温煦，产生气化随经挟脊上项络脑，称巨阳，为诸阳主气，水精四布，五经并行，腑精神明，留于四脏。心小肠少火生气，主资生诸阳之不及，膀胱州都藏津液，主制约巨阳之太过，心太阳脏象脏腑相生相克，保持阴阳运动的相对平衡。

本方君以桂枝，用桂枝通阳祛寒，以理气调中；酒白芍敛阴和营，以缓急止痛；伍以炙甘草、生姜、大枣，和中土、行津液、谐营卫；俾心太阳君主脏象温煦小肠火腑，阳气敷和以安内攘外，正胜邪祛为求本之治。臣以荔枝核行散滞气，温中止痛，又能够补虚理肠，也用于奔豚气；灵芝成分非常复杂，功能疗虚益气，保精养神，对积年胃病、心律失常和神经衰弱均有治疗作用。

佐以党参、白术益气补土,肉豆蔻、孩儿茶同肠止泻,与灵芝、荔枝核相配,可以心、肝、脾、肾同治,而令五脏安和;木香理气,既顺肠气,又开心气;鬼针草清肠解毒,散瘀消肿。其中孩儿茶一味虽有收敛之功,施于IBS腹泻型却无留邪之弊,不妨放胆用之。使以神曲祛邪调中,消食化气。诸药相伍,共奏调和阴阳,保精宁神,安中顺肠之效。若怔忡不寐,去木香、桂枝,加黄连、肉桂(交泰丸);若呕恶不止,去木香、鬼针草,加紫苏叶、黄连(苏叶黄连汤);若烧心口苦,去鬼针草、肉豆蔻,加吴茱萸、黄连(左金丸)。

## 第四节 泌尿系统疾病

### 遗尿症

遗尿症(Enuresis)俗称尿床,通常指小儿在熟睡时不自主地排尿。一般至4岁时仅20%有遗尿,10岁时5%有遗尿,有少数患儿遗尿症状持续到成年期。没有明显尿路或神经系统器质性病变者称为原发性遗尿,占70%～80%。继发于下尿路梗阻、膀胱炎、神经源性膀胱(神经病变引起的排尿功能障碍)等疾患者称为继发性遗尿。患儿除夜间尿床外,日间常有尿频、尿急或排尿困难、尿流细等症状。

遗尿症,中医认为是体内的水液代谢失常,多责之肺、肾与膀胱,而辨证多为肺气虚弱、肾气不固、膀胱功能失司所致。运用桂枝汤化裁治疗,则是取其外调营卫之气,内助温阳化气,营卫调和,水气不寒,宣化复常,制约得机,则水道通畅,无泛滥之弊端,疾病得愈。针对其他不同临床表现,在桂枝汤基础上可以加减化裁运用。

**临床研究**

刘进虎用加味桂枝汤治疗小儿遗尿症35例。

处方:桂枝4～6g,白芍、山茱萸各6～10g,生黄芪10～15g,炒山药8～

12g,乌药、桑螵蛸各6~9g,益智仁5~8g,白果、石菖蒲各3~6g,生姜、甘草各3~5g,大枣3~5枚。每日1剂,水煎,分2次服。1个月为1个疗程,1个疗程后判断疗效。治疗结果:痊愈18例,显效8例,有效5例,无效4例,总有效率88.57%。

贾文群、崔燕等运用缩泉丸合桂枝汤加耳压治疗小儿遗尿症65例。

处方:山药15g,桂枝、白芍、乌药、益智仁、甘草各9g,白果6g,桑螵蛸10g,生姜2片,大枣3枚。

肾气不足为主,加覆盆子、五加皮、淫羊藿、芡实;阳虚肢冷加补骨脂、韭菜子、沙苑子等;脾肺气虚加龙骨、牡蛎、五倍子、黄芪、白术、茯苓等;肝胆湿热加龙胆草、薏苡仁、萆薢、木通、厚朴、黄柏等。每剂水煎2次取汁约200ml,分早、中、晚3次口服,每日1剂。服药期间避免过食辛辣油腻食物,剧烈运动。耳穴治疗主穴:神门、交感、尿道、内分泌。配穴:肾气不足加肾、膀胱穴;脾肺气虚加脾、肺穴;肝胆湿热加肝、胆穴。耳压王不留行,双耳交替,每次1侧,每周换药1次。并嘱咐家长在患儿每餐后为其按压耳穴3次,每次3~5分。治疗结果:本组65例,治愈40例,占61.5%;好转16例,占24.6%;无效9例,占13.8%。总有效率86.2%。

按 小儿遗尿症是小儿常见病之一,西医治疗多以中枢兴奋剂,如苯丙胺、甲氯芬酯、丙咪嗪等为主,临床疗效多不理想。中医学将本病责之于肺、脾、肾、肝功能失调,辨证多从肾虚下寒、肺脾气虚、肝经湿热三型论治。除肝经湿热型之小儿遗尿症湿热之象明显而易于辨证外,其他两型因特征性症状如肢冷畏寒、腰膝酸软或少气懒言、大便溏薄等多不显著,给辨证论治造成一定困难。以加味桂枝汤治疗小儿遗尿症(肝经湿热证除外),效果满意。中医学认为,膀胱属足太阳之经,太阳统摄营卫、主一身之表。小儿脏腑娇嫩,形气未充,小儿遗尿症病程多较长,日久则卫气虚弱,腠理疏松,营卫不和,膀胱开合失司而发为本病。以桂枝汤为主调和营卫,合缩泉丸及桑螵蛸、山茱萸、白果补肾固涩;石菖蒲开窍醒神;生黄芪补肺脾之气。全方调和营卫、温肾化气、健脾补肺、固涩止遗,故疗效显著。

遗尿在幼儿期发病率较高,多见于10岁以下儿童。中医学认为,膀胱职司小便。若小儿素体虚弱、肾气不足、下元虚寒,则闭藏失职,致使膀胱气化功能失调,不能制约水道,而发生遗尿。膀胱的贮尿和排尿功能,亦全赖于肾的气化功能,正如《素问·宣明五气论》所说:"膀胱不利为癃,不约为遗溺。"《金匮翼》云:"有脾肺气虚,不能约束水道而病为不禁者。"缩泉丸合桂枝汤则调补脾肾、温阳化气,使脾、肾得约,膀胱气化有度,制而有约,达到脾肾健、水道调、止遗溺之目的。缩泉丸温肾散膀胱寒气,补肾健脾,固涩夜尿,使膀胱约束有权,温肾祛寒,缩尿止遗。方中益智仁温肾纳气,暖脾摄津,固涩缩尿;乌药温散下焦虚寒,以助膀胱气化,固涩小便;山药健脾补肾而涩精气。桂枝汤中桂枝、白芍、甘草相合,能辛甘化阳,酸甘化阴,通阳化气,阴阳互化,使肺卫不外泄,营阴能内守,可调和脾胃,肺为华盖,与膀胱为表里,起到强健脾肺的作用;生姜、大枣暖胃补中滋脾,可鼓舞脾胃生发之气,温化水饮之功。二方合用可补肺滋脾、暖胃散膀胱寒气,则遗尿可愈。白果收涩而缩小便;桑螵蛸补肾助阳,固精缩尿;覆盆子、五加皮、淫羊藿、芡实等有固肾补脾缩尿,化湿壮阳;韭菜子、补骨脂、沙苑子温脾固肾缩尿,补肝肾,暖腰膝,固摄缩尿;龙骨、牡蛎、黄芪、白术、茯苓、五倍子等能收敛固涩缩尿,补气固表,益卫升阳,健脾安神燥湿,理脾渗湿,泌别清浊,化达决渎之气,复中州运化之职;龙胆草、薏苡仁、萆薢、木通、厚朴、黄柏清热燥湿,健脾胃,利湿浊,行气利肝胆,共助热泄湿除、三焦升降有序、水道开合有制之功。

### 医案精选

### ◎案

某男,10岁。2002年10月17日初诊。遗尿时作,夜间熟睡时有不自主排尿,每晚1~2次,且熟睡时难以唤醒,曾用西药治疗,效果不明显。症见:消瘦,面色㿠白,舌苔薄白,脉缓。证属下元虚冷,肾气不固。治以温肾培元,益气固涩。方用桂枝汤合缩泉丸加味。

处方:山药10g,桂枝5g,白芍10g,乌药10g,益智仁10g,甘草5g,生姜2片,大枣5枚,黄芪15g。水煎服,每日1剂,分2次温服。

连服10剂后,遗尿次数减少,有时能自主排尿,效不更方,10剂。三诊时,遗尿次数明显减少,守方连服1个月,能自主排尿,至今2年无恙。

按 本案患儿乃肾与膀胱虚冷,脾肺气虚,固摄无力,膀胱不能约束尿液,方中桂枝、白芍调和肺脾,使卫阳不外泄,营阴能内守;生姜、大枣暖胃温中,可鼓舞脾胃生发之气;乌药、益智仁合用,温肾止遗,缩尿固涩,膀胱约束有权;山药健脾胃益肺肾;黄芪乃补气要药,善升举阳气,以加强固摄之力。有研究报道,桂枝汤对汗腺分泌、肠蠕动有双向调节作用,能调节大脑皮层的兴奋灶,调节中枢神经对排尿的控制功能,从而排除膀胱异常排尿。

◎案

某,女,4岁半。患儿经常遗尿,迭经中西医治疗,疗效欠佳。症见:睡中遗尿,尿清而长,熟睡不易唤醒,醒后方觉,神疲乏力,肢冷,平时沉默寡言,智力较差,食少纳呆,舌淡,苔少,脉细弱。诸症合参,辨为肾虚有寒,下元不足,膀胱失约。拟投桂枝加龙骨牡蛎汤加味。

处方:桂枝9g,炒白芍9g,生姜3片,大枣5枚,甘草5g,龙骨10g(先煎),牡蛎10g(先煎),石菖蒲10g,补骨脂6g。水煎服,日1剂。

药进6剂后,诸症减轻,唯有少气懒言,虑其为温性太过所致。

处方:桂枝6g,炒白芍9g,生姜3片,大枣5枚,甘草5g,龙骨8g(先煎),牡蛎8g(先煎),石菖蒲6g,生晒参3g。

继进10余剂,病获痊愈。

[按] 肾为水脏,内寓真阴真阳,下通于二阴,主司二便,与膀胱互为表里。膀胱为州都之官,藏津液,主气化出溺。然约水者,赖肾中元阳,夜卧则阳气入于阴,故遗尿、沉睡不易醒者,其本在肾,其标在膀胱。以桂枝汤类方——桂枝加龙骨牡蛎汤治疗本证,取其扶阳护阴、温暖下元、潜镇摄纳之功,以助膀胱气化。诸药合用使阴平阳秘,各司其所,营卫调和,故收良效。

## 第五节 神经系统疾病

### 一、头痛

头痛在西医中为多种疾病的一个症状。作为单独疾病的头痛,可分为原发性和继发性两类。原发性头痛包括偏头痛、紧张性头痛、丛集性头痛、其他原发性头痛四类。继发性头痛包括头和(或)颈部外伤所致的头痛、头和(或)颈部血管疾病引起的头痛、感染性头痛、非血管性颅内疾病引起的头痛、代谢性疾病引起的头痛、面部或颅脑结构疾病和精神疾病头痛等类型，还有颅神经痛和不能分类引起的头痛。本节主要论述西医的原发性头痛。原发性头痛主要指偏头痛、紧张性头痛、丛集性头痛和其他三叉自主神经性头痛、其他原发性头痛。

头痛是常见临床自觉症状，可单独出现，也可见于多种疾病过程。该名词最初是作为一个病症首见于《黄帝内经》，如《素问·奇病论》"帝曰：人有病头痛以数岁不已，此安得之？名曰何病？岐伯曰：当有所犯大寒，内至骨髓，髓者以脑为主，脑逆故令头痛，齿亦痛，病名曰厥逆"。"新沐中风，则为首风"。在《黄帝内经》时代，头痛既为他病的一个症状名称，也是单独的疾病名称，如"头痛耳鸣，九窍不利，肠胃之所生也"。头痛的病因虽多，约之不出外感、内伤两端。若六淫之邪外袭，或直犯清窍，或循经络上干；或痰浊、瘀血闭阻经脉；致使经气壅遏不行；或气虚清阳不升；或血瘀经脉失养；或肾阴不足，肝阳偏亢；或情志怫郁，郁而化火，均可导致头痛的发生。

本病病位在脑，涉及肝、脾、肾等脏器，与三阳经循行部位密切相关；病性为本虚标实，外感头痛多属实证，内伤头痛以虚证、虚中夹实多见。诸种头痛的病机均可转化。外感头痛以标实为主，多可自愈，也可内伤气血，演变为内伤头痛，外感头痛可因体质因素，感邪性质不同而从化不同。如阳盛体质，感受风寒日久，寒易从热化；阴虚体质，风热束表，热亦从寒化，在动态演变中两者又可相兼为病。正虚邪盛，外邪久滞，伤及气血，脏腑功能受损，演化为内伤头痛。内伤头痛始则多以痰浊、瘀血、气滞、肝阳上亢等标实为主，病多在气血，若迁延不愈，则深入脏腑，伤及肾精，以气血津液本虚为主；多反复发作，甚或终身不愈。内伤头痛每因外感或情志不遂或劳累过度而诱发加重，其证可见虚实夹杂，较为复杂。

本病的治疗，外感头痛以邪实为主，治疗以祛邪为主，因风者疏之，因寒者散之，因热者清之。头痛以风邪为患，故需用风药祛风散邪；若系寒湿热邪为患，亦可参用风药以为引经。内伤头痛，多属于虚证，治疗以扶正为主，风阳上越则熄风潜阳,气虚则益气升清,血虚则养阴补血,肾虚则益肾填精。至于痰浊、瘀血所致头痛,属于本虚标实,或先去其实,或扶正祛邪兼顾,当因证制宜。外感头痛,积极治疗,一般预后良好。内伤头痛,若积极治疗,可以延长其发作程度,最终治愈。若病久不愈,反复发作,症状重危,影响工作及生活,多较难治疗。若失治误治,妄用散风活血之品,亦可导致咽痛、乏力、妇女月经过多或再行,以及腹胀、便溏等变证,不可不防。

桂枝汤治疗功能性头痛(原发性头痛),主要取桂枝温经通阳,芍药酸甘化阴、缓急止痛之功。多加入葛根、川芎作为引经药,根据寒热、风火、痰瘀进行加减治疗。

**临床研究**

彭东、黄锦如观察桂枝汤化裁治疗椎动脉型颈椎病引起头痛头昏临床疗效,选取 2010 年 12 月至 2012 年 12 月在门诊治疗的椎动脉型颈椎病患者 270 例,按照随机对照的原则,将患者分为观察组和对照组两组,每组各 135 例患者,观察组 135 例患者给予常规方法联合中药进行治疗,对照组 135 例患者仅给予常规的治疗方法进行治疗,观察两组头痛、头晕的治疗效果以及椎动脉血流平均速度改善情况。对照组患者给予常规治疗措施进行治疗;常规治疗给予颈部牵引、针灸按摩等,并于每晚睡前服 5mg 氟桂利嗪,餐后服倍他啶片。观察组在对照组的基础上给予桂枝汤加减化裁进行治疗。

处方:桂枝 9g,白芍 9g,生姜 12g,炙甘草 6g,大枣 12g,天麻 15g,钩藤 15g(后下),蜈蚣 3 条,全蝎 8g,土鳖虫 6g。

根据患者症状加减,太阳头痛加羌活 12g、蔓荆子 10g、川芎 15g;阳明头痛加葛根 20g、白芷 12g、知母 10g;少阳头痛加柴胡 10g、黄芩 10g、川芎 15g;厥阴头痛加吴茱萸 6g、藁本 10g;气血不足加当归 8g、黄芪 30g。两组患者均治疗 3 个月,进行随访。结果:观察组的头痛头晕治疗效果明显优于对照组,差异显著,具有统计学意义($P < 0.05$),椎动脉血流平均改善情况明显优于对照组,差异显著,具有统计学意义($P < 0.05$)。

朱岣英、陈卫东用桂枝汤加味治疗经行头痛 36 例,本组 36 例均为门诊病例,年龄最小为 24 岁,最大为 45 岁;病程最短为半年,最长为 6 年,均为已婚女性。全部病例均经西医检查排除器质性病变引起的头痛,诊断标准参照 1994 年国家中医药管理局发布的关于中医妇科病症的诊断依据而明确为经行头痛。

处方：桂枝 9g，白芍 12g，生姜 9g，大枣 10g，炙甘草 6g，川芎 9g，细辛 3g。

加减：以巅顶胀痛为主加藁本、柴胡；以眉棱骨痛为主加白芷、菊花；恶心、呕吐者加法半夏、陈皮；睡眠不佳加茯神、酸枣仁；血气虚加当归、熟地黄。每日 1 剂，加水 500ml，煎 30 分，取汁 150ml；再煎加水 400ml，取汁 150ml，混合，分 2 次于每日 11 时和 20 时服药，药后避风寒。经前 1 周开始服药，经净后停药，连续服药 3 个月经周期。治愈（经行头痛消失，无周期发作）30 例；好转（经行头痛减轻，或头痛消失后 3 个月经周期内又有复发）5 例；未愈（经行头痛无变化）1 例。经行头痛系因素体血虚，血不荣经，或情志内伤，瘀血内阻，经络不通，导致每于经期或行经前后出现以头痛为主要症状的病变。头痛大多为单侧，或左或右，亦可见两侧太阳穴或头顶部、眉棱骨处。痛如锥刺，或掣痛，或绵绵作痛，或胀痛，或跳窜痛；发作时常伴头晕眼花，出冷汗，面色苍白，恶心呕吐，腹痛腹泻，纳差乏力等症。在临床中多见于已婚育的妇女，或因产后、流产后养护不当，或因月经期过劳受凉、雨淋而致病。发作期间影响工作和生活质量。桂枝汤为《伤寒论》中调和营卫、解肌祛风之总方，《伤寒论注》曰"此为仲景群方之冠，乃滋阴和阳，调和营卫，解肌发汗之总方也"。现代研究桂枝汤具有较强的解热、镇痛及抗炎、镇静作用；再加用川芎、细辛行气活血止痛，合而用之则可通经络，调阴阳，止痛，对经行头痛有较好疗效。以温服为主，在上午 11 点服药效果最佳，药后啜热粥则更易发挥药力。

**按**　张仲景《伤寒论》中的六经辨证开创了治疗头痛的先河。桂枝汤出自《伤寒论》，书中指出，"太阳之为病，脉浮，头项强痛而恶寒""太阳病，发热，汗出，恶风，脉缓者，名为中风""太阳病，头痛，发热，汗出，恶风，桂枝汤主之"，故太阳经表虚头痛，桂枝汤主之。桂枝辛温，解肌发表，温经通阳，散外感风寒；芍药酸苦微寒，敛阴和荣，桂枝、芍药相合，一辛一酸，一散一敛，于解表中寓敛汗养阴之意，和荣中有调卫散邪之功，调和荣卫；生姜辛温，既助桂枝解肌，又能暖胃止呕；大枣甘平，既能益气补中，又能滋脾生津；生姜、大枣相合，还可升腾脾胃生发之气而调和荣卫；炙甘草补中气且调和诸药。

炙甘草与桂枝相配,为桂枝甘草汤,辛甘化阳,可增强温阳之力,炙甘草与芍药相配,为芍药甘草汤,酸甘化阴,能增强益阴之功。诸药相伍,不仅能外调荣卫,而且内和脾胃,滋阴和阳。外证得之,解肌祛邪,内证得之,调脾胃,和阴阳。桂枝汤方中桂枝具有温经除湿之效;白芍、炙甘草具有祛风解痉之功;生姜除湿而不留滞;大枣借桂枝行血活血。

**医案精选**

**◎案**

某,女,74岁。2010年7月25日初诊。主诉:感冒后头痛6日,不大便3日。患者6日前晚上出现身冷,发热(腋下38.5℃),头痛,无汗,服用安乃近2片,汗出后热退,头痛减轻;翌日午时再次出现发热(腋下38.5℃),头痛,于当地某诊所给予输液治疗(具体用药不详)2日,仍发热(腋下37.4℃),头项疼痛,不排大便。现症:恶寒(恶风),汗出,头项疼痛,发热(腋下37.4℃),寸口脉浮,小便色、量正常。辨其为太阳中风证,给予桂枝汤1剂。

处方:桂枝15g,白芍15g,炙甘草10g,生姜15g,大枣4枚。

嘱患者头煎时加水600ml,煎药汁至300ml,顿服;约10分后服热小米汤300ml。若2小时后病情未减轻,则二煎继服。患者服头煎药汁约1小时后,全身微微汗出,头痛消失,周身轻松。服二煎药汁1小时后,排出大量大便。翌日病愈。

按 本案患者感冒6日,不大便3日,伴发热、汗出、头项疼痛、恶风,与《伤寒论》第13条所述相符;头痛,不大便,发热,小便清,与《伤寒论》第56条所述相符。张仲景言:"知不在里,仍在表也,当须发汗。"邪气在表,正气抗邪于外,不能顾护于里,里气失和,腑气不得降,故不排大便。仲景通过观察小便的清与否,来判断病在表与里,可谓一字千金。患者服桂枝汤后,表邪解,里气和,则大便畅。

**◎案**

王某,女,55岁。患者畏风、自汗、头痛2年,久治不愈。于2年前感冒过服发汗之剂,汗出过多,复感外邪所致。曾服姜附、参术等剂均不效,现怕冷、畏风,即使夏季亦厚衣加身、头巾重裹、自汗不止、稍有冷风即遍身疼痛、面色青白、鼻塞喷嚏。诊其脉浮缓细弱,舌淡苔白。辨为外感过于表散,卫阳受损,卫气失固,营不内守,营卫不和。治以解肌祛风,调和营卫。

处方:桂枝 12g,白芍 12g,炙甘草 10g,生姜 12g,大枣 7 枚。水煎温服,服后啜热稀粥、温覆、避风。

药后微微汗出,两剂自汗止,畏风、身痛愈,原方加黄芪 30g、白术 12g、当归 10g 以善后,迄今未发。

**按** 患者因表证过于疏散,体虚复感,营卫不和所致营阴内弱,不济卫阳,卫气不和,则不能"温分肉、肥腠理、司开合",于是汗出、畏寒、脉缓弱诸症迭现。桂枝汤辛温表散,调和营卫,酸辛甘合用,辛甘化阳,酸甘化阴。"以桂枝发其汗,此乃调其营气则卫气自和,风邪无所容,遂自汗而解,非若麻黄能开腠理,发出其汗也。汗多用桂枝者,以之调和营卫,则邪从汗出,而汗自止,非桂枝能闭汗孔也"(《本草备要》)。经行头痛,不外虚实两端。实者多痛于经前或经期,且多呈刺痛或胀痛;虚者多痛于经后或将净之时,其势较缓,或伴头晕。前者多寒多瘀,或肝火上扰;后者多气血不足,或阴虚阳亢。前者寒凝血瘀,络脉不通,不通则痛。治宜温经散寒祛风,化瘀通络止痛。可用桂枝汤合细辛、白芷、吴茱萸祛风散寒温经以止痛,配川芎、当归、牛膝活血祛风以止痛。尤其是川芎一味,"秉升散之性,能上行头目,为治头痛之要药"。用蔓荆子者,一方面其本身有清头目而止痛的作用;另一方可协助芍药、甘草、大枣以监制温辛诸药,以避免辛散太过。诸药共同起协调作用,使气血调和,清窍得养,则痛自止。

## 二、失眠

失眠按病因可划分为原发性和继发性两类。原发性失眠通常缺少明确病因,或在排除可能引起失眠的病因后仍遗留失眠症状,主要包括心理生理性失眠、特发性失眠和主观性失眠 3 种类型。继发性失眠包括由于躯体疾病、精神障碍、药物滥用等引起的失眠,以及与睡眠呼吸紊乱、睡眠运动障碍等相关的失眠。失眠常与其他疾病同时发生,有时很难确定这些疾病与失眠之间的因果关系,故近年来提出共病性失眠的概念,用以描述那些同时伴随其他疾病的失眠。失眠的干预措施主要包括药物治疗和非药物治疗。对于急性失眠患者宜早期应用药物治疗。对于亚急性或慢性失眠患者,无论是原发还是继发,在应用药物治疗的同时应当辅助以心理行为治疗,即使是那些已经长期服用镇静催眠药物的失眠患者亦是如此。针对失眠的有效心理行为治疗方法主要是认知行为治疗(CBT)。

失眠即相当于中医所讲的"不寐"。不寐是指经常不能获得正常睡眠为特征的一种病症,早在《诗经》中,即已出现不寐一词,如"耿耿不寐,如有隐忧""明发不寐,有怀二人"。在医学文献中,不寐一类疾病的最早记载见于马王堆汉墓出土的帛书《足臂十一脉经》和《阴阳十一脉灸经》,两书将本病称为"不卧""不得卧"和"不能卧"。不寐的病因很多,但总与心脾肝肾及阴血不足有关,其病理变化总属阳盛阴衰,阴阳失交。若化源不足,心神失养;阴虚火旺,阴不敛阳;心虚胆怯,心神不安;痰热内停、肝郁化火扰动心神等均能使心神不安,阴阳失调,营卫失和,阳不入阴而发为本病。关于不寐病的病机虽然错综复杂,但纵观历代文献对不寐病发病的主要病理机制的论述,可大致归纳为阴阳气血失调论、脏腑论、神主失用论、邪气致病论。对不寐的治法早在《黄帝内经》即有记载,《灵枢·邪客》曰"……补其不足,泻其有余,调其虚实……",在张仲景之《伤寒杂病论》则多有论述。如《伤寒论》中曰:"昼日烦躁不得眠……干姜附子汤主之。"《金匮要略》曰"虚劳虚烦不得眠,酸枣仁汤主之"等。

总之,营卫失度,阴阳失调应该是失眠的总病机。滋阴和阳,调和营卫正是桂枝汤的功能,卫阳复常,营卫调和,卫气循行有度,则目得瞑矣。除此之外,科学安排合理的作息时间,少喝妨碍睡眠的茶、咖啡、酒,也是配合疗效的重要方面。

**临床研究**

李伯用桂枝汤治疗老年顽固性失眠,即宗《黄帝内经》《难经》各论之说,认为老人失眠主要由营卫失调引起,故用桂枝汤加用酸枣仁、柏子仁、五味子、合欢皮等治疗失眠。蔡美容用桂枝汤治疗韦某之"夜难入寐,交睫则噩梦纷纭,每晚仅能合目约2小时"并"头晕欲仆,视力减退,心悸,自汗,四肢麻木,倦怠乏力,形瘦面白"等症者。

李莹鸿观察桂枝汤加减治疗更年期失眠症的临床疗效,根据《妇产科学》第六版诊断标准,纳入36例符合更年期综合征诊断的女性患者,均来自

2013年3月至2014年5月就诊于某医院门诊的病例,年龄45～55岁,平均(49±5.02)岁,病程1个月至3年不等,临床表现为睡眠差,入睡困难,睡后易醒,醒后难以入睡,多梦,怕惊,伴心悸不宁、心烦易怒、情绪不畅、盗汗、焦虑等症状。排除激素使用史。既往高血压、冠心病、甲状腺功能亢进、妇科肿瘤等病史及手术史。36例患者均给予桂枝汤加减治疗。

处方:桂枝12g,生姜6g,大枣10g,甘草5g,巴戟天10g,茯神10g,远志6g,炒酸枣仁30g。

伴心悸不宁加煅龙骨20g(先煎)、煅牡蛎20g(先煎)、阿胶10g(烊服);烦躁易怒加柴胡12g、郁金10g、莲子心10g;潮热盗汗加地骨皮12g、芡实10g、浮小麦15g。根据病情,随证加减,2剂/日,水煎服,7日为1个疗程,一般为2～4个疗程,每周复诊,调整方药。观察治疗前、治疗后4周,更年期综合征症状的变化,结果:更年期失眠的主要症状明显改善,总有效率为91.7%,治疗前后比较具有统计学差异($P<0.05$)。结论:桂枝汤加减治疗能明显改善更年期综合征患者的失眠症状。

李向红观察桂枝汤为基本方加减治疗顽固性失眠的疗效,入组标准:年龄16～65岁,西医诊断标准符合ICD-10及CCMD-3失眠症诊断标准,以失眠为主的神经症与神经衰弱综合征、失眠症等患者,入组时躯体和实验室检查正常、脑电图无显著异常、病程在6个月以上;中医诊断标准符合《中医病症诊断疗效标准》(参考1994年国家中医药管理局医政司颁布);未服用各种药物。按上述条件共纳入70例失眠患者,无脱落病例。随机分为对照组和治疗组。其中治疗组35例,男性17例,女性18例,年龄21～65岁,平均49岁,平均病程(77.98±12.98)个月,本次失眠时间(4.70±6.59)个月,入组时临床诊断失眠症21例,抑郁状态14例。对照组35例,男性16例,女性19例,年龄19～62岁,平均47岁,平均病程(80.69±14.55)个月,入组时临床诊断失眠症20例,抑郁状态10例,神经衰弱综合征5例。两组上述各项资料经统计学处理,均显著性差异($P<0.05$)。治疗组:采用桂枝汤为基本方加减治疗。对于肝郁化火者:可加柴胡、牡丹皮、栀子;痰热内扰:加竹茹、陈皮、半夏、黄连;阴虚火旺:加黄连、阿胶;心脾两虚:加党参、黄芪、白术、茯神、龙眼肉;心胆气虚:加龙齿、茯苓。上述药物清水煎服,2次/日,28

日为1个疗程。对照组:口服维生素 $B_1$ 片,10mg,3 次/日,谷维素片 2 片,3 次/日,28 日为1个疗程。两组治疗期间均不合并使用镇静安眠、抗焦虑、抑郁等其他治疗。于治疗结束后观察患者综合疗效及运用自行设计的患者满意度调查表,让患者疗程结束后填写,对患者治疗满意度进行观察,并进行统计分析。治疗结果治疗结束后,治疗组和对照组总有效率分别为91.43%和68.57%,两组比较差异显著,说明治疗组疗效显著。治疗组患者满意度显著优于对照组。

**按** 在临床实际工作中,虽然失眠症的原因有很多,治疗方法有从虚、实论治的大法,正如张景岳所言:"不寐证虽病不一,然惟知邪正二字则尽之矣。盖寐本乎阴,神其主也。神安则寐,神不安则不寐;其所以不安者,一由邪气之扰,一由营气之不足耳。有邪者多实,无邪者皆虚。"但对于长期失眠、顽固性失眠患者,单纯补虚泻实疗效欠佳,究其原因,是患者阴阳失调,营卫不和,阳不入阴,卫不入营所致的疾病本质没有抓住。

桂枝汤是张仲景为太阳经表虚证而设的经典方,方中桂枝、白芍等量相配,一散一收,阴阳相济,气血相合,合则调和营卫,且桂枝配甘草辛甘化阳,白芍配甘草酸甘化阴,生姜、大枣益脾和胃,亦有调和营卫之功,甘草补中益气亦调和诸药,该方不仅外调营卫,而且内和脾胃,滋阴和阳,因此无论外感、内伤杂病,只要符合营卫不和的病机,均可使用本方。因此被柯琴誉为"仲景群方之魁,乃滋阴和阳,调和营卫,解肌发汗之总方"。长期失眠、顽固性失眠患者,无论其初起病时的原因是什么,分型如何,日久阴阳失调、阳不入阴、营卫不和才是其病因病机本质。而桂枝汤正是因为具有滋阴和阳,调和营卫之力,才可以使卫气入阴,阴阳协调,目合神安,神依时入舍而寐,以之为基本方加减治疗,可以进行标本兼治,恰可用来治疗顽固性失眠症。

《灵枢·大惑论》认为,正常睡眠是卫气夜行于阴,阳气尽,阴气盛则目暝,"夫卫气者,昼日常行于阳,夜行于阴,故阳气尽则卧,阴气尽则寤"。机体受外邪或内因所扰,则营卫之气不和,导致"卫气不得入于阴,常留于阳,留于阳则阳气满,阳气满则阳跷盛,不得入于阴则阴气虚,故目不得瞑矣"。营卫失度、阴阳失调是此类疾病的总病机。运用桂枝汤滋阴和阳,调和营卫。卫阳复,卫调和,卫气循行有度,则目得瞑矣。邓铁涛认为不能把桂枝汤局限于太阳中风证。桂枝汤在外感、内伤诸病中应用亦很广。邓铁涛以本方加减煎水浸足,临睡前浸半小时许,有安神之功,对于心脾两虚或阳气虚弱的失眠有较好疗效。桂枝汤调和营卫、燮理阴阳,为辛甘温之剂;用于浴足,作用于身体下部"上病下取",使心火不亢,心神潜静,契合病机。

**医案精选**

◎案

某,男,45 岁,教师。2006 年 5 月 7 日初诊。诉失眠近 5 年,近半年来入睡困难,睡后不足 3 小时就醒,醒后不能再入睡,深感痛苦。被多家医院诊断为神经衰弱。5 年前曾患重感冒服复方阿司匹林(APC)治疗后痊愈,但留下眠差、易出汗、怕风等症。因担心西药副作用,一直服用养血安神、重镇安神、养阴清热、化痰热中药治疗失眠,但效果不佳。症见:面色略黄,精神疲惫;舌淡红,苔薄白,脉浮缓,余无不适。予桂枝汤 3 剂。

处方:桂枝 10g,白芍 10g,生姜 6g,炙甘草 10g,大枣 12 枚,浮小麦 2 撮。3 剂,水煎分早、晚服,每日 1 剂,并嘱患者忌烟酒。

二诊:诉服上药后每夜能睡约 4 小时,易汗、恶风有所减轻。效不更方,继服 7 剂,每晚安睡 6～7 小时,自汗、恶风亦愈。

按 《灵枢·口问》云:"卫气昼日行于阳,夜半则行于阴,阴者主夜,夜者卧。"说明正常睡眠乃卫气夜行于阴,营卫循行有度。一旦机体因内外邪气所扰,则导致营卫失度、阴阳失调则目不得瞑。此失眠一案发于发汗不当,汗出过多,阴气大伤,营卫循行失常所致。营阴内守失司,卫伤不能顾护于外,故见汗出、恶风、脉浮缓等营卫不相协调之证。观其前所用方药,多有镇、养、清之剂,此乃常法也。此失眠乃过汗伤阳,卫气不共荣气调和所致。患者恶风汗出、脉浮缓皆营卫不和之证,故以桂枝汤滋阴和阳,调和营卫。营卫调和,阴阳相交,故目得瞑。

◎案

某,男,老年人。脑梗死,头晕头痛,半年多以来苦于失眠,服多种镇静剂、中药安神剂无效,舌淡嫩,脉细尺弱,除内服补气活血剂外,另予桂枝汤加川芎、鸡血藤以活血,桑寄生、川续断以益肾,煎成热汤泡脚,待温度适宜时将双足浸于药液中,使药液没过脚面,每晚睡前泡 30 分,而后行足底按摩 30 分,5 日后患者睡眠时间增加,半月后睡眠基本正常。

**按** 本方加减煎水,临睡前浸足半小时许,有安神之功,对于心脾两虚或阳气虚弱的失眠有较好疗效。桂枝汤调和营卫、调理阴阳,为辛甘温之剂,用于浴足,作用于身体下部,"上病下取",使心火不亢,心神潜静,契合病机,故可治不寐证。镇静催眠的西药虽疗效肯定,但长期服用其毒副作用大,且易形成对该类药物的依赖和耐药性,易引起医源性疾病。该方充分体现了中医药简、便、易、廉的特性。

### 三、神经痛

神经痛是神经科常见症状之一,此种疼痛是指在没有外界刺激的条件下而感到的疼痛,又称为自发痛。自发痛的种类很多,按病变的部位可分为周围神经性痛和中枢神经性痛。病因不明者称为原发性神经痛,有明确病因者称继发性(或症状性)神经痛。病变部位可在神经根、神经丛或神经干。常以病变所涉及的周围神经来命名。其他局部病变刺激末梢感受器引起的局部疼痛和中枢神经系统感觉传导通路病变所致的躯体痛,一般不属于神经痛的范畴。神经痛是常见的神经症状之一,它是周围神经病变引起并放射至该神经支配范围内的疼痛、病变部位可在神经根、神经丛或神经干。有的神经痛,可随咳嗽、打喷嚏和用力时激发或加重疼痛,甚至可因持续某一姿势或体位而加重疼痛,有时由于脊柱结构病变(如椎间盘突出)引起根性神经痛后,使脊柱活动受限,或活动时疼痛加剧。常见的神经痛为三叉神经痛、坐骨神经痛和肋间神经痛等。

神经痛属于中医的"痹症"范畴。但具体而言,则需区别对待。如三叉神经痛属中医"面痛""偏头痛""偏头风"范畴,以成年人及老年人多见,女性多于男性。黄艳在总结王国斌教授治疗三叉神经痛的经验时提出三叉神经痛的发病无外乎内因、外因。内因多为肝、脾、肾三脏功能失调,从而使气郁、火郁、湿阻、痰壅、风动之变由生,致邪阻经络或上犯清窍,则壅遏为痛;亦可因肝肾阴虚或脾虚血亏、脉络失荣、不荣则痛。外因多为风邪挟寒、热、湿诸邪,侵犯经脉,阻遏脉络,不通则痛。李超贤认为其病因病机或因外邪,或因内伤,或二者兼有,有因寒、因热(火)、因瘀之别,或挟痰、挟湿,或兼阴虚之异。病初多属实证,病久每致虚实夹杂。

坐骨神经痛为西医病名,归属中医"痹症"范畴。本病疼痛的部位,相当于中医足太阳膀胱经和足少阳胆经在下肢走行之处,部分疼痛点还涉及足阳明胃经的走行处,说明重在足三阳病变,致阳气遏滞,气血瘀阻,不能运行而疼痛。中医病因:外感主要为感受寒湿。由于久居冷湿之地,或涉水冒雨、劳汗当风、衣着湿冷等均可感受寒湿之邪而得病,且多兼挟风邪更使疼痛反复难愈。此外感受湿热亦可成病,如岁月湿热行令,或寒湿蕴积日久,郁而化热,转为湿热,流注膀胱经脉而发腰腿痛。跌仆损伤,或体位不正,腰部用力不当,屏气闪挫均可引发本病。内伤先天禀赋不足,后天失养,加之过劳,以致肾精亏损,无以濡养筋脉是为本病内因。

综上,神经痛可归属于中医"痹症""面瘫"等病症范畴。其成因为气血失和、肝肾不足,抑或复感风寒湿外邪,而致经脉不畅,气血闭阻,不通则痛,而发为本症。治疗当根据病症情况,或祛邪,或扶正,但通阳和络、缓急止痛则都应使用。桂枝汤具有调和气血、调和阴阳、疏通经络、缓急止痛的作用,正是治疗本症的良方。

**临床研究**

周伟平探讨桂枝加葛根汤联合卡马西平治疗原发性三叉神经痛的疗效及副反应。全部病例均来自门诊患者,共 108 例,随机分为实验 1 组、实验 2 组与对照组各 36 例。实验 1 组:男性 17 例,女性 19 例,平均(43.1 ±5.2)岁,平均病程(10.5 ±5.6)年,第一支痛 3 例,第二支痛 9 例,第三支痛 11 例,复合型 13 例;实验 2 组:男性 21 例,女性 15 例,平均(44.3 ±5.2)岁,平均病程(11.2 ±4.9)年,第一支痛 5 例,第二支痛 8 例,第三支痛 9 例,复合型 14 例;对照组:男性 18 例,女性 18 例,平均(43.5 ±5.5)岁,平均病程(10.84 ±5.4)年,第一支痛 4 例,第二支痛 8 例,第三支痛 10 例,复合型 13 例;3 组在性别、年龄、职业、家庭经济状况、文化程度、婚姻状况、病变神经分支及病情严重程度等方面差异均无显著性($P > 0.05$),具有可比性。实验 1 组给予桂枝加葛根汤治疗,实验 2 组给予桂枝加葛根汤联合卡马西平治疗,对照组给予卡马西平治疗。

**处方:**桂枝 10g,白芍 10g,甘草 6g,生姜 6g,大枣 12 枚,葛根 60g,络石藤

15g,鸡血藤 15g,知母 10g,首乌藤 15g,当归 10g,半夏 10g。每日 1 剂,水煎分早、晚饭后服用。

卡马西平的用法:开始剂量为 100mg,1 次/日;以后每天增加 100mg,直至疼痛停止,最大剂量不超过 1 000mg/日;而后再逐渐减量,找到最小有效量,维持服用。一般增加至 200mg,每日 3～4 次,疼痛发作可控制。不良反应有头晕、嗜睡、口干、恶心、消化不良、步态不稳,但多于数天后消失。偶有皮疹、白细胞减少,需停药。

按 现代医学认为三叉神经痛是由于各种致伤因素破坏半月神经节或感觉根的髓鞘,使髓鞘的轴突与邻近无髓鞘纤维形成"短路"(伪突触),以致轻微的触觉刺激即可通过短路传入中枢,中枢传出的冲动也可通过短路再传入中枢,这些冲动达到一定总和时即可激发半月神经元而引起疼痛。多数患者可服药控制发作,故服药可作为治疗原发性三叉神经痛的首选方法,卡马西平为首选口服西药,但长期使用药物不良反应较明显;配合中药治疗既能增进疗效,又能减轻药物的不良反应,是治疗三叉神经痛的一种很好途径。实验证明,桂枝加葛根汤在镇痛、镇静等方面与卡马西平有相似的效应。能清除损伤神经元的有害因素,减轻疼痛症状。本研究结果表明,桂枝加葛根汤联合卡马西平治疗可进一步提高疗效,优于单一应用桂枝加葛根汤或卡马西平治疗。两实验组的药物不良反应例数明显少于对照组,特别是头晕、嗜睡、恶心、厌食等症状更为明显,这可能与桂枝加葛根汤能选择性调节神经肽作用有关,而对中枢神经系统的作用较弱。并且应用桂枝加葛根汤明显减少卡马西平的用量,故较少发生不良反应,但单独应用止痛作用较慢,止痛效果尚不理想,有待进一步提高。

根据现代药理研究,桂枝中含有的桂枝醛有镇痛、镇静、抗惊厥作用;白芍所含的芍药苷有解痉作用,兼有一定的镇静、镇痛、抗惊厥、降压及扩血管作用;柴胡及其有效成分柴胡皂苷有抗炎作用,亦具有安定、镇静、镇痛、解热之功效。特别是与黄芩配伍,更有相互协同之功。桂枝汤治疗三叉神经痛的机制是通过抑制神经细胞异常兴奋而发挥治疗作用的。多项实验证明,该药对耳蜗神经细胞膜的 $Na^+$、$K^+$ 电流有阻滞作用,亦能抑制对猫扁桃体刺激所致的全身痉挛,能抑制戊四氮诱发小鼠脑电波异常的发生。具有与西药卡马西平相同的药理作用。

### 医案精选

#### ◎案

某,男,57 岁。2012 年 7 月 24 日初诊。患三叉神经痛 3 年余,疼痛可因进食或洗脸时诱发,呈电击样或刀割样,口服卡马西平治疗,该药在开始服用时疗效较好,后疗效则逐渐下降,并且有头晕、困倦等不良反应。近来发作频繁,饮水甚至于说话亦可诱发,服卡马西平无效,转中医就治。患者左侧面颊疼痛呈电击样,左眼角跳痛,恶风,口苦,咽干,舌质淡,边有瘀点,舌苔薄黄,脉弦紧。按六经辨证,当属少阳经所主,兼有营卫气血失和。方用柴胡桂枝汤加味。

处方:柴胡 15g,黄芩 12g,党参 10g,姜半夏 10g,大枣 10g,生姜 3 片,桂枝 10g,白芍 10g,炙甘草 6g,乳香 6g,没药 6g,延胡索 10g。水煎服。5 剂后,疼痛减轻,效不更方,续服 10 剂。

半年后复诊,诉上次治疗后疼痛完全消失,此次因外出乘车风吹诱发,上方加葛根 30g,10 剂,水煎服而愈。

按 三叉神经痛以三叉神经分布区域的发作性的短暂剧烈疼痛为临床特点,与中医学"偏头痛"相似。其发作突然,变化迅速,痛处固定不移符合"风""瘀"的特点。《针灸甲乙经》曰:"少阳之脉,起于目锐眦。"《张氏医通》:"偏头风者,其人平素有湿痰,加以邪风袭之,久而郁热为火,总属少阳、厥阴二经。"究其病机往往是外邪侵袭,经络营卫气血失和,功能失调,经气不利,运行受阻,筋脉阻滞,不通则痛,久则挟瘀。用小柴胡汤舒利少阳经脉,桂枝汤调阴阳、理脾胃,调营卫、和气血。乳香、没药具有活血定痛之功,《珍珠囊》:"定诸经之痛。"延胡索既能活血,又能行气,广泛应用于身体各部位的多种疼痛证候。诸药合用,气血和,经脉通,阴阳调,通则不痛。

#### ◎案

李某,男,42 岁,干部。2003 年 4 月 6 日初诊。自述胁痛,腹胀 3 月余,有慢性胆囊炎病史,自服消炎利胆片、胆通无效,每因情志或饮冷后加重。痛甚时服元胡止痛片有效。曾服某医院中药制剂胆囊 I 号、胆囊 II 号无效,又因方中有大黄,泻下多次,周身乏力,纳呆,面色萎黄,舌质淡,苔质淡,苔薄白,脉弦细。证属寒凝气滞,兼有气虚。治疗以温阳理气,佐以补气健胃,方以柴胡疏肝散加附子、桂枝各 12g,党参 12g,白术 12g,药进 5 剂,自觉痛减,时有时无。效不更方,连进 10 剂。另嘱忌寒凉,诸症皆除。嘱服逍遥丸合附子理中丸以善其后,随访一年,未见复发。

## 四、神经官能症

神经官能症,又称神经症、精神症,是一组非精神病功能性障碍。包括神经衰弱、强迫症、焦虑症、恐惧症、躯体形式障碍等,患者深感痛苦且妨碍心理功能或社会功能,但没有任何可证实的器质性病理基础。病程大多持续迁延或呈发作性。神经症的发病通常与不良的社会心理因素有关,不健康的素质和人格特性常构成发病的基础。

神经官能症在中医属"郁病"范畴,是由于情志不舒、气机郁滞所致,以心情抑郁、胸部满闷、胁肋胀痛,或易怒易哭,或咽中如有异物梗塞等症为主要临床表现的一类病症。《丹溪心法·六郁》提出了气、血、火、食、湿、痰六郁之说,创立了六郁汤、越鞠丸等相应的治疗方剂。明代《医学正传》首先采用郁证这一名称。自明代之后,已逐渐把情志之郁作为郁病的主要内容。如《古今医统大全·郁证门》说:"郁为七情不舒,遂成郁结,既郁之久,变病多端。"《景岳全书·郁证》将情志之郁称为因郁而病,着重论述了怒郁、思郁、忧郁三种郁证的证治。郁病主要见于现代医学的神经官能症。常见于神经衰弱、癔症、更年期综合征,以及部分精神分裂症患者。郁证的发生,是由于郁怒、思虑、悲哀、忧愁七情所伤,导致肝失疏泄,脾失运化,心神失常,脏腑阴阳气血失调而成。病变主要部位是肝、脾、心三脏。本证初病多实,以六郁见证为主,其中以气郁为病变基础。病久则由实转虚,引起心、脾、肝气血阴精的亏损,成为虚证类型。临床上虚实互见者亦较为多见。实证治以疏肝理气为主,依其病情分别配以行血、化痰、利湿、清热、消食之剂;虚证则以益气血扶正为法。临床治疗重点放在调整脏腑气血阴阳平衡,常从肝、脾、肾入手。

### 临床研究

李全利用桂枝汤加味治疗胃神经官能症 62 例,本组 62 例均为 2007 年 3

月至 2008 年 3 月门诊病例,男性 21 例,女性 41 例;年龄 16~68 岁;病程最长 13 年,最短 2 个月。均采用桂枝汤加味治疗。

处方:桂枝 15g,白芍 15g,炙甘草 10g,大枣 5 枚,生姜 5 片,半夏 10g,黄连 10g,竹茹 10g,太子参 10g,远志 10g,枳实 10g,焦槟榔 10g。

加减:呃逆明显者加柿蒂 10g;胃痛明显者加大枳实用量 15g;呕吐明显者加旋覆花 10g;嗳腐吞酸者加焦山楂、焦麦芽、焦神曲各 10g;心烦、失眠明显者加首乌藤 15g。每日 1 剂,水煎服。疗效标准治愈:饮食正常,胃脘无任何不适,精神状态良好,能正常工作或生活,随访半年未复发;显效:饮食基本正常,胃脘稍有不适,心悸、失眠、心烦等精神症状有明显改善,随访半年无明显反复;无效:临床表现在治疗前后无明显变化。结果:本组 62 例,治愈43 例,显效 11 例,无效 8 例。总有效率 87%。

邓辉对桂枝加芍药汤联合西药治疗胃肠神经官能症的疗效进行探讨。选取 2011 年 1 月至 2013 年 12 月来医院就诊的 90 例胃肠神经官能症患者,随机分为对照组与观察组,各 45 例,其中对照组:男性 24 例,女性 21 例,年龄 20~66 岁,平均年龄(43.4±11.2)岁,病程 2~10 年;观察组:男性 25 例,女性 20 例,年龄 18~68 岁,平均年龄(46.2±10.5)岁,病程 3~11 年。两组患者的性别、年龄、病程差异无统计学意义($P > 0.05$),具有可比性。90 例患者签订知情同意书,同意参与本次实验。两组患者均进行常规治疗,在此基础上,对照组给予舒肝解郁胶囊(生产单位:成都康弘药业集团股份有限公司;国药准字:Z20080580)剂量为 2 粒/次,2 次/日,连续用药 6 周;观察组给予桂枝加芍药汤。

处方:桂枝 20g,炙甘草 15g,生姜 15g,芍药 40g,大枣 6 枚。每日 1 剂,分早、晚 2 次服用,连续用药 6 周。

实验结果:分析来医院就诊的 90 例胃肠神经官能症患者的相关资料,90 例患者均完成整个治疗,且在随访中无失访患者,患者出现口干、晕厥、食欲减退、恶心呕吐等不良反应,无须进行特殊处理。观察组患者的治疗有效率明显高于对照组,存在差异性,具有统计学意义($P < 0.05$)。

**按** 神经官能症多与情绪有密切的关系,同时与精神紧张或工作压力过大、家庭生活负担过重关系密切,临床辨证施治多以肝脾不和或肝胃不和治之,虽可见效,但常有复发。不论内因外邪作用于人体,导致营卫不和,均可以使脾胃失和,也可以使脾胃与相关脏腑如肝、胆、心、肾等失和,以致出现以上诸症,治病求本,以桂枝汤从根本上调和营卫;桂枝汤恢复中焦脾胃气机的顺畅,进而使诸脏腑之间功能平和协调,最终达到基本治愈此病而不易复发的目的。

桂枝汤原方方中桂枝辛甘性温,入心助阳;甘草甘温,益气和中,二药相合,辛甘化阳,使心阳得复,因心阳不振而出现的心悸、胸痛等症状自能消除。现代研究表明桂枝汤中的有效成分能够双重途径提升突触间隙递质水平,非选择性阳离子通道瞬时受体电位通道,通过作用于 TRP 离子通道,增加胞内 $Na^+$ 浓度,降低胞内外 $Na^+$ 梯度,抑制突触前膜递质联合转运体再摄取神经递质,使突触间隙神经递质浓度升高;可溶性 NSF 附着蛋白受体,通过影响可溶性 NSF 附着蛋白及其受体,促进囊泡转运、停泊、融合、释放,增加突触间隙神经递质水平。临床上采用纯中药治疗方法,可明显改善患者胃肠道症状和精神症状,未见明显不良反应,可减轻患者痛苦,提高患者生活质量。

### 医案精选

### ◎案

李某,男,26 岁。2010 年 6 月 2 日初诊。半年前感受寒邪,加之暴饮暴食,吐泻交作 3 日余,自服附子理中丸好转,此后每于外感、饮食不节便出现腹胀、腹痛,自觉有气体从脐周上冲咽喉,多次就诊西医,效果不佳。近 3 日外感后出现胸闷,后背胀闷不舒,饱食后呃逆欲呕,脐周痛,四肢不温,大便溏结不调,小便清长,脉弦细,舌暗苔薄。诊断为伤寒奔豚气。患者不慎感寒,寒客冲脉,其冲逆,始于少腹,继而脐腹奔突上冲,遂以温阳降逆法,投桂枝加桂汤加减。

处方:桂枝 70g,白芍 30g,生姜 30g,大枣 12 枚,炙甘草 30g,附子 10g,吴茱萸 30g,茯苓 30g,白术 30g,枳壳 10g,厚朴 10g。

煎服 3 剂,诸症告平。

### ◎案

张某,女,45 岁。2010 年 3 月 14 日初诊。半月前突遭惊吓后胸痛憋气,心慌惊悸,似有小猪于脐周冲入胸中,恶闻声响,夜寐不安,梦多易醒,惊扰不宁。多次就诊西医,查心电图、胸片、心脏彩超未见明显异常,服用艾司唑仑方能入眠。中医症见面容憔悴,精神不佳,四肢欠温,舌白苔薄。素体心阳偏虚,复受惊吓,惊则气乱,心阳愈伤,心阳不能下制肾阴,阳微阴逆,故发奔豚。遂以温阳降逆,镇敛安神法,投桂枝加桂汤加减。

处方:桂枝 70g,白芍 30g,生姜 30g,大枣 12 枚,炙甘草 30g,生龙齿 30g,酸枣仁 30g,生牡蛎 30g,石菖蒲 15g,远志 15g。7 剂,每日 1 剂,水煎服。

二诊:诸症缓解,寐稍安,时有夜起口干,故前方去桂枝 30g,加天花粉 15g,延服半月,寐安,惊悸除。

◎案

叶某,男,78 岁。2010 年 5 月 4 日初诊。患者高血压、糖尿病、冠心病病史 30 余年,平素乏力。腰膝酸软,四肢不温,小便清长,大便时溏时结。3 日前患者外出爬山,感寒后头痛,发热,咳嗽,自服莲花清瘟胶囊好转。昨夜突然出现心悸气短汗出,似有气团从下腹上窜至咽喉,烦躁不安,头晕目眩,动则尤甚。现症:面色晦暗,精神欠佳,时时欠伸,四肢不温,下肢水肿,舌胖大,舌色暗,苔白腻,脉结。素体心肾阳虚,阴水泛溢,加之外感,愈伤阳气,不能下制肾水,挟气上逆,发为奔豚。以温阳利水,降逆止悸法,投以桂枝加桂汤加减。

处方:桂枝 50g,肉桂 20g,白芍 30g,生姜 30g,大枣 12 枚,生牡蛎 30g,附子 10g,白术 30g,茯苓 30g,生山药 30g,丹参 15g,炙甘草 30g。7 剂,每日 1 剂,水煎服。

二诊:诉心悸除,仍感乏力,去桂枝,加太子参 30g,继服半月余,诸症告平。

按 ①此三案均属伤寒奔豚气,《伤寒论》记载"烧针令其汗,针处被寒,核起而赤者,必发奔豚。气从少腹上冲心者,灸其核上各一壮,与桂枝加桂汤,更加桂枝二两也",阐述了此病的病因及论治。在临床上,不同的病因表现出来的类型也就不同,李某案乃寒客冲脉,冲脉上逆所致;张某案乃情志刺激得之,《金匮要略》云"怒则气上""从惊恐得之",气结不行,甚则气逆而上;叶某案素体内虚,心肾阳虚,阴水泛溢,挟气上逆。②奔豚气,检查多无明显器质性差异,相当于西医的胃肠功能紊乱、胃肠神经官能症等病,但症状比较重,多来势凶猛,自觉症状重。③桂枝加桂汤是治疗奔豚气的典型代表方剂,叶某案桂枝剂量较大,均以《伤寒论》为基础,东汉 1 两等于15.625g,故大剂量桂枝,效果益彰。但桂枝属温燥之品,阴虚阳亢之人应略减。张某案出现口干,乃桂枝用量过大之嫌。④桂枝加桂汤用桂枝还是肉桂,历来有争议。临床得知,若无阳气之耗散,桂枝最宜,反之适量肉桂则效更显。叶某案中患者心阳、肾阳俱虚,阴水泛溢,伴发奔豚气,故桂枝以温心阳降逆气,肉桂温肾阳制阴水,既有桂枝加桂汤之根基,又得真武汤之玄妙。

## 五、多汗症

多汗症是指局部或全身皮肤出汗量异常增多的现象。真正全身性多汗症少见,即使是全身性疾病所致的多汗症也主要发生在某些部位。全身性多汗症主要是由其他疾病引起的广泛性多汗,如感染性高热等;局部性多汗症常初发于儿童或青少年,往往有家族史,有成年后自然减轻的倾向。多汗症的原因分为疾病性和功能性失调:疾病性多见于内分泌失调和激素紊乱,如甲状腺功能亢进、垂体功能亢进、妊娠、糖尿病、神经系统疾病、发热性疾病,以及一些遗传性综合征等。功能性大多与精神因素有关,如精神紧张、情绪激动、愤怒、恐怖及焦虑等,为交感神经失调所致。

医学上常见的多汗症情况为盗汗和多汗。非睡眠状态下的出汗,称为"自汗";睡眠中出汗称为"盗汗"。中医认为汗液为津液所化生,血与津液同出一源,阴津的运行需要阳气的推动与固护,才能发挥正常的生理功能。出汗是"阳加于阴"所致,营阴内守、卫阳固护、气血调和,则表现为正常的汗出;无论何种原因,只要引发气血失和、营卫失调,则可能发生非理性的汗多之证,可表现为自汗、盗汗、鼻汗、额汗、半边身汗等多种情况。桂枝汤具有调和营卫、调和气血阴阳之功效,正是治疗本证的良方。运用时可以根据不同证候灵活化裁加减使用,表虚甚者加黄芪;盗汗者加龙骨、牡蛎;心血不足者加益气养血之品;劳伤心神者可加入养心安神之品等。

### 临床研究

刘麒观察玉屏风散合桂枝汤加减治疗肺卫不固型自汗的临床疗效。方法:将86例患者随机分为观察组和对照组各43例,观察组给予玉屏风散合桂枝汤加减治疗,对照组给予生脉饮口服液治疗,两组均连续治疗21日,随访1年内的复发情况、治疗后止汗时间及临床疗效。

处方:桂枝12g,黄芪30g,白芍15g,白术20g,大枣15g,防风15g,甘草6g,生姜10g。

加减:汗出多者,加浮小麦、糯稻根、煅牡蛎;气虚甚者,加党参、黄精;舌红,脉细数,加麦冬、五味子。结论:总有效率观察组为90.7%,对照组为60.5%,两组比较差异有统计学意义($P < 0.05$)。平均止汗时间观察组为$(5.3 \pm 0.8)$日,对照组为$(8.3 \pm 1.0)$日。观察组汗止时间明显短于对照组($P < 0.05$)。复发率观察组为5.1%,对照组为34.6%,两组比较差异有统计学意义($P < 0.05$)。结论:玉屏风散合桂枝汤加减治疗肺卫不固型自汗效果良好。

杜文彪以桂枝汤加减治疗汗证38例。桂枝汤为主方,气虚者加黄芪、党参等以益气固表;汗多者加生龙骨、生牡蛎、浮小麦、糯稻根等以固涩敛汗;阳虚者加附子;肌腠疏松,表卫不固,易于感冒而汗出恶风者与玉屏风散合用。治愈31例,好转6例,无效1例,总有效率为97.37%。

赵才兴用桂枝汤加味治疗汗证156例。

处方:桂枝12g,白芍15g,大枣10g,炙甘草6g,生姜10g。

根据症状平素体虚易感冒者加黄芪30g;汗多者加山茱萸12g、浮小麦30g,糯稻根30g;恶风寒者加白术、防风各12g;心悸睡眠差者加煅龙骨30g、煅牡蛎30g、五味子12g;喜太息、胸闷、胁胀不舒者加柴胡10g、香附10g。每日1剂,水煎分3次服,每次200ml,3日为1个疗程。治愈96例,好转54例,未愈6例,总有效率达96.2%。

王洪白用桂枝汤合玉屏风散加减治疗自汗176例。

处方:桂枝12g,白芍15g,黄芪30g,白术20g,防风15g,大枣15g,甘草6g,生姜10g。

气虚甚者加太子参或红参益气摄津;汗出多者加煅龙骨、煅牡蛎固涩敛汗;兼阳虚者加附子温阳敛汗;局部汗出有瘀血者加桃仁、红花、赤芍疏通经络、调和营卫;兼外感表邪者加入解表药。每日1剂,分3次,每次加水

350ml,煎取 150ml,适寒温服,7 日为 1 个疗程。治疗结果:治愈 161 例,好转 10 例,未愈 5 例,总有效率 97.2%。

同利香等报道桂枝汤治疗自汗 44 例。

处方:桂枝 10g,白术 10g,甘草 6g,生姜 10g,大枣 4 枚。用法:加水 300ml,煎至 150ml,2 次兑服,分早、晚服用。6 日为 1 个疗程,最多服 3 个疗程。

加减:气短、乏力、平素易感冒加党参 15g、黄芪 30g、防风 10g、白术 15g、汗出怕冷加附子 10g、细辛 3g;心情紧张、汗出为甚者,加五味子 15g、酸枣仁 20g;汗出量多加浮小麦 20g、煅龙骨 15g、煅牡蛎 15g。痊愈(汗出正常,其他症状消失,半年后无复发)18 例;显效(汗出明显减少,其他症状消失)13 例;有效(汗出减少,伴随症状减轻)10 例;无效(汗出及其他症状未减轻)3 例,总有效率 93.1%。其中 1 个疗程痊愈者 15 例,显效者 8 例;2 个疗程痊愈者 3 例,显效者 4 例,有效者 8 例;3 个疗程后显效者 1 例,有效 2 例,3 例无效。

李丽权用桂枝汤加味治盗汗。患者朱某,自诉夜间睡后汗出,醒来即止,衣被皆湿,伴怕冷,反复 3 年。来诊时症见面白、精神欠佳、怕冷、喜热饮、舌淡胖大、舌边有齿痕,苔薄白,脉缓无力。方选桂枝汤加味。

处方:桂枝 6g,白芍 20g,大枣 12g,生姜 2 片,炙甘草 9g,炙黄芪 20g,党参 20g,浮小麦 30g,煅牡蛎 30g。2 剂,每日 1 剂,水煎分 3 次饭后温服。

患者服上方 10 剂,盗汗止,精神佳、亦无怕冷现象。随访 2 年,未曾有盗汗复发现象。

刘默等用桂枝汤加味治疗产后汗证。

处方:桂枝 9g,白芍 15g,生姜 4 片,大枣 6 枚,黄芪 30g,防风 9g,白术 15g,五味子 9g,川牛膝 30g,焦神曲、焦山楂、焦麦芽各 9g,当归 12g,甘草 6g。

加减:大便难,加麻子仁 9g、肉苁蓉 12g,重用当归;痉病,重用养阴药,加平肝熄风药如天麻、钩藤、白蒺藜;郁冒加柴胡 12～15g。治疗结果:27 例患者服药 5 剂后痊愈,余 13 例患者服药 10～15 剂也全部治愈,治愈率 100%。

骆新生报道桂枝加龙骨牡蛎汤治疗心衰之汗证 52 例。全部病例均在治疗原发病的基础上,予桂枝加龙骨牡蛎汤加减。

处方:煅龙骨 30g,煅牡蛎 30g,桂枝 10g,白芍 15g,生姜 5 片,大枣 10 枚,炙甘草 5g。

若汗出恶风甚者加淫羊藿 10g、附子 6g；伴盗汗者加益智仁 10g、五味子 10g；伴气短乏力者加党参 20g、生黄芪 50g；伴心悸失眠者加酸枣仁 10g。每日 1 剂，水煎 2 次，取汁兑匀，分 2 次服用。治疗结果：治愈 30 例，显效 18 例，好转 3 例，无效 1 例(患者因心衰死亡)，总有效率为 98.1%。

周伯康用桂枝汤治术后汗证。其在诊治时据症将术后汗证分为 5 个证型：①风邪所伤：汗出，恶风，或发热头痛，舌淡红，苔薄白，脉浮缓。②卫气虚：汗出肤冷，疲乏，纳呆，或头晕，气少，面色不华，舌淡或淡红，苔白或少苔，脉细弱无力。③营血虚：汗出夜甚，头晕，虚弱，或失眠，心悸，口干，烦热，舌淡白，脉细弱或数。④阳虚：汗多肤冷，面色苍白，或心悸，舌淡，苔白，脉沉或结代。⑤单纯营卫不和：仅有出汗主症，而不具上述虚证者。治疗均以桂枝汤为主方，必要时配合辨证加味治疗。

处方：桂枝、生姜各 12g，白芍 15g，炙甘草 8g，大枣 12 枚。

用清水 2 碗半煎至大半碗，顿服，或分次服(小儿药量按比例酌减)，每日 1 剂。辨证加味：风邪所伤及单纯营卫不和者，一般不予加减；气虚者，加黄芪、党参、白术；营血虚者加当归、熟地黄、黄精、饴糖、龙骨、牡蛎；阳虚者加附子。

李同新等用桂枝汤治疗鼻汗证 24 例。

处方：桂枝 10g，白芍 12g，炙甘草 5g，生姜 3 片，大枣 3 枚。

上药加水 600ml，文火煎取汁 200ml，分 2 次服，每日 1 剂。7 日为 1 个疗程。本组 24 例，经 1 个疗程治疗，治愈 18 例，好转 6 例，有效率为 100%。

**按** 桂枝汤出自《伤寒论》，原方用桂枝三两(去皮)，芍药三两，甘草二两(炙)，生姜三两(切)，大枣十二枚(擘)。桂枝味辛性温，助阳达表温经通络，白芍味苦酸性微寒，和阴养血，两药相配则发散中有敛，和营中有调卫之功；生姜辛散，能祛风、温中健胃，佐桂枝以解肌泄邪；大枣、炙甘草甘缓益气调中，助芍药以和营益阴。综合本方有解肌调和营卫的作用，既可用于中风表证，得汗邪却，安内攘外；又可用于营卫相离，汗出诸症，以发其阳气和其营阴，使营卫相合起止汗的作用。

《伤寒论》桂枝汤原为治太阳病中风而设。然仲景在经文中处处无不指明本方的适应证是营卫不和而有汗出者。如第 12 条曰:"太阳中风,阳浮而阴弱,阳浮者,热自发,阴弱者,汗自出……桂枝汤主之。"所谓"阳浮阴弱",不仅是指脉象,实已阐明病机乃因风邪所伤,阳气外丽脉浮,营阴不及,失守于内故使汗出。第 17 条曰:"桂枝本为解肌,若其人脉浮紧,发热汗不出者,不可与之也。常须识此,勿令误也。"进一步明确指出了本方解肌、调和营卫的功用,强调了汗出或汗不出为鉴别是否桂枝场适应证的重要依据。第 53 条曰:"病常自汗出者,此为荣气和,荣气和者,外不谐,以卫气不共荣气谐和故尔,以荣行脉中,卫行脉外,复发其汗,荣卫和则愈,宜桂枝汤。"这条经文所说的荣卫不和证是由于卫气失于卫外,以致表气不固而病常自汗出,虽然荣气未病,然亦归究荣不助卫,则卫难自和。第 54 条曰:"病人脏无他病,时发热,自汗出而不愈者,此卫气不和也,先其时发汗则愈,宜桂枝汤。"本条则除外了中风及里证,而仅指表虚,卫气不和所致之时发热、自汗出证。

### 医案精选

### ◎案

某,女,27 岁。怀孕 2 个月,因外伤引起先兆流产,保胎 2 日,孕妇仍感小腹坠疼及腰疼。B 超显示:胎心搏动微弱且极不规则,无保胎希望,遂行清宫术。患者素体较差,术后大汗淋漓,自汗、盗汗,双下肢无力,左上肢肩关节疼痛且恶风,纳差,舌质暗红,苔白厚,脉沉细缓。曾用西药能量合剂输注 7 日。上述症状未缓解。遂转求中医治疗。患者流产后亡阴血虚,阳气盛,阴阳失调,不能相互维系,故汗出。产后百节空虚,易招致外邪,加之津亏不能涵养筋脉,故肩关节疼痛。产后气血俱虚,脾气虚无力运化水湿,故纳差,苔白厚。气不能帅血,血不能载气,故舌质暗红。诊断为产后汗证。辨证为阴阳不和。治以和调阴阳,益气养血,辅以祛风通经和络。方用桂枝汤加味。

处方:桂枝 9g,白芍 15g,威灵仙 15g,片姜黄 15g,甘草 6g,防风 9g,黄芪 30g,当归 15g,白术 15g,五味子 9g,川牛膝 30g,焦山楂、焦麦芽、焦神曲各 10g,生姜 3 片,大枣 6 枚。水煎服,每日 1 剂。

服 3 剂后汗出减少,其他症状减轻。继服 2 剂后上述症状消失。共服药

5 剂。

**按** 妇科见汗多者为产后病,产妇之所以容易汗出,是因为产后失血过多,以致亡阴血虚,阳气偏旺,以致汗出。若产后体质差加之调护不适,变证则纷起。正如《金匮要略·妇人产后病脉证并治》中所说:"新产血虚,多汗出,喜中风,故令病痉;亡血复汗,寒多,故令郁冒,亡津液,胃燥,故大便难。"根据未病先防、既病防变的原则,在临床中要时刻注意顾护阴津。产生汗出的病机:亡阴血虚,阳气偏盛,即阴阳失调。治疗以调节阴阳为主。而桂枝汤的作用,正如徐忠可在《金匮要略论注》所云:"桂枝汤者,此汤,表证得之,为解肌和营卫,内证得之,为化气调阴阳。"根据这一理论,用桂枝汤内调和脾胃,以增进营卫之气的化生而和调用阳,加用益气养血之品,用之临床,得心应手,疗效满意。

◎案

洪某,女,43 岁。1997 年 7 月 2 日初诊。汗出淋漓 14 年。14 年前始不明原因地汗出,不分冬夏,淋漓不绝,衣衫尽湿,曾遍求中西医诊治,有言"自主神经功能紊乱"者,有言"汗腺异常"者,有言"肝火"者,有言"气虚不摄"者,有言"阴虚火旺"者等,选服中西药终无寸功,患者苦不堪言,特来求诊。症见:自汗淋漓、内衣尽湿,汗出之前每发周身烘热,继之汗出如雨,汗后畏冷,一日发作数十次,饮食如常,苔薄,脉细弦。此与《伤寒论》54 条"病人脏无他病,时发热,自汗出而不愈者,此卫气不和也,先其时发汗则愈,宜桂枝汤"颇相吻合,故从营卫功能障碍图治,以调和营卫法。

处方:杭白芍 15g,炙甘草 6g,嫩桂枝 6g,生姜 3 片,大枣 3 枚,霜桑叶 15g,茺蔚子 10g,凌霄花 10g,马鞭草 15g,泽泻 15g。7 剂,每日 1 剂,水煎服。

二诊:7 月 9 日。服上药汗出减少,继加牡蛎 15g,又服 7 剂。

三诊:7 月 16 日。服上药汗出又多,时感气短,上方去牡蛎,加大黄 3g,7 剂,每日 1 剂,水煎服。

四诊:7 月 30 日。汗出续有改善,量亦较前为少,上方再加黄芪 3g,每日 1 剂,水煎服。

五诊:8 月 13 日。服上方 14 剂,汗出明显减少,每日 1~2 次,发作时略感身热,遍身微有汗出,但汗后仍感微寒,又守方服用 20 余剂,诸症平复。

**按** 本案患者,时发热汗出,而脏无他病,与仲景所论颇相吻合,故主以桂枝汤调和营卫,因其汗出 14 年余,阴津已伤,故白芍用量大于桂枝,以防桂枝过温损伤阴津,加入霜桑叶,以桑叶之柔润,有宣肺通卫之功,而无桂枝辛温伤阳之虞,霜桑叶、桂枝总量已达 21g,足可与白芍相匹配,以调和营卫。因该证日久,营卫不利,必有瘀滞,经络不通,亦碍营卫正常通利,故加入茺蔚子、凌霄花、马鞭草以活瘀血、通经滞、解热毒,佐入泽泻以通三焦、利经脉,与桂枝、桑叶使水津外达肌肤,内行三焦,促进下焦气化,津自通行,所谓内通而外涌是也。内部一通,外自不涌,汗可止矣。故服药 7 剂,即有效验。因急于求成,加入牡蛎收涩,以求速效,结果适得其反,服后益重,足证本证汗出重在营卫不利,加用涩敛之品燃汗出更甚,故再诊之时,去掉牡蛎,稍加大黄 3g,以取其活血脉,通里气,以助泽泻,齐开前后二阴,里通则表和,故药后即效。又诊加黄芪 3g,意在助桂枝、霜桑叶行表通脉,帮大黄、泽泻通里利水,药后病除,守方巩固,以竟全功。

## 第六节　免疫系统疾病

### 风湿性关节炎

风湿性关节炎是一种常见的急性或慢性结缔组织炎症。风湿性关节炎广义上应该包括类风湿性关节炎,可反复发作并累及心脏。临床以关节和肌肉游走性酸楚、重着、疼痛为特征,属变态反应性疾病。关节疼痛是风湿病最常见的症状,全身关节都有可能发生疼痛,但是肢体和躯干部位的疼痛可能引起内脏和神经系统的病变。肌肉疼痛,肌肉也会出现疼痛症状,而且还可能出现肌无力、肌酶升高、肌源性损害等,如系统性红斑狼疮、混合性结缔组织病、皮肌炎等。不规律性发热,风湿出现之前会出现不规则的发热现象,不会出现寒战现象,用抗生素治疗无效,同时还会出现血沉快,如系统性红斑狼疮、急性嗜中性发热性皮病、脂膜炎等均可以发热为首发症状。皮肤黏膜症状皮肌炎、干燥综合征、贝赫切特综合征、脂膜炎等会出现皮疹、口腔溃疡、皮肤溃疡、网状青紫、眼部症状等。临床治疗大都使用抗炎及细胞毒药等，必要时进行手术治疗。

中医没有风湿性关节炎这一命名，根据其临床症状体征，其属于祖国医学"痹症"的范畴。痹症病因病机较复杂，主要是正气亏虚（内因）和风寒湿热（外因）等外邪侵袭，诸因杂至，出现痰浊凝聚，瘀血内停，湿胜着脉，热毒灼络，导致局部经络、组织受损，闭阻不通，气血运行不畅，形成痹症。如《诸病源候论·风痹候》说："痹者，风、寒、湿三气杂至，合而为痹，其状，肌肉顽厚或疼痛。"在《黄帝内经》中对痹症也进行了详细的阐述：风、寒、湿邪气，侵袭机体、经络、脏腑，痹阻不散，而致关节疼痛、肿胀、僵直。

痹症主要被侵袭的脏腑为肝、肾、脾、气血、筋脉等。因肝主筋、藏血，肾主骨、生髓，为作强之官，肝肾同源，共养筋骨，为先天之本；脾主湿，为生痰之器，为后天之本。肾虚则髓不能满，为寒水之经，真气衰弱，风、寒、湿之气，从腠理而入，内含于肾，深袭于骨，伤及于肝，脾虚不能运化水湿，寒湿凝滞，后天补给不足，致使风寒、痰湿、血瘀相互影响，凝聚不散，闭阻经络，挛缩变形，屈伸不利。痹症的发病一般较缓慢，多以外感症状为首发，继之出现关节疼痛症状，往往呈渐进或不规则发作，多呈反复发作。如人体正气不足，卫外不固，腠理不密，邪气乘虚而入，真可谓"正气存内，邪不可干，邪之所凑，其气必虚"。痹症在临床上可以分为风痹（行痹）、寒痹（痛痹）、湿痹（着痹）、热痹。行痹：痛无定处，游走不定，关节屈伸不利，恶风发热。痛痹：疼痛剧烈、关节屈伸不利、肿胀变形等功能障碍，遇寒疼痛加重。着痹：肢体重着，酸痛或肿胀，痛有定处，活动不便，肌肤麻木。热痹：关节红肿热痛，得冷稍舒，痛不可触，这是痹症的初始阶段或急性发作期，相当于现代医学的急性风湿热。

而风湿性关节炎与中医的风湿热痹的临床症状体征最接近。热痹的病因有内因和外因两个方面。外因多为暑热之邪，或兼风湿等邪侵袭；内因为正气虚弱，卫外不固，或素体阳盛或阴虚，热邪内生，或感邪化热，或过用热药等。本病主要致病因素为热邪。久居炎热潮湿之地，或处于天暑地蒸之中,或长期在较高温度的环境中。风湿热暑等邪侵袭机体,痹阻气血经脉,滞留于关节筋骨,发为热痹。或热毒入里燔灼阴血,瘀阻经脉,伤于脏腑,蚀于筋骨而发为热痹。由此可见,暑热火邪入侵是热痹发生的主要因素。先天禀赋不足,素体虚弱,或病后失养,致气血耗伤,精血亏虚,腠理空疏,热邪或挟风、湿等邪乘虚入侵,搏结于肢体关节而致痹。热痹可由外热致病,也可由内热致痹。内热系指热自内生,如热痹体质,素体阴虚,虚热内生;或脏腑功能失调,病久伤阴,筋脉失养而致痹。风寒湿等外邪侵入机体,留滞经络关节,日久不愈,郁而化热;或素体阳气偏盛,脏腑经络内有蓄热,复感风寒湿等外邪,邪郁化热,或从阳化热而致痹。病者久用温燥之药,或过用热药,郁热内蕴,也可致痹。常用之法有疏风清热、清热利湿、清热解毒、滋阴清热、祛瘀化痰等。热痹的治疗,单纯寒凉清热,不能流通气血,开其痹闭,常需佐用少量热药。另外,热痹后期易伤阴化燥,痰瘀互结,因此治疗时应兼顾阴液,化瘀祛痰。《医衡》治疗热痹时强调"降火清热豁痰为主,参以通经活血疏散邪滞之剂"。

此病内因在于正气虚弱,营卫不和,气血不通。而桂枝汤可调和营卫,正对病机,广泛化裁运用,临床均取得较好疗效。本方所治各种疾病之表现为风寒湿痹者,治以温经散寒,活血祛瘀,通经止痛为法。

### 临床研究

李琴用桂枝汤加减治疗类风湿性关节炎 42 例,42 例患者均为住院患者,全部依据 1987 年美国风湿病学会提出的类风湿性关节炎修订诊断标准确诊。女性 32 例,男性 10 例;年龄 15~62 岁。平均 38.5 岁;病程 6 个月至 15 年,平均 2.25 年;病情分级,按 RA 关节功能分级标准,其中 I 级 12 例,II 级 15 例,III 级 15 例;曾接受过各种治疗 37 例。以桂枝汤为基础方化裁治疗。

处方:桂枝 9g,白芍 9g,炙甘草 9g,生姜 9g,大枣 3 枚。

加减:关节痛甚加制川乌 8g、制草乌 8g、羌活 15g、独活 15g、秦艽 15g、制没药 12g;僵硬者加白芷 15g、白芥子 15g、乳香 10g、天花粉 10g;热痹者加生石膏 40g、知母 12g、忍冬藤 30g、黄柏 10g。水煎服,每日 1 剂,分 2 次服。治疗以 30 日为 1 个疗程,3 个疗程后观察疗效。治疗期间,停用非甾体类抗炎药,仅予甲氨蝶呤每周 10mg 口服,监测血常规及肝功能。疗效依据 1988 年第一届全国中西医结合风湿类疾病学术会议制定的标准判断及 Larsen 关节计分法判定。显效:晨僵消失或不超过 15 分,无关节疼痛、肿胀或压痛,关节活动时无疼痛,血沉低于 30mm/h(女)或 20mm/h(男),CRP 恢复正常,关节 X 线片治疗前后无变化,9 例。有效:晨僵消失或不超过 15 分,压痛关节数、肿胀关节数较治疗前减少,实验室检查指标部分改善,关节 X 线片经 Larsen 关节计分法评分下降超过 1 个等级者,29 例。无效:临床及实验室检查指标改善达不到有效指标,关节 X 线片关节计分法下降超过 1 个等级以上,或在其他因素影响下疗效不巩固或恶化者,4 例。总有效率 90.48%。

戴小娟、李武军用桂枝汤加味治疗缓解期类风湿性关节炎,76 例均为某医院内科门诊患者,随机分为两组。治疗组 38 例,男性 15 例,女性 23 例;年龄 37～62 岁;病程 5～21 个月;均为缓解期。对照组 38 例,男性 13 例,女性 25 例;年龄 34～58 岁;病程 5～19 个月;均为缓解期。两组一般资料比较差异无统计学意义($P > 0.05$),具有可比性。诊断标准:①晨僵≥1 小时,持续≥6 周。②≥3 个关节肿,持续≥6 周。③腕、掌指关节或近端指间关节肿,持续≥6 周。④对称性关节肿,持续>6 周。⑤手部 X 线片有改变。⑥皮下结节。⑦类风湿因子阳性,滴定度 >1∶32。以上 7 条中具备≥4 条即可确诊。治疗组予桂枝汤。

处方:桂枝 18g,白芍 9g,生姜 9g,大枣 12g,甘草 6g,姜黄 9g,细辛 6g,威灵仙 6g。每日 1 剂,水煎取汁 300ml,分 2 次温服。

对照组予阿司匹林肠溶片(湖南金泰制药有限公司,国药准字 H43021971)200mg,每日 4 次口服。疗程两组均以 30 日为 1 个疗程,连续治疗 3 个疗程观察疗效。观察指标观察两组治疗前后症状、体征,并参照"风湿性关节炎症状分级量化表"评定证候积分。临床观察结果表明,桂枝汤加味治疗缓解期类风湿性关节炎疗效优于阿司匹林肠溶片,值得临床推广。

按 风湿性关节炎属中医学痹症、顽痹、历节病等范畴,因素体正气亏虚或先天禀赋不足,复感风、寒、湿之邪,血气不行,经络闭塞,或风、寒、湿(热)之邪留滞筋骨关节,久之损伤肝肾阴血,使筋骨失养,致病特点可用虚、寒、湿(热)、瘀、久、变来概括。故类风湿性关节炎病机以正气亏虚、肝肾不足为本,风寒湿邪痹阻关节经络,久则化痰成瘀,入筋着骨为标。缓解期宜以调和、固摄营卫为主,祛瘀化痰通络为辅。因正气不足则腠理不固,卫气外泄,营阴不得内守,风寒湿邪容易入侵,故以桂枝汤加味,类风湿性关节炎属中医"痹症"范畴,因风寒湿邪乘虚而入,痹阻经络而为病,病程日久,或医家过用汗法,或长期服用解热镇痛药或糖皮质激素,均可导致正气耗损,表气不固,腠理开泄而汗出,汗出时外邪更易侵袭机表,侵入经络,如此恶性循环,正虚邪恋,病情缠绵不愈,为此,选用桂枝汤治疗。此方为《伤寒论》太阳病第一方,其主要功效为解肌发表、调和营卫。方中桂枝助正阳、通经络、解肌发表而祛在表之风邪;白芍固腠理和血脉,收阴气而和营益阴,二者一治卫强,一治营弱,散中有收,发中有补,使表邪得解、营卫调和;生姜辛温,既助桂枝辛散表邪又和胃止呕;大枣益气补中;生姜、大枣在方中虽为佐使,但对桂枝、白芍起较大协同作用;甘草合桂枝则辛甘化阳以实卫,合白芍则酸甘化阴以和营。该方发中有补、散中有收、邪正兼顾、阴阳并调,故既能解表又能和里。因其具有调和营卫、气血、阴阳的作用,故古人有"外证得之,解肌和营卫;内证得之,化气调阴阳"之说。药理研究也证实:桂枝汤能分别增加和抑制汗腺分泌,说明在不同功能状态下本方既能发汗又能止汗,具有双相调节作用。本方对各种感染性及非感染性炎症均有显著作用,可明显降低各种致病物质的浓度,提高痛阈值,从而起到解痉和止痛作用,故镇痛、镇静作用明显,对免疫功能有双相调节作用。

　　桂枝是中医风湿病最常用的药物之一,通过辨证配伍应用,可用于多种风湿病,在风湿病的早期阶段,就诊者有的只有个别关节的肿痛而实验室检查均正常,还达不到用免疫抑制剂的情况,在这时中医药可以唱主角。以桂枝及其配伍治疗不失为是一种可行的治疗方法。前期研究表明,桂枝与其配伍的药物所形成的配伍环境,可影响桂枝功效的发挥方向。对关节疼痛呈游走性的行痹,予桂枝配伍芍药、羌活、防风、桑枝、秦艽等祛风通络;对关节痛甚,固定不移的痛痹,予桂枝配伍川乌、附子、麻黄等温经散寒;对关节重着肿胀的着痹,予桂枝配伍薏苡仁、苍术、萆薢等除湿通络;对关节红、肿、热痛的热痹,予桂枝配伍生石膏、知母、黄柏等清热除湿;对关节疼痛如刺,固定夜甚,有血瘀者,予桂枝配伍桃仁、红花、赤芍、当归等活血通络;对关节漫肿疼痛,痰浊较重者,予桂枝配伍法半夏、茯苓、陈皮等化痰通络;对于四肢酸楚,倦怠乏力,心悸气短,气血亏虚者,予桂枝(或肉桂)配伍人参、白术、茯苓、当归、地黄等益气养血之品,即可温通气血,又可"少火生气";对于关节酸楚,腰膝酸软,肝肾不足者,予桂枝(或肉桂)配伍桑寄生、杜仲、怀牛膝等补益肝肾之品,即可温通经脉,又可温阳益肾。通过配伍达到治疗的目的。

**医案精选**

**◎案**

李某,女,65岁。2011年5月9日初诊。患者1年前被诊断为"类风湿性关节炎",自发病以来,双手近端指关节反复肿痛,屈伸不利,晨僵大于1小时,双腕、双肘、双肩,下肢关节游走性疼痛,自汗,动则尤甚,背部怕冷,胃部时隐痛,纳、眠尚可,小便可,大便稀。舌质淡,苔薄白,脉浮缓。中医诊断为尪痹。证属营卫不和,风寒闭阻。方用玉屏风散合桂枝汤加炙麻黄根,羌活,秦艽,独活,怀牛膝,威灵仙,伸筋草,浮小麦,倒提壶,茯苓,白豆蔻。5剂,水煎服,每日3次。

二诊:5月16日。服药后双手近端指关节肿胀有所消退,活动改善,双腕、双肘、双肩关节及胃部疼痛减轻。因其为慢性病,故嘱其坚持服药,并随证加减,汗出减少时,去浮小麦、倒提壶,服药10周后,诸症均有所缓解,已无明显晨僵。

三诊:8月12日。病情控制良好,四肢关节肿痛消失,日常生活如常人。

按 据患者舌脉症,辨证为卫气虚弱,风寒湿邪痹阻经络之尪痹。《古今名医方论》曰:"防风,遍行周身,称治风之仙药,上清头目七窍,内除骨节疼痹,外解四肢挛急,为风药中之润剂……黄芪……无汗能发,有汗能止,功同桂枝……是补剂中之风药也……白术健脾胃,温分肉,培土即以宁风也。夫以防风之善祛风,得黄芪以固表,则外有所卫,得白术以固里,则内有所据,风邪去而不复来。"用玉屏风散合桂枝汤益气固表,调和营卫,温经散寒;加羌活、秦艽、独活、怀牛膝、威灵仙、伸筋草祛风湿、舒经活络、消肿止痛,浮小麦、倒提壶敛阴止汗,茯苓、白豆蔻固护脾胃。

## 第七节　皮肤病

### 一、荨麻疹

荨麻疹俗称风疹块。是由于皮肤、黏膜小血管扩张及渗透性增加而出现的一种局限性水肿反应,通常在 2～24 小时消退,但反复发生新的皮疹,病程迁延数日至数月。临床上较为常见。

从症状上来看,相当于中医的"瘾疹"。本病总因禀赋不耐,人体对某些物质过敏所致。可因卫外不固,风寒、风热之邪客于肌表;或因肠胃湿热郁于肌肤;或因气血不足,虚风内生;或因情志内伤,冲任不调,肝肾不足,而致风邪搏结于肌肤而发病。

荨麻疹,属于中医学"瘾疹"范畴,多由营卫不和、风邪乘袭、客于肌肤而发病。若外邪久留不去,又可加重营卫不和,致使疹块反复发作不已,即成慢性荨麻疹。其常见临床证型有脾肺气虚,风寒外袭及营血不足,血虚风燥等,基本病理乃营卫不和所致。以桂枝汤为基本方调和营卫,加益气养血之品以增强其调和营卫、气血、阴阳的作用,并用祛风止痒之品以治其标,如此标本兼顾,营卫调和,则邪去病除。

#### 临床研究

王康生、李常兴观察桂枝汤加减治疗慢性荨麻疹的临床疗效及安全性。将慢性荨麻疹患者84 例随机分为治疗组和对照组各42 例,治疗组采用桂枝汤加减方治疗,每日 1 剂,每剂水煎 2 次,取汁 300ml,分早、晚 2 次温服,连续治疗 28 日;对照组采用马来酸氯苯那敏片、西替利嗪片及雷尼替丁胶囊联合治疗:马来酸氯苯那敏片,4mg/ 次,每晚 1 次;西替利嗪片,10mg/ 次,1 次/日;雷尼替丁胶囊,150mg/ 次,2 次/日,连续治疗 28 日。采用症状和体征总积分法评估疗效。结果:治疗组治疗后第 28 日的痊愈率和总有效率分别为 64.29% 和 88.10%；对照组痊愈率和总有效率分别为 55.26% 和 73.68%；两组疗效差异有统计学意义（$X^2 = 4.525\,3, P = 0.033\,4$）。治疗组 2 例患者出现轻度恶心，对照组有 26 例患者出现嗜睡，两组不良反应发生率比较差异有统计学意义（$X^2 = -48.658\,5, P < 0.000\,1$）。结论：桂枝汤加减治疗慢性荨麻疹安全有效。

〔按〕慢性荨麻疹是皮肤科最常见的一种荨麻疹，其最突出的临床症状为全身反复发生风团伴皮肤瘙痒。慢性荨麻疹的发病原因及发病机制尚不完全清楚，国内外研究结果提示组胺、白三烯、细胞因子等炎症介质在慢性荨麻疹的发病中起主要作用。目前在抗组胺药方面，已经研制出安全、高效的制剂，而且联合激素、免疫调节剂或白三烯受体拮抗剂、抗凝剂等辅助治疗，也取得了较好的临床疗效。第二代 H1 受体拮抗剂的代表药物西替利嗪，能有效抑制组胺和其他炎症介质的释放。但不能从根本上解决慢性荨麻疹复发的问题。

中医认为荨麻疹的发生多因七情内伤，机体阴阳失调，营卫失和，卫外不固复感风邪而诱发，而风为百病之长，善行而数变。风与寒相合而为风寒之邪，与热相合而为风热之邪。风寒与风热之邪客于肌肤皮毛腠理之间，"则起风瘙隐疹"，这与现代医学对本病的认识大抵相同。在治疗方面以祛风止痒为主，视证型加清热、散寒、除湿之品，或佐以温阳、益气、养血活血之药，兼顾脾胃肝肾，为后世医家治疗荨麻疹奠定了基础。根据机体阴阳失调，营卫失和的调理机制，本研究采用桂枝汤加减方温中兼凉，甘辛有度，疏不为过，补不为腻，以调和为宗旨。本研究结果显示，治疗组总有效率明显高于对照组，且不良反应发生率低于对照组，提示中药桂枝汤治疗慢性荨麻疹是安全有效的。

**医案精选**

**◎案**

申某，女，58 岁。2003 年 1 月 16 日初诊。自诉半月前洗澡后汗出遇风，遂即全身发痒，旋起扁平疙瘩。曾多次服中西药，效果不显，且每遇风吹病症加重，全身遍布豆瓣至手指大扁平丘疹，色淡不红，融合成片，瘙痒难忍，舌淡，苔薄白，脉浮缓。中医诊断为荨麻疹。治以养血祛风，用《医宗金鉴》

当归饮子加减,服 3 剂后病症同前。因其起因为汗出当风,且遇风吹后加重,故以调和营卫,佐以疏风止痒之法,方以桂枝汤加味。

处方:桂枝 10g,白芍 10g,炙甘草 6g,防风 10g,蝉蜕 10g,白鲜皮 15g,生姜 3 片,大枣 6 枚。

服药 3 剂,疹块已消,瘙痒减轻,上方加生黄芪 15g,再进 3 剂,则痒止而愈。为巩固疗效,守方继服 5 剂,3 个月后随访,未见复发。

**按** 荨麻疹多为汗出肌肉松弛,复感风邪,郁于肌肤,致营卫不和而成。而桂枝汤为《伤寒论》太阳中风证而设,具有解肌祛风,调和营卫之功。本案即取桂枝汤调和营卫,加防风、蝉蜕、白鲜皮解肌祛风而止痒,药证相宜,疗效明显。

◎案

某,女,52 岁。2012 年 9 月 20 日初诊。主诉:反复发作风团 3 个月。现病史:患者 3 个月前无明显诱因周身时发风团,未经系统治疗。症见:周身反复发作风团,遇风、冷则易发,无明显昼夜规律,纳、食可,二便调,舌红,苔薄白,脉沉滑。中医诊断为荨麻疹。治以疏风解肌,养血止痒。方予桂枝汤合桃红四物汤加味。

处方:生地黄 15g,当归 5g,赤芍 5g,川芎 5g,桃仁 9g,红花 5g,桂枝 10g,白芍 10g,大枣 10g,炙甘草 5g,生姜 3 片,白鲜皮 10g。7 剂,每日 1 剂,水煎服。

二诊:9 月 27 日。减半,白天痒止,夜间偶发风团,守方继服 7 剂,痊愈。

**按** 荨麻疹是一种常见的皮肤黏膜血管反应性疾病,临床成因复杂、易于反复。中医俗称为"风疹块",具有风性类似特点,即变化迅速、时隐时现;其遇风、冷易发者,多由卫外不固、风邪袭表、郁于肌腠所致,故方选桂枝汤调和营卫、解肌祛风,又遵"治风先治血,血行风自灭",再合桃红四物汤养血熄风止痒,酌加白鲜皮引药入皮,取效迅速。

## 二、银屑病

银屑病俗称牛皮癣,是一种慢性炎症性皮肤病,病程较长,有易复发倾向,有的病例几乎终生不愈。该病发病以青壮年为主,对患者的身体健康和精神状况影响较大。临床表现以红斑、鳞屑为主,全身均可发病,以头皮、四肢伸侧较为常见,多在冬季加重。

本病相当于中医的"白疕",总因营血亏损,化燥生风,肌肤失养所致。初起多为风寒或风热之邪侵袭肌肤,以致营卫失和,气血不畅,阻于肌表而发;或兼湿热蕴积,外不能宣泄,内不能利导,阻于肌表而发。病久则气血耗伤,血虚风燥,肌肤失养,病情更为显露;或因营血不足,气血循行受阻,以致瘀阻肌表而成;或禀赋不足,肝肾亏虚,冲任失调,更使营血亏损。

根据治病求本的原则,应补气固表、滋阴养血。桂枝可调和营卫,辛温行气,加速皮损愈合;芍药可益阴和营。配以补气益气、养血滋阴、祛风止痒之品,可标本兼顾,疗效明显。

**临床研究**

陈恩军报道桂枝汤加味治疗点滴型银屑病 70 例,认为其病机是由于风寒外袭,营卫失调,继而局部气血运行不畅,瘀久化燥。桂枝汤是仲景群方之魁,乃滋阴和阳,调和营卫,解肌发汗之总方也。运用桂枝汤调和营卫,活血润燥,故收效甚显。

缪奇祥运用桂枝汤为主治疗慢性顽固性皮肤病取得出其不意的疗效。其报道运用桂枝汤治愈一例 30 年病史银屑病患者。该患者先为实热证生风,故按一般治疗有效。但随着病程的延长,患者正气逐渐亏损,故按血热、风邪等为患者治疗则少效,故以桂枝汤和营卫、通肌腠,四物汤活血养血,地肤子、蛇床子、白鲜皮祛风除湿止痒,标本同治,2 个月治愈。

按 银屑病的治疗目前尚无理想的治疗方法和疗效可靠的药物,为此我们应用黄芪桂枝汤进行试验性观察治疗。因观察银屑病患者的症状表现,多为表气亏虚而出现外邪侵袭,形成皮损瘙痒等症,根据治病求本的原则,治疗本病当固表虚,桂枝汤乃《伤寒论》群方之首,本为太阳中风证而设,具有解肌祛风、调和营卫之功。方中桂枝解肌祛风、白芍敛阴和营,二药相合,一治卫强,一治营弱,生姜、大枣、甘草能益气调中,调和诸药。目前不断扩大使用范围,将之应用于临床各科,常用来治疗人体表虚,卫外不固,营卫失和,风寒表虚证。治疗银屑病适于点滴型或慢性期病久气血虚复感风邪,伴有"发热,汗出,恶风,脉缓者"。

**医案精选**

**◎案**

某,女,29岁。2008年11月19日初诊。主诉:全身反复起红色皮疹、脱屑16年,本次加重20日。现病史:患者13岁时发病,初始较轻,皮疹主要分布在四肢,当地医院诊为"银屑病",皮疹渐加重,开始累积躯干,多方求治,先后服用消银片、迪银片、艾利可(维A酸片)及免疫抑制药,效果一般。皮疹到春夏季缓减,秋冬季加重,最长缓解曾维持3个月。3年前用过方希(阿维A),服用方希2个月后严重脱发,眉毛全脱,全身干燥不适,遂停药,近1年来服用中草药,局部照射窄波紫外线,皮疹控制较好,但近20多天因感冒后皮疹又加重,略痒。听人介绍遂来求诊。既往无其他重大病史,否认过敏史及家族病史。查体:头面、躯干、四肢、臀部、散在斑块状红斑鳞屑,轻度浸润,点状出血及薄膜现象为阳性。舌红,苔薄黄,脉弦滑。西医诊断为银屑病;中医诊断为白疕。证属血热。治以清热凉血,解毒利湿。方用桂枝汤合清热利湿饮加减。

处方:桂枝10g,赤芍20g,土茯苓21g,金银花21g,牡丹皮15g,龙胆草9g,栀子9g,黄芩15g,柴胡9g,生地黄21g,车前子(包煎)15g,泽泻15g,当归9g,大青叶15g,白鲜皮21g,丹参9g,甘草6g。7剂,水煎服,每日1剂。

局部用内服药渣煎汤外洗,洗后外搽龙珠软膏,每日1次。并嘱患者发病期间忌辛辣饮食及牛羊肉,不熬夜,每天傍晚慢跑锻炼,跑至周身微微出汗为止。

二诊:皮疹已不痒,原红斑变淡,浸润减轻。此后以清热利湿饮加减共服药2个月,皮疹基本消退,仅右胫前手掌大小红斑,较少鳞屑。改服银屑病预防方。

处方:黄芪20g,白术10g,防风10g,白花蛇舌草20g,板蓝根15g,紫草10g,金银花20g,土茯苓20g,柴胡10g,生地黄15g,牡丹皮10g,赤芍10g,甘草6g。

共服用14剂。饮食等忌宜如前,并嘱患者每逢感冒时服预防方1~

2 周。

2009 年 9 月 22 日因感冒后臀部起红斑鳞屑复诊,患者诉自上次治疗后近半年多皮疹未再复发,予龙胆合剂内服,外用达力士软膏 1 周,后继服银屑病预防方 1 周,皮疹消退。此后患者因感冒来服预防方 2 次,但未再起疹,右小腿皮疹已完全消退,自诉用药后感冒明显减少。

**按** 杜锡贤教授常以银屑病预防方用于频繁复发的银屑病患者,尤其是冬季复发型患者,通常在银屑病皮损消退后或局限于 1 处不再变化或在遇有明显诱发因素时服药,取得较理想疗效。方中黄芪、白术针对银屑病之"久病多虚"以益气扶正祛邪;风为百病之长,易引发和夹杂其他邪气合而为病,故用防风祛风止痒,合黄芪、白术为玉屏风散,黄芪得防风益气不留邪,防风得黄芪散郁不伤正;白花蛇舌草、板蓝根、金银花清热解毒,针对"固疾多毒";生地黄、牡丹皮、赤芍、紫草凉血活血养血,针对其血热体质;柴胡疏肝解郁,条畅气机,缓减患者心理压力,临床时配合医生的解释劝导相得益彰。柴胡在方中只作为情绪干预的一味代表药,临证时根据病情多有加减。甘草在方中调和诸药。需要说明的是,中医历来重视情志因素在发病中的地位,在治未病理论中"养神"也处于重要位置,治疗情志病是中医的特长,这使得以提高生活质量为目标的治未病理论有了可靠的保障。

## 三、皮肤瘙痒症

瘙痒是一种仅有皮肤瘙痒而无原发性皮肤损害的皮肤病症状。根据皮肤瘙痒的范围及部位,一般分为全身性和局限性两大类。中医认为皮肤瘙痒为气血虚弱,卫外不固;或肾元不足,肌表失于充养,卫气不能"充皮肤,温分肉",虚邪贼风乘虚伏于肌表而成。治疗应重在充养肌肤,协调营卫,以加强卫气的温煦功能和防御作用。此外,老年人因肝肾之精血衰减、不能濡养肌肤,故容易出现肌肤干燥枯皱,皮肤瘙痒无皮疹。老年人又因肾气衰,不能温煦肌肤皮毛,故皮肤瘙痒多发生于冬季,遇冷加重,夜间较剧。因此,治疗时需要填补肝肾之精血、调和营卫、凉血祛风并重。桂枝汤中桂枝配白芍,一辛一酸,一散一收,一动一静,于发散中寓有敛汗之意,于固表中有微汗之道,可令邪风去而营卫和;生姜和大枣一辛散向外,一甘缓和中,以佐助桂枝、白芍，并行不悖，相得益彰。甘草甘缓和中。再配以养阴清热、祛风止痒之品，老年人还应配以补益肝肾之品，以收良效。

**临床研究**

胡剑秋等观察藿蛇地黄桂枝汤治疗老年性皮肤瘙痒症临床疗效，藿蛇地黄桂枝汤治疗。

处方：淫羊藿 15g，蛇床子 10g，制何首乌 15g，肉苁蓉 10g，菟丝子、桂枝、白芍药、黄芪、生地黄各 15g，牡丹皮 12g，蝉蜕 10g。水煎服，每次 150ml，每日 3 次，每日 1 剂。

对照组服桂利嗪，每次 25mg，每日 3 次，西咪替丁每次 0.4g，每日 4 次。治疗组 55 例中，治愈 34 例，显效 10 例；有效 6 例，无效 5 例，总有效率为 90.91%。

按 老年性皮肤瘙痒症属中医"痒风"范畴，一般认为由风邪郁于皮毛腠理或湿热蕴于肌肤不得疏泄透达所致，或因血虚肝旺致生风化燥、肌肤失养而成，故临床报道多采用养血祛风、清热除湿之法治之。然而老年性皮肤瘙痒症明显有别于其他年龄段所患之皮肤瘙痒症。从生理上看，随着年龄的增长，老年人肝肾精血亏损逐渐发生，正如《素问·生气通天论》"女子……七七任脉虚……丈夫……七八肝气衰……八八天癸竭……肾气衰。"及《灵枢·天年》"五十岁，肝气始衰……七十岁，脾气虚，皮肤枯"所论。肝藏血，肾藏精，精血互化而同源。肾阴不足常可致肝阴亏损，反之亦然。肝肾阴虚，表现为阴液（精、血）亏损，阴虚生内热，虚火内扰为其病理特点。肝肾之精血衰减不能濡养肌肤，故易出现肌肤干燥枯皱，皮肤瘙痒无皮疹。老年人因肾气衰，不能温煦肌肤皮毛，故皮肤瘙痒多发于冬季，遇冷加重，夜间较剧。这些认识与现代医学老年性皮肤瘙痒症常与内分泌失调，性激素水平低下，皮脂腺及汗腺分泌功能减退，皮肤干燥、退行性萎缩等因素有关的观点一致。基于这些认识，填补肝肾之精血为主，辅以调和营卫、凉血祛风之治则，桂枝汤治疗老年性皮肤瘙痒症。桂枝、白芍调和营卫，宣通腠理以调达肌肤。现代药理研究也认为全方具有调整内分泌、促进性腺功能、增强细胞代谢、抗衰老及抗变态反应等作用。

### 医案精选

◎案

赵某,男,97 岁。2006 年 12 月 3 日初诊。入冬后即出现皮肤瘙痒 2 年。自述 2 年来初冬之后即出现周身皮肤瘙痒。以晨起和晚上脱、穿衣服时尤甚,天气转暖后渐消。口服"西替利嗪、氯雷他定",起初有效,但最近效果不明显,外用"派瑞松"只缓解片刻。现患者皮肤干燥,上覆少许糠秕状鳞屑。痒甚,遇暖或微汗后则可减轻,舌质淡红,苔薄白,脉浮缓。证属风寒束表治以疏风散寒,和营止痒为则。

处方:麻黄 3g,桂枝 6g,白芍 12g,桔梗 12g,荆芥 12g,防风 15g,干姜 6g,独活 6g,羌活 6g,炙甘草 3g,大枣 5 枚。5 剂,每日 1 剂,水煎服。

患者瘙痒发作明显减轻,再用 5 剂患者诸症消失。

◎案

华某,女,68 岁。2007 年 2 月 1 日初诊。4 年来每于入冬之后出现周身皮肤瘙痒,天气转暖后逐渐消失。服"维生素 C、氯雷他定、西咪替丁",外用"皮炎平"效果不明显,现患者皮肤干燥,上覆许多糠秕状鳞屑,待夏季时不治自愈。舌质淡白,苔薄白,脉浮细缓。证属风寒束表,血虚营弱。治以祛风散寒、补血和营、止痒。

处方:麻黄 1.5g,桂枝 3g,白芍 12g,当归 15g,荆芥 12g,防风 12g,干姜 3g,羌活 6g,独活 6g,红花 12g,制何首乌 6g,炙甘草 3g,大枣 5 枚。

服上方 15 剂,诸症消失。

按 瘙痒是皮肤最常见、最主要症状,发病原因十分复杂,包括内外界因素。内因多与糖尿病、肝胆病、尿毒症、恶性肿瘤等慢性疾病有关;外因常与工作环境、气候变化、饮食药物、局部摩擦、细菌、寄生虫等有关,其中冬季皮肤瘙痒多见于中老年或体弱之人,好发于秋冬季节,类似中医风瘙痒,多因体虚阳气不足,风寒束表,致经气不畅而瘙痒。桂枝汤调和营卫,散寒御风与其病机相符故效果显著。用时宜随证加减,阳虚者加人参、附子;兼阴血虚者加当归、制何首乌、酸枣仁、柏子仁润燥止痒。

## 第八节  妇科疾病

### 一、更年期综合征

围绝经期综合征又称更年期综合征(MPS),指妇女绝经前后出现性激素波动或减少所致的一系列以自主神经系统功能紊乱为主,伴有神经心理症状的一组症候群。绝经可分为自然绝经和人工绝经两种。自然绝经指卵巢内卵泡用尽,或剩余的卵泡对促性腺激素丧失了反应,卵泡不再发育和分泌雌激素,不能刺激子宫内膜生长,导致绝经。人工绝经是指手术切除双侧卵巢或用其他方法停止卵巢功能,如放射治疗和化疗等。单独切除子宫而保留一侧或双侧卵巢者,不作为人工绝经。

该病属于中医"脏躁"范畴,由肾气不足,天癸衰少,以致阴阳平衡失调,其临床表现多样。故治疗时,当以补益肾气、调整阴阳、调理气血为主要方法,虽有火热,却不宜苦降,而应以清解为主;虽有痰气,却不宜温化,而当以甘润滋养为主。桂枝汤调和营卫,调理阴阳气血,配合他药,既可清解内邪,更重调理脏腑气血功能,促使机体各部功能趋于正常。在治疗时,还应加强精神护理,劝慰患者心情开朗,消除忧虑,增强其信心。

**临床研究**

马作蜂、姜瑞用桂枝汤为主治疗更年期综合征57例,其中男性3例,女性54例;年龄最大54岁,最小44岁;病程最长2年,最短3个月。合并高血压者16例,合并高血脂者17例,合并糖尿病者6例,合并颈椎病者12例,无器质性病变者31例。脑力劳动者多为心脾两虚,症见:表情淡漠,注意力涣散,健忘,失眠多梦,眩晕心悸,身倦肢软,哈欠频作,食欲不振,舌质淡,苔薄白,脉细弱或虚软。治以桂枝汤合归脾汤加减。

**处方**:桂枝、白芍、白术、黄芪、当归、茯神、远志各10g,太子参15g,酸枣仁、木香各 12g,炙甘草、生姜各 6g,大枣 10 枚。

失眠加生龙骨、生牡蛎各 30g;心悸加麦冬、五味子各 10g;食欲不振加砂仁 6g、神曲 10g。阴虚火旺型以瘦人居多,症见:焦虑心烦,腰膝酸软,肢倦乏力,手足心热。失眠多梦,咽干口苦,盗汗自汗,每因劳作而烘热汗出,月经先期或淋漓不断,舌质红,少苔,脉细数。治以桂枝汤合六味地黄丸加减。

处方:桂枝、白芍、生姜各 10g,生地黄、山药、山茱萸各 15g,牡丹皮、泽泻、茯苓各 6g,地骨皮、栀子各 12g,炙甘草 5g,大枣 5 枚。

盗汗加煅牡蛎 20g、麻黄根 10g;五心烦热加知母、黄柏各 10g;月经淋漓不断加女贞子、墨旱莲、芡实、仙鹤草各 10g;失眠多梦加莲子肉、酸枣仁各 10g。脾肾阳虚型多为体态丰腴者,症见:胸脘满闷,情绪低落,喜独处,恶闻声响,畏寒肢冷,腰膝酸软,肢体沉重,小腿困胀,嗜卧,稍劳则足胫水肿,食少腹胀,尿频量多,舌淡胖,苔白,脉沉细或沉迟。治以桂枝汤合济生肾气丸加减。

处方:桂枝、白芍、制附子、熟地黄、山药、山茱萸各 12g,生姜、牡丹皮、泽泻、茯苓各 10g,车前子、牛膝各 15g,大枣 10 枚,炙甘草 6g。

胸脘满闷加木香、厚朴各 10g;足胫肿加大腹皮、猪苓各 10g;肢冷畏寒加炮姜、补骨脂各 12g;小腿困胀加地龙 10g,木瓜 12g。肝郁脾虚型症见:精神抑郁,善悲易哭,多疑善虑,失眠多梦,胸胁胀闷,或见梅核气,食少腹胀,嗳气太息,肢倦乏力,手足心汗出,月经不调,舌淡,苔白,脉弦。治以桂枝汤合逍遥散加减。

处方:桂枝、白芍、柴胡、白术各 10g,当归、玄参、香附各 12g,生姜、薄荷、炙甘草各 6g,大枣 6 枚。

梅核气加半夏、厚朴各 10g,紫苏叶 12g;胸胁胀闷加郁金、川楝子各 12g;不思饮食加木香、神曲各 10g;失眠多梦加首乌藤、合欢皮各 10g。肝郁化火型症见:烦躁易怒,失眠焦虑,噩梦纷纭,乳房胀痛,口干口苦,头晕胀痛,烘热汗出,耳鸣如潮,视物昏花,面红尿赤,舌红苔黄,脉弦数。治以桂枝汤合化肝煎加减。

处方:桂枝、白芍、青皮、陈皮各 10g,牡丹皮、栀子、黄芩各 12g,生姜、炙甘草各 6g,大枣 6 枚。

口干口苦加龙胆草 10g、连翘 12g;乳房胀痛加橘核、荔枝核各 10g;头晕胀痛加菊花 10g、夏枯草 12g;烘热汗出加桑叶、荷叶各 10g,石决明 20g;视物昏花加草决明 15g、薄荷 10g。以上各型均每日 1 剂,9 日为 1 个疗程。

**按** "年四十而阴气自半",更年期综合征常于45~55岁发生,因而阴虚是本病病理的基础,根据阴阳守使理论,阴虚既久,必致阳亢而成阴阳失调,加之七情劳倦等诱因作用,终致脏腑失伦,气机紊乱,是以变证丛生。柯琴谓桂枝汤"乃滋阴和阳,调和营卫之总方",与本病阴阳失调之病机恰合。因本病属疑难杂症,多有杂药乱投之病史,故在阴阳失调之前提下,尚有不同阶段、不同体质的主要矛盾,诊治本病既不能片面强调基本矛盾而单投桂枝,也不可只重视病变的现状而忽视其根本症结。以桂枝汤为基础解决其病本,辨证选药解决现阶段主要矛盾,竟多奏佳效。世人皆知"经方用当效通神",但于用之乏效时,又叹辨证之难,倘以六经辨证与时方并举,或可成为经方运用之蹊径。

**医案精选**

**◎案**

郭某,女,52岁。2002年8月29日初诊。主诉:经常突然烘热升面火,瞬间又感怕冷,恶风出汗。心烦躁,已半年余。患者于2年前月经闭止,今年2月开始经常突然烘热升面火,烦躁不安,瞬间又怕冷出汗恶风并有少寐,至当地卫生所就诊,诊断为更年期综合征,服谷维素、地西泮等药未愈,大热天穿长袖衣出门难为情。舌红,苔薄,脉细数。此乃肾气亏损,营卫不和,治宜标本兼治,即用调和营卫又投养血补肾法,方用桂枝汤加味。

处方:桂枝 10g,生白芍 20g,生甘草 10g,干姜 6g,大枣 7 枚,生黄芪 30g,生白术 15g,防风 6g,当归 15g,鸡血藤 20g,制何首乌 15g,补骨脂 10g,淫羊藿 10g,肉苁蓉 10g,枸杞子 15g,首乌藤 20g,合欢皮 10g。7 剂,每日 1 剂,水煎服。

二诊、三诊前方化裁共进21剂,诸症悉平。

**按** 更年期综合征,系女子雌激素衰减,除月经闭止外,可出现一系列神经功能障碍尤以自主神经功能紊乱为主的临床症状。中医认为肾气衰退,肾阳不足,肾阴亏损,以致脏腑功能失衡,营卫不和,卫不固故怯寒怕冷。营不内守故汗出,营血同源,心血不足,神不守舍而少寐。肾水不足,肾水不济心火致心烦易躁,立方宗旨在于先调营卫,桂枝汤主之,再用养血补肾、固其本而达到治疗目的。

### ◎案

耿某,女,49岁。2002年11月10日初诊。自述近1年来阵发性头面烘热,汗出,睡眠差,心躁心烦,晨起面部及两手肿胀感,食纳一般,二便如常,舌淡,苔薄白,脉细弱。考虑患者正处于天癸渐竭之时,阴阳失调是其根本,故以桂枝汤加减治之。

处方:桂枝10g,白芍10g,生甘草6g,生龙骨、生牡蛎各30g,地骨皮15g,浮小麦30g,炒酸枣仁15g,茵陈30g,柏子仁20g。

服3剂后,患者阵发性头面烘热,汗出,心躁心烦等症即明显减轻,睡眠好转,故守方继服5剂,诸症消失,睡眠佳。嘱患者以原方3剂,共研细末后冲服,每日2次,每次1匙。半年后随访,未见复发。

[按] 本案患者正处于天癸渐竭之时,阴阳不和是其根本,治之以桂枝汤调和阴阳;加浮小麦固表止汗;炒酸枣仁、柏子仁养心安神;生龙骨、生牡蛎重镇安神;茵陈、地骨皮清热除烦。药证合拍,收效满意。


## 二、痛经

痛经为最常见的妇科症状之一,指行经前后或月经期出现下腹部疼痛、坠胀,伴有腰酸或其他不适,症状严重者影响生活质量。痛经分为原发性痛经和继发性两类,原发性痛经指生殖器官无器质性病变的痛经,占痛经90%以上;继发性痛经指由盆腔器质性疾病引起的痛经。

痛经,属于中医学"经行腹痛"范畴。经期或经期前后,血海由满盈而泻溢,胞宫气血变化急骤,致使气血运行不畅,"不通则痛";或者致使冲任胞宫失于濡养,"不荣则痛"。中医认为临床多表现为气滞血瘀、气血虚弱、寒凝胞中、肝肾虚损等证候。痛经的治疗当以调理气血为主。桂枝汤具有调气和血、调理冲任、温经通脉,缓急止痛等功效,故经常为妇科治疗痛经所选用。

**临床研究**

吴东腾对 36 例患者均采用桂枝汤加当归治疗。

处方:桂枝 10g,白芍 10g,甘草 6g,生姜 3 片,大枣 5 枚,当归 10g。

每日 1 剂,将先后 2 次药汁兑到一起,分 2 次温服。复诊时间定为下次月经来潮前一周进行治疗,因提前一周服药可使全身阴阳气血得到调理而平衡,痛经即不会发生。大多数患者经第一次治疗后,痛经即得到缓解,下次月经前一周来服药后,痛经即可治愈。治疗结果痛经痊愈者 35 例,全部在第一次复诊后恢复正常。1 例患者治疗后疼痛缓解而未痊愈,后经妇科检查确诊为子宫内膜异位症。

按 痛经之病因病机,中医认为临床常见的有气滞血瘀、气血虚弱、寒凝胞中、肝肾虚损等证候。也有因子宫发育不良或子宫位置过度不正等而发生痛经的。但在临床实践中,患者每因痛经而月月就医而收效甚微,我们用桂枝汤加当归治疗此病,每获良效。因痛经只发生在行经前后或经期,平日无恙,说明患者只是在行经期间出现暂时的气血阴阳失调所致。盖人身之阴阳贵于平衡,即"阴平阳秘,精神乃治"。一旦阴阳失衡则疾病丛生。中医治病的基本原则就是调整阴阳,使其恢复平衡。气属阳,血属阴,用桂枝汤调之。方中桂枝通阳散寒;芍药养血和阴、缓急止痛;桂枝配芍药温通经脉以止痛;桂枝与甘草相配辛甘化阳;芍药与甘草同用酸甘化阴、缓急止痛;生姜、大枣相配补益脾胃、调和营卫气血、当归既能补血活血,又能调经,为血中气药,妇科之要药。六药合用,共奏调和气血阴阳、调经止痛之功。

**医案精选**

**◎案**

某,女,25 岁,未婚。1995 年 4 月 2 日初诊。每次月经来潮前 2~3 日均下腹痛,引及两大腿。腰酸,面色苍白,二便正常。内科、妇科检查未发现器质性病变。舌淡红嫩,苔白少。此为下焦虚寒,拟方温中止痛。

处方:桂枝 9g,芍药 9g,炙甘草 6g,生姜 9g,大枣 12 枚。14 剂。

二诊:5 月 2 日。服中药后,此次月经来潮后腹痛仍有发作。但程度较轻,历时也短,仅痛 1 日,大便稀,怕冷。手足不暖,舌淡,苔薄白,脉细。仍以前法治之。

处方:桂枝 9g,芍药 9g,炙甘草 6g,生姜 9g,大枣 12 枚,当归 6g,白术 9g。14 剂。

后连续服用 3 个周期,痛经消失。

按 桂枝汤既是解表药又是温里药,本案经期腹痛用之温经通脉,通则不痛,所以痛经用本方常获良效。

◎案

林某,女,19 岁。2006 年 1 月 6 日初诊。月经 15 岁初潮,无痛经,1 年后出现痛经,经治疗后痛经消失。近半年来不明原因每于月经来潮之后 12 小时出现痛经,疼痛持续 1 日后缓解,时伴畏寒、恶心,经色鲜红,经量多,偶有血块,7 日净,带下不多,食纳可,二便正常。舌淡红,苔薄白,脉细。末次月经为 2005 年 12 月 15 日。治以温经活血止痛。方用桂枝附子汤加味。

处方:桂枝 6g,淡附子 6g,炙甘草 6g,生姜 6 片,大枣 5 枚,延胡索 10g,蒲黄 10g,五灵脂 10g,益母草 20g。7 剂。

二诊:2 月 6 日。月经 1 月 12 日来潮,经量偏多,经色鲜红,有小血块,下腹疼痛时间缩短为 6 小时,恶心畏寒消失,舌象、脉象如上。

处方:桂枝 6g,淡附子 6g,炙甘草 6g,生姜 6 片,大枣 5 枚,延胡索 10g,五灵脂 10g,益母草 20g,香附 10g。7 剂。

三诊:3 月 11 日。月经 2 月 14 日来潮,无痛经,舌象、脉象如上。守上方加丹参 12g,7 剂而愈。

按 桂枝去芍药加附子汤原是《伤寒论》治疗"太阳病,下之后,脉促,胸满"而"微寒"的方剂,具有调和营卫、温经复阳的作用。以表证误下之后,恐桂枝汤中的芍药敛邪不散,故去芍药不用;又因阳虚略重,故又加附子以温阳。太阳中风兼阳虚证本与妇科不相及,但以药测证,此方还是一张名副其实的温里散寒、止痛和中的方剂,方中桂枝、附子、生姜温中散寒;大枣健脾;炙甘草调和诸药。全方与活血化瘀药物配伍,可以治疗寒凝血瘀的痛经。

## 第九节 外科疾病

### 一、肩关节周围炎

肩周炎又称肩关节周围炎,俗称凝肩、五十肩。以肩部逐渐产生疼痛,夜间为甚,逐渐加重,肩关节活动功能受限而且日益加重,达到某种程度后逐渐缓解,直至最后完全复原为主要表现的肩关节囊及其周围韧带、肌腱和滑囊的慢性特异性炎症。肩周炎是以肩关节疼痛和活动不便为主要症状的常见病症。本病的好发年龄在 50 岁左右,女性发病率略高于男性,多见于体力劳动者。如得不到有效的治疗,有可能严重影响肩关节的功能活动。肩关节可有广泛压痛,并向颈部及肘部放射,还可出现不同程度的三角肌的萎缩。

肩周炎属于中医"痹症"范畴,多因肝肾亏损、气血虚亏、筋肉失养,加之外伤劳损、风寒湿邪侵袭肩部而引起。桂枝汤的温经通阳、祛风散寒、调和营卫、调理气血等多重功效,正是契合了肩周炎的病机,运用时可随证加减,配合使用补益肝肾、祛风除湿之品;也可配合推拿和进行功能锻炼,效果更好。

**临床研究**

孙彤、仲爱菊加味黄芪桂枝汤配合针灸治疗肩周炎 75 例,本组 75 例均为门诊患者,其中男性 22 例,女性 53 例;年龄最小 41 岁,最大 66 岁;病程最短 15 天,最长 2.5 年。诊断依据:①患者多为 40 岁以上,妇女多见。②肩部疼痛,一般时间较长,且为渐进性。③多无外伤史(有外伤史者多为肩部肌肉陈旧性损伤)。④肩部活动时出现明显的肌肉痉挛,肩部外展、后伸时疼痛最为明显。予黄芪桂枝汤加味。

处方:黄芪 50g,当归 20g,白芍 15g,桂枝 10g,炙甘草、威灵仙各 15g,穿山甲、防风、羌活各 10g，蜈蚣 2 条，大枣 10 枚，生姜 10g。

冷痛者加制川乌、制草乌各 10g；有痰湿者加法半夏、制南星各 10g。水煎服，每日 1 剂，早、晚各温服 1 次，可适当加黄酒作引。15 剂为 1 个疗程。

针灸：患者坐位或侧卧均可。针刺患侧阿是穴、肩三针、曲池、合谷、后溪，平补平泻手法，得气后留针 30 分。灸法主要针对痛点，以局部潮红为佳，每日 1 次，15 次为 1 个疗程。

按 肩周炎与肩关节周围软组织长期慢性劳损、正气不足、机体虚弱、风寒湿邪侵袭等因素有关。运用黄芪桂枝汤加味治疗本症，取其益气和营，温经通络之意。故用黄芪补气以行血；当归补血活血；羌活、桂枝祛风止痛；威灵仙祛风除湿温经；白芍缓拘急止疼痛；穿山甲、蜈蚣活血通络止痛。共奏益气温经、祛风活血通络之功。临床如遇病程较长，病情较重者，除服用上方外，再兼施以针灸物理治疗，则效更佳。

**医案精选**
**◎案**

王某，女，53 岁。1998 年初诊。左肩关节酸痛 2 年余。曾到某医院检查，诊断为肩周炎，以中药、西药及针灸理疗等法治疗，症状时轻时重。近 1 个月以来症状加重来诊。症见：患者左肩酸痛，抬举困难，活动受限，伴头晕恶风，无发热、咳嗽，二便正常，舌淡红，苔薄白，脉浮紧。为劳伤日久，复感寒邪，血瘀阻络所致。治以散寒通经，养血通络。方拟桂枝汤加味。

处方：桂枝、白芍各 15g，当归、附子各 10g，大枣 10g，炙甘草 6g，生姜 3 片，蜈蚣 3 条。每日 1 剂，水煎分 3 次服，连服 5 剂，诸症减轻。

药已对证，效不更方，原方续服 15 剂，诸症皆除。

按 肩周炎多见于年老患者。因劳伤日久，气血损伤，复感寒邪侵袭肌腠，流注关节，致使肩部损伤。方中以桂枝、生姜、附子、炙甘草温散寒邪止痛；当归、大枣、白芍调补气血，气血旺盛则加强散寒作用；蜈蚣走窜祛风通络。该方桂枝一药《药品化义》云："专行上部肩臂，能领药主痛处，以除肢节间痰凝血滞。"各药相伍，药中病机，故疗效颇佳。

**◎案**

刘某，男，43 岁。2012 年 10 月 15 日初诊。左侧肩背疼痛酸胀，左臂不能抬举,颈项不能转侧。服用多种西药止痛剂无效,查心电图:窦性心律、大致正常,颈椎正侧位:生理曲度变直。某医院诊为肩周炎。患者诉胸闷、两胁胀满,口苦,咽干,项背不舒,纳差,二便尚调。视舌质淡暗,脉弦紧。查体:双肺呼吸音清,心音正常,律齐,各瓣膜听诊区未及病理性杂音。辨病属太少合病,方选桂枝汤合小柴胡汤加减。

处方:柴胡15g,黄芩10g,半夏10g,生姜10g,党参10g,炙甘草10g,桂枝10g,白芍10g,海桐皮15g,片姜黄10g,大枣6枚。3剂,水煎服,每日1剂。

二诊:10月18日。服用3剂后肩背疼痛大减,颈项活动自如,胸胁舒畅。继予原方减海桐皮5剂,后未再复诊。2周后追访患者余证俱愈。

## 二、颈椎病

颈椎病又称颈椎综合征,是颈椎骨关节炎、增生性颈椎炎、颈神经根综合征、颈椎间盘脱出症的总称,是一种以退行性病理改变为基础的疾患。主要由于颈椎长期劳损、骨质增生,或椎间盘脱出、韧带增厚,致使颈椎脊髓、神经根或椎动脉受压,出现一系列功能障碍的临床综合征。表现为椎节失稳、松动;髓核突出或脱出;骨刺形成;韧带肥厚和继发的椎管狭窄等,刺激或压迫了邻近的神经根、脊髓、椎动脉及颈部交感神经等组织,引起一系列症状和体征。颈椎病可分为:颈型颈椎病、神经根型颈椎病、脊髓型颈椎病、椎动脉型颈椎病、交感神经型颈椎病、食管压迫型颈椎病。

颈椎病其发病机制与整体亏虚、感受外邪以及劳损有关。主要是肾气渐亏,营卫气虚,易受风寒湿等邪气侵袭,致使经络闭阻,气血运行不畅,阻滞于颈部,致使颈部肌肤、筋骨、关节酸痛麻木。桂枝汤温通气血,调和营卫,解肌散寒,活血止痛,加减化裁,多加入葛根、桑寄生、鸡血藤、当归等,可用于颈椎病多种证型的治疗。

### 临床研究

张向阳观察桂枝汤治疗颈椎病椎动脉型的临床疗效,随机将312例颈椎病椎动脉型患者分为治疗组186例,对照组126例,治疗组用桂枝汤。

处方:桂枝10g,白芍16g,炙甘草6g,生姜3片,大枣5枚。

体虚和气温较高时最低可减为桂枝 6g,生姜 2 片;反之,最高可增至桂枝 12g、生姜 6 片。每日 1 剂,水煎服,每日 2 次,服药后随进稀饭 1 碗,卧床覆被,待以微汗后起床退汗,避风,汗退后方可外出。对照组用尼莫地平 10mg,每日 3 次。两组均用药 5 日。两组治疗前后均行 TCD 检测椎动脉平均血流速度(Vm)。

彭东、黄锦如用桂枝汤化裁治疗椎动脉型颈椎病引起头痛头昏。

处方:桂枝 9g,白芍 9g,生姜 12g,炙甘草 6g,大枣 12g,天麻 15g,钩藤 15g(后下),蜈蚣 3 条,全蝎 8g,土鳖虫 6g。

根据患者症状随证加减,太阳头痛加羌活 12g、蔓荆子 10g、川芎 15g;阳明头痛加葛根 20g、白芷 12g、知母 10g;少阳头痛加柴胡 10g、黄芩 10g、川芎 15g;厥阴头痛加吴茱萸 6g、藁本 10g;气血不足加当归 8g、北黄芪 30g。实验结果:观察组的头痛头晕治疗效果明显优于对照组,差异显著,具有统计学意义($P < 0.05$),椎动脉血流平均改善情况明显优于对照组,差异显著,具有统计学意义($P < 0.05$)。

**按** 外感或内伤致营卫不和,或脾失健运而水湿内停,阻滞经络,卫气运行营血无力,而致脑髓血虚生风,内风上扰神明,出现头昏头晕、神思不敏、步态不稳等。因此,营卫不和、脾失健运是椎动脉型颈椎病的主要病理性因素,故治当调和营卫、健脾除湿。桂枝汤中桂枝温经除湿,白芍、炙甘草祛风解痉,生姜除湿而不留滞,大枣借桂枝行血活血。服药后进稀饭以助辛温之药力,并使生化有源,使汗出而不伤正。桂枝汤原为治有汗之营卫不和,今用于无汗,是使汗出而湿去。现代药理研究证实白芍能缓解内脏平滑肌和骨骼肌痉挛,还具有中枢和外周性镇静、镇痛作用;甘草、大枣、桂枝也有辅助解痉作用;生姜、桂枝可刺激血管运动中枢,促进血液循环。故桂枝汤可解除椎动脉痉挛,改善血液黏稠凝聚,从而达到治疗目的。

**医案精选**

**◎案**

张某,女,45 岁。2002 年 5 月 20 日初诊。自述颈肩及臂痛,上肢麻木感,颈部转动不灵活,平素喜温恶寒。查:舌淡,苔白润,脉浮缓。嘱其颈椎拍片示:第 4、第 5 颈椎椎体后缘骨质增生,椎管变细,生理弯曲消失。诊断:

颈椎病。治则:温经散寒,通络止痛。桂枝加葛根汤加减。

处方:桂枝10g,白芍10g,葛根20g,当归10g,桑枝15g,秦艽10g,片姜黄10g,威灵仙15g。

患者服药5剂,上述症状明显减轻,再服10剂,病症基本消失。

**按** 桂枝加葛根汤,原意是治表虚而寒客于太阳经腧的项背强症,用桂枝汤解肌和营,加葛根以散经腧之邪。以此方去生姜、大枣加当归、桑枝、秦艽、片姜黄等,变调和营卫为通经络,以治疗颈椎病所致颈、肩、臂痛等症,能明显改善症状。

## 三、腰椎间盘突出症

腰椎间盘突出症是较为常见的疾患之一,主要是因为腰椎间盘各部分(髓核、纤维环及软骨板),尤其是髓核,有不同程度的退行性改变后,在外力因素的作用下,椎间盘的纤维环破裂,髓核组织从破裂之处突出(或脱出)于后方或椎管内,导致相邻脊神经根遭受刺激或压迫,从而产生腰部疼痛,一侧下肢或双下肢麻木、疼痛等一系列临床症状。腰椎间盘突出症以腰(4 ~ 5)、腰5骶1发病率最高,约占95%。

该病中医多归纳为"腰痛""腰腿痛""痹症"等范畴。中医认为其多由风寒湿邪侵袭人体,闭阻经络,气血运行不畅所致。临床上本病患者大多既有正气不足,邪气稽留,又有寒湿内阻,外邪郁而化热的复杂情况,辨证多为虚实寒热错杂。扶正与祛邪共用,是治疗腰椎间盘突出的常用方法,应用桂枝汤等佐以通络化瘀、行气活血之品,使之补中有散,攻补兼施。

### 临床研究

任省民,李浩观察加味桂枝汤治疗腰椎间盘突出症的疗效,本组120例均为门诊患者,男性86例,女性34例,男性多于女性,年龄最大者68岁,最小者42岁,平均年龄55岁,病程最长12年,最短2年。所有病例根据病史、临床症状、体征、X线片、CT或核磁共振检查结果作为诊断依据。加味桂枝汤。

处方:桂枝10g,白芍24g,炙甘草6g,生姜9g,大枣4枚,防风10g,防己

12g,羌活 10g,独活 12g,川牛膝 15g,杜仲 12g,狗脊 15,苍术 10g,白术 12g,香附 10g。上药浓煎 400ml,早、晚分服,每日 1 剂。

久病肾虚加当归 10g、续断 15g、桑寄生 15g;肌肉疼痛重用防风 15g,加木瓜 24g;麻木明显加黄芪 24g,鸡血藤 30g;酸重重用防风 15g、防己 15g;疼痛明显重用白芍 50g、炙甘草 10g。10 日为 1 个疗程,连用 3 个疗程,一般不用其他中西成药及其他治疗方法。本组 120 例,痊愈 85 例,有效 30 例,无效 5 例,总有效率为 95.8%。

梁建勋、孙雪松自 1999 年至 2000 年 10 月,对 56 例患者用中药黄芪当归桂枝汤配合骨盆牵引治疗。

处方:黄芪 30g,当归 15g,桂枝、杭白芍、生姜各 10g,大枣 10g,乳香 10g,没药 10g,全蝎 6g,独活 15g,细辛 6g,乌梢蛇 15g,红花 10g,防风 15g,甘草 10g。

上方文火煮沸 15 分,去渣取汁 300ml,分 3 次温服,每日 1 剂,7 日为 1 个疗程。骨盆牵引使用脊柱牵引康复床,做骨盆带包托牵引,每日牵引 1 次,每次牵引 20~30 分,7 日为 1 个疗程。牵引的重量从体重的轻重量开始,逐渐加重牵引重量,增加重量不超过体重的 15%~20%,腰腿痛症状、体征消失。结果痊愈 14 例,显效 28 例,有效 10 例;无效 4 例(3 例是脱垂游离型,1 例是突出型)。

按 腰椎间盘突出症,多是在腰椎间盘退行性改变由于损伤或过劳等原因,使纤维循环弹性纤维断裂,髓核突出于椎管内,对硬膜囊或神经根产生机械性压迫;同时压迫椎管内血管,导致循环障碍,静脉瘀血,出现水肿,充血及炎症反应的结果,从而产生一系列临床症状、体征。黄芪当归桂枝汤,以桂枝汤调和营卫为主。桂枝温通经脉;芍药养血敛阴、缓急止痛。现代药理研究,芍药中含芍药苷,对中枢神经系统有抑制作用。黄芪益气固表,并能行血通痹,气为血之帅,气行则血行;当归活血祛瘀,通络止痛,乳香、没药合用,气血兼顾,活血通络止痛;细辛、独活祛风散寒;全蝎、乌梢蛇、红花,活血祛风通络;生姜、大枣,甘草和中,化生营卫,调和诸药。现代药理研究,桂枝汤具有抗疼痛,抗炎,抗粘连,改善微循环,增强免疫力的作用,对腰椎间盘突出由机械压迫、化学性神经炎刺激产生水肿充血及炎症反应达到活血消肿、抗炎止痛的效果。牵引能增宽椎间隙，并通过后纵韧带和纤维环产生的张应力，对突出物产生向椎间隙推挤的作用，促突出物还纳或变形，从而减轻对神经根及周围组织的压迫作用。

**医案精选**

**◎案**

田某，女，48岁，农民。2007年5月10日初诊。以间断性下肢麻木疼痛，活动不灵1年，加重1周为主诉。患者1年前因抬重物而扭伤腰，出现腰痛及左下肢麻木，疼痛，活动不灵。病发后在某医院经腰部CT检查，提示腰（4～5）椎间盘突出，综合症状、体征，诊断为腰椎间盘突出症，及时行手法牵引，服用消炎止疼药，病情明显好转，但未完全治愈，每遇劳累，受凉而加重。近来1周前因受凉而诸症加重，经用针灸，消炎止疼，病未见好转，前来就诊。症见：左下肢麻木，疼痛，活动不便，尤以夜间为甚，影响睡眠，痛苦异常，舌淡红，苔白腻，脉沉弦细。中医诊断为痹症。证属阳虚血弱，风寒外侵。治以温阳，散寒，养血祛风。即以加味桂枝汤加黄芪24g、鸡血藤30g。每日1剂，水煎早、晚分服。服药10日后诸症明显减轻，继以本方略作加减，服药共1个月后，诸症消失如常人，嘱其避免风寒，妄劳累，饮食调护，随访1年未复发。

按 腰椎间盘突出症属于中医学"痹症"范畴。其病均以局部疼痛、活动不利、肢体麻木、酸困不适为主症，其病位在足太阳，督脉走行部位。太阳寒水，主一身之表；督脉总督阳经，主一身阳气；腰为肾府，肾为水脏，邪气伤人同气相求。故风寒湿邪初起伤于皮毛，营卫涩滞，久之入于经络，气血不通而痛，血不养筋而麻木。又有男过五八，女过六七肾气不足者，尤宜染此症。故用桂枝汤疏通太阳，调和营卫；狗脊、杜仲健腰壮督脉；二防、二活祛风湿，散风寒搜剔皮肤经络之邪；二术健脾化湿，补土以治水，通过后天养先天，补脾而壮肾，化气血，养筋柔脉以止痛；香附行十二经之气血，理气通络；川牛膝壮督健肾，引药下行，直达病所。综观全方，温阳散寒，祛风化湿，健脾补肾，标本兼治，疗效显著，不易复发。

## 第十节 内分泌系统疾病

### 一、甲状腺功能亢进症

甲状腺功能亢进症简称甲亢,指甲状腺呈高功能状态,其特征有甲状腺肿大、基础代谢率增加和自主神经系统的失常。目前,中医中药对甲亢分型治疗大体归纳为三型,即阴虚火旺型、气阴两虚型和气滞血瘀型。对上述三型试投桂枝汤加味获临床满意效果。桂枝汤是张仲景为外感解肌祛风、调和营卫而设。但亦可用于对甲亢的治疗,桂枝一味是治疗甲亢必用之品,桂枝除具有温通血脉、调和营卫外,还具有入肝胆而散遏抑,止奔豚而安惊悸的作用。桂枝辛温,能宣通卫阳,和甘草相伍可辛甘化阳;白芍酸苦寒,与甘草相伍酸甘化阴,阴阳俱生,以期通过补益气阳达到阳生阴长、阴复火平的目的,阴阳平衡,阴平阳秘,精神乃治。

**临床研究**

赵凤德用桂枝汤加味治疗甲状腺功能亢进症 24 例,其中男性 7 例,女性 17 例;年龄最大者 57 岁,最小者 18 岁,20~40 岁者占 70%;起病大多缓慢,病程最短 4 个月,最长 6 年。甲状腺肿大 I°11 例,II°9 例,III°4 例;大多伴有血管杂音,眼球突出轻度 10 例、中度 4 例、重度 2 例,其余 8 例无突眼;其中 11 例是经上级医院检查后确诊,13 例根据临床症状和体征而诊断。辨证分型:阴虚火旺型(本组 13 例),表现为咽干口燥,五心烦热,烦躁易怒,消谷善饥,目赤,烘热,畏热多汗,溏便次数增多,脉细数,舌红少苔等症。气阴两虚型(本组 9 例),表现为神衰乏力,气促多汗,口干咽燥,五心烦热,心悸失眠,善忘,形体消瘦,震颤,纳谷不化及大便日行数次而溏薄,舌红,苔薄白、边有齿痕,脉细或虚数等为主的虚证。气滞血瘀型(本组 2 例),表现为情绪激动,多怒烦躁,心悸善忘,震颤甚,眼球突出明显,目赤充血,甲状腺肿大,溏便,舌绛有瘀点,苔灰白,脉弦数为主的实证。治疗结果:本组病例服药一般1~2个月后大多获效。本组24例中,临床治愈(临床症状和体征完全消失)10例,基本治愈8例,显效(症状消失,甲状腺肿大或眼球突出尚未完全消失)3例,好转(症状和体征明显减轻)2例,无效(治疗2~3个月,症状和体征无明显好转者)1例。总有效率达95.8%。

**医案精选**

◎案

郝某,女,30岁。1984年4月12日初诊。颈部肿物半年,多食善饥,心悸,双眼突出,双手震颤,面赤,咽干口燥,五心烦热,畏热,多汗,溏便日行数次,舌红,少苔,脉细数。BP 116/64mmHg,T 36.9℃,HR 128次/分,体重50kg,甲状腺肿大 I°,$T_3$ > 1.28nmol/L,$T_4$ > 0.99nmol/L,经上级医院确诊为甲亢。中医诊断为瘿病。辨证为阴虚火旺。治以滋阴降火,祛痰化瘀,软坚散结。

处方:桂枝10g,赤芍、白芍各10g,甘草10g,生姜2片,大枣3枚,生地黄、熟地黄各20g,玄参20g,夏枯草20g,枸杞子20g,黄芪20g,知母16g,桔梗6g,鳖甲20g,桃仁10g,石膏20g,牡蛎50g。

若心率增快加酸枣仁、龙齿;甲状腺肿硬者加象贝母、山慈菇;眼球突出者加白蒺藜、草决明。每日1剂,水煎3次,口服,连服96剂,临床症状和体征基本消失,HR稳定在80次/分,复查$T_3$ 0.74nmol/L,$T_4$ 0.40nmol/L,以后每周3剂,连服2个月,以巩固疗效。随访3年,未见复发。

◎案

张某,女,29岁。1982年3月9日初诊。主诉:心悸,乏力,两手颤,失眠,动则气短,汗多,大便为未消化食物,次数多,已3年余,曾经某医院行甲状腺131碘吸收率检查,3小时为50%、24小时为60%;基础代谢率为70%。确诊为甲亢,口服甲硫氧嘧啶2月余无效,反而感觉恶心,不思饮食,面色萎黄,双眼突出中度,甲状腺肿大Ⅱ°,伴血管杂音。T 36.4℃,BP 116/60mmHg,HR 120次/分,WBC $3.2 \times 10^9$/L,RBC $3.2 \times 10^{12}$/L,HGB 80g/L。舌淡红,苔薄白、边有齿痕,脉细数无力,语音低微,一派气阴两虚表现。本案属久病素体虚弱而阴阳两虚,肝、肾、胃阴耗损。辨证为气阴两虚。治以益气养阴,软坚散结。

处方:桂枝 12g,赤芍、白芍各 12g,甘草 12g,生姜 2 片,大枣 3 枚,黄芪 30g,太子参 18g,茯苓 12g,山药 20g,山茱萸 12g,夏枯草 20g,玄参 12g,熟地黄 12g,象贝母 12g,煅龙骨、煅牡蛎各 50g。

眼胀、眼球突出加草决明、白蒺藜;失眠心悸,加酸枣仁、龙齿。每日 1 剂,共服 87 剂,临床症状和体征消失。以配方做散剂口服 3 个月,每日 9g,以巩固疗效,HR 稳定在 70~80 次/分,随访 2 年未见复发。

## 二、糖尿病

糖尿病是由多种原因引起以慢性高血糖为特征的代谢紊乱。高血糖是由于胰岛素分泌或作用的缺陷,或者两者同时存在而引起。除碳水化合物外,尚有蛋白质、脂肪的代谢异常。久病可引起多系统损害,导致眼、肾、神经、心脏、血管等组织的慢性进行性病变,引起功能缺陷及衰竭。病变严重应激时可发生急性代谢紊乱,如酮症酸中毒、高渗性昏迷等。

本病归属于中医"消渴"范围,病机为阴虚燥热,桂枝汤可补中调营固卫,使脾为胃行津液,使胃阴得润,燥热尽失,消渴得解。

**临床研究**

日本学者用本方加白术(桂皮、生姜、大枣及白术各 4 份,甘草 2 份),加水煎提取物,经低温减压干燥后再加赋形剂制成浸膏,治疗 12 例糖尿病并发神经痛。结果:有效 9 例,占 75%。治疗期限,长则 2 个月,短则 2 周。

按 中医认为糖尿病属于"消渴"范畴。桂枝汤调和营卫的作用显著。方中桂枝辛温而通血脉,具有扩张血管、镇痛、抗菌之功效。芍药可行血中瘀滞,提高免疫力、抗菌消炎。在桂枝温通经脉、芍药益阴和营为主的基础上,佐以活血化瘀、滋阴润燥、补气固表之品,可提高糖尿病的疗效。

**医案精选**

◎案

谢某,男,44 岁。1993 年 9 月 3 日初诊。患者 2 个月来自觉周身乏力,明显消瘦,动则额头汗出,且口干欲饮,易饥,力不从心,遂来医院诊治。症见:头汗津津,少气乏力,口干喜饮,食量多而易饥。查形体消瘦,舌尖红,苔黄,脉沉无力,尿糖(++),血糖 12.5mmol/L,诊断为糖尿病。本案由于中气不足,卫外不固,更加中焦燥热,伤津耗液而见消瘦、乏力、口渴、易饥、多汗诸症。治以健脾补中,养阴润燥。

处方:桂枝 5g,白芍、生黄芪、生石膏、生牡蛎各 15g,知母 10g,甘草 5g。水煎分早、晚温服。

5 剂后诸症减轻,精神转佳,汗出减少,口渴少饮,饮食基本正常,查血糖 7.6mmol/L,尿糖(+),综上方加山茱萸 10g,连服 20 剂,症状全失,体重未再下降,复查尿糖(−),空腹血糖 5.3mmol/L,随访半年无复发。

## 第十一节  血液系统疾病

### 过敏性紫癜

过敏性紫癜又名出血性毛细血管中毒症,是一种毛细血管变态反应性出血性疾病,以皮肤和黏膜紫癜。伴有腹痛、便血、关节肿痛及肾脏改变为临床特点。中医古称"发斑"之类,属血证范畴。常由感受外邪、寄生虫、食物或药毒等因素,复加患者禀性不足,导致脉络疏松,血溢肌肤而成。临床上对本病责之以火热居多,分型甚杂,治方亦详,但无贯穿其中的基本病机之说。桂枝汤性温散,辛温之品似有动血之虞,桂枝汤似不可妄投。营行脉中,卫行脉外,营阴内守,卫阳固密,则营卫调和,脉道流利,血循常道。若因邪扰,复加禀性不足,以致营卫失调,营卫不和,肌腠不固,血溢肌肤而发的紫癜,可用桂枝汤加减调和营卫,活血化瘀,疏调脉络。现代药理研究证实桂枝汤能扩张血管,增强血液循环,对瘀斑的吸收更有利,收效良好。

**临床研究**

金超用桂枝汤加味治疗患者 35 例,其中男性 22 例,女性 13 例;年龄在 14 岁以下者 21 例,14~18 岁者 9 例,18 岁以上者 5 例。病程在 1 个月内者 32 例,超过 1 个月者 3 例。就诊前曾经中西药治疗者 15 例,其中中药用疏风清热、凉血止血、化瘀及益气之品,西药用激素、葡萄糖酸钙注射液、抗组胺药、复方路丁及复方丹参注射液等,经治疗疗效或不显著,或暂时缓解,但停药即复发如初。所有病例的临床表现及实验室检查均符合过敏性紫癜的诊断标准,其中皮肤型 19 例、腹型 10 例、关节型 2 例、肾型 4 例。治疗方法:所有病例均用桂枝汤加丹参治疗,除个别病例酌情加味外,其余均用全方。

处方:桂枝、生白芍、炙甘草、生姜、大枣各 6g,丹参 15g。

以上为 10 岁左右药量,临证时依年龄增减。每日 1 剂,水煎分 2 次服。服至紫斑完全消退,自觉症状消失,再继续给予 3~5 剂,以资巩固。治疗结果:33 例痊愈(紫癜消退,症状消失,尿红细胞转阴),平均服药 3 剂,紫癜即大部分消退或完全消退,发热腹痛等症状消失,再予 3~5 剂巩固治疗而告愈;2 例好转(紫癜、腹痛等症状消失,仍见镜下血尿,病情仍有反复),均系成年人,为紫癜性肾炎,发病时间超过 2 个月。总有效率 100%。

胡凤兰用桂枝汤加味。

处方:桂枝、白芍各 8g,荆芥、防风、川芎、炙甘草各 6g,三七粉 2g,黄芪 9g,生姜 5 片,大枣 5 枚。

治疗下肢过敏性紫癜,服药 6 剂而愈。

张培元用本方加丹参、赤芍,治疗 1 例小儿过敏性紫癜患儿,服药 3 剂后,紫癜全退,精神转佳,继以八珍汤善后调理而愈。

史存娥等治疗 1 例患病 2 年的顽固性过敏性紫癜者,其症遇冷加重,下半身为甚,久用泼尼松、六味地黄丸及凉血止血药均未见效,改用桂枝汤加味:

处方:桂枝 6g,鸡血藤 12g,白芍 12g,生姜 3 片,大枣 5 枚,茜草 15g,紫草 15g,丹参 9g,茯苓 60g,白茅根 60g。

1 剂症减,9 剂病愈,随访 1 年未复发。

**按** 过敏性紫癜,病因与外感、饮食等因素密切相关。本病症状持续时间不长,但部分可反复发作,并有5%死于肾功能衰竭、中枢神经系统并发症等。在感受外邪、通宵玩耍、饮食失节等综合因素作用下,导致脾、胃、心失调是病因要点;脾胃同属中焦,肌肉又为脾胃所主,若过食辛辣厚味或食入不洁之品伤及脾胃,一方面滋生湿热,湿热内蕴,热伤脉络;另一方面脾胃统摄失职,血不循经而溢于脉外,中焦湿阻,气机不利,不通则痛,故可伴有腹痛。外感风寒,入里化热,深入营血,熏灼血脉,导致血液妄行,血溢于脉外,是病机要点。从而概括为证属血热为主,兼有瘀血阻滞,外感,故选桂枝汤为主凉血解毒,兼以活血化瘀,疏风清热。

### 医案精选

#### ◎案

王某,女,14岁。1年前因患重感冒,继而下肢伸侧出现对称性瘀血斑块,形态大小不等,高出皮肤,呈丘疹型或融合成片,有时形成血疱,伴有低热及胃肠道和关节症状。反复发作1年余,并随感冒而加重。曾去北京、沈阳等大医院诊治,诊断为过敏性紫癜。西医用抗组胺类和肾上腺皮质激素类药物治疗,虽能暂时缓解,却不能根除,中医用解毒凉血等传统治法治疗,效果亦不佳,以致缠绵难愈,痛苦不堪。血液检查:白细胞数稍多,血小板计数正常,出凝血时间正常,尿液化验有红细胞、蛋白及管型。查体有典型的紫癜伴有荨麻疹,关节肿痛,微有发热恶寒,舌质红,舌苔白,脉浮虚数。诊断为过敏性紫癜。辨证为外感风寒,营卫失和,气血失调。治以解表祛邪,调和营卫。

处方:桂枝汤原方原量,连服3剂,遂遍身微微汗出,热退疹消,关节肿痛顿减,继用此法再进4剂,1周后诸症悉除。

因患者病久体弱,且表证已除,故改用补气理血方药以善其后,并嘱其调节寒温以防感冒,多食营养食物以补体虚,加强锻炼以增强体质,随访半年未复发。

按 本案患者,从现代医学角度认为,系继发于重感冒,由病毒或细菌感染,毛细血管发生变态反应,致使血管壁通透性和脆性增高,血浆及有形成分渗透到皮下、黏膜或组织中所引起。从中医学角度认为,是外感风寒之邪客于肌肤,营卫受阻,进而由表入里,邪气内搏,伤及血络,营血不循常道而外溢肌肤,并影响脏腑功能,从而出现一系列临床证候。其病因病机总属外感风寒,卫表不固,营卫失和,且正不胜邪,病程缠绵,营血虚弱,气血失调。本案虽属里证,却兼有发热恶寒、皮肤瘙痒疼痛、荨麻疹等表证,故用桂枝汤解肌发表,调和营卫,扶正祛邪,使邪从汗解,汗血同源,脏腑互为表里,故在里之邪也可随汗透出肌表而解。

# 第十二节 儿科疾病

## 一、肺炎

肺炎是由多种病原体或一些其他因素所引起的肺部炎症,以发热、咳嗽、气促、呼吸困难和肺部固定细湿啰音为临床特点,是小儿常见病,也是婴幼儿时期主要死亡原因。目前肺炎主要依据病理形态、病原体、病情及病程来进行分类,小儿以肺炎双球菌引起的支气管肺炎最常见。

**临床研究**

张万霞等用本方加味治疗小儿恢复期肺炎 96 例,停用西药。

处方:桂枝 6g,炒白芍 6g,甘草 3g,生姜 3 片,大枣 5 枚,紫苏子 9g,白术 9g,黄芪 18g。便溏者去杏仁,加茯苓 12g、山药 12g。

每日 1 剂,上、下午及晚上各 1 次,每次 60ml,6 日为 1 个疗程,治疗 1 个疗程观察疗效。治疗结果:治愈(无咳喘,肺部啰音消失)84 例;好转(无咳喘,肺部少许痰鸣音)8 例;疗效不显(咳嗽好转,肺部仍有痰鸣音)4 例。治愈率87.5%,有效率为95.8%。

**按** 小儿肺炎早期经过积极及时的治疗,一般都能控制病情,逐渐痊愈。但临床上仍有一些患儿在高热、喘促等急重症状消失后,仍有低热咳嗽,咯痰,汗出,神疲乏力,纳呆,大便干结,缠绵难愈。此为小儿肺炎后期正气已伤,余邪未尽所致。小儿脏腑娇嫩,形体未充,自身恢复功能不足,迟迟不能复原,则可留邪为患,但主因还是津伤气耗,脏腑失调。《诸病源候论·养小儿候》曰:"小儿脏腑之气软弱。"《小儿药证直诀·原序》亦明确指出:"脏腑柔弱,易虚易实,易寒易热。"肺炎乃邪热闭肺,最易灼伤肺津,耗伤元气,病程愈长,耗损愈深,致使脏腑气血功能失调,而引起一系列证候。因此,治疗上应以益气生津,调和营卫为主,结合证情进行论治。《景岳全书·小儿则》中指出:"其脏气清灵,随拨随应,但能确得其本而撮取之,则一药可愈,非若男妇损伤,积痼痴顽者之比。"

**医案精选**

**◎案**

钱某,男,3岁。1991年8月25日初诊。患儿反复咳嗽半年余伴发热20多天,体温常在37.8～38.5℃,喉有痰涎,面色无华,容易出汗,形体消瘦,食欲不振,舌淡红,苔薄白,脉缓。X线胸片提示两肺纹理增粗紊乱,其间夹有小斑点状阴影。诊断为迁延性肺炎。已间歇使用抗生素、激素月余。证属久病正虚,营卫虚弱,邪气留恋。治以调和营卫,佐以宣肺化痰。

处方:桂枝、川贝母、桔梗、生甘草各3g,瓜蒌皮、紫菀各6g,白芍、冬瓜子各9g,生姜1片,大枣4枚。

服4剂后,咳嗽好转,发热减退。再服4剂,诸症明显好转。后再以轻宣和中之品调理,3周后复查,胸片已吸收好转。

按 先天禀赋不足,后天失调,伴有痹证体质,或出生后人工喂养不当,或伴有各种先天性疾患的婴幼儿,患肺炎后病灶往往不易吸收,迁延数月,甚则1年以上。基层医院因受设备和条件限制,泛用广谱抗生素,尤其加用激素,长期反复使用,菌群失调,正气亏损,致反复感冒,延长了肺炎的好转吸收。用桂枝汤为主调和营卫,固护体表,增强体质,有益于肺炎的吸收。

## 二、小儿厌食症

厌食症是儿科近年来临床常见病症,多为脾失健运,胃失受纳,脾胃功能失调。治疗以调理脾胃运化功能为主。由于脾为营之源,胃为卫之根,脾胃是营卫气血之根本,是营卫气血之统领,运用桂枝汤既可调和营卫又能舒畅、振奋脾胃气机,调整运化功能,更体现了厌食治疗重在运脾醒脾的原则。

**临床研究**

刘晓红治小儿厌食症,方投桂枝汤加怀山药,6剂后食纳渐增,加黄芪、浮小麦,继进6剂,诸症消失。

董廷瑶治疗小儿厌食症1例。用桂枝汤加太子参、焦白术、茯苓、生白扁豆、炒谷芽,水煎服,每日1剂。7剂后纳开,汗少,大便已实。原方去生白扁豆、茯苓,加黄芪、陈皮。继服6剂后形体渐丰,纳食日进。

魏丽华报道以桂枝汤加减治疗小儿厌食症68例。其中男42例,女26例;年龄6个月至6岁,其中1岁以下者22例,1~3岁者26例,3岁以上者20例;病程1~3个月。全部病例均表现为食欲不振,面色少华或萎黄,形体消瘦,神疲乏力,经检查排除器质性疾病。

处方:桂枝、陈皮、炒山楂各3~5g,炒白术、太子参各3~6g,生姜2片,大枣5枚,炙甘草3g,炒谷芽、炒麦芽各5~10g。

水煎,每日1剂,取药汁100ml,可加入冰糖5g,分数次温服。服药半月为1个疗程,并停用其他中西药物。治疗前后测体重、血红蛋白、尿糖排泄量、尿淀粉酶等指标。治疗结果:用上法治疗2个疗程后,35例痊愈(食欲良好,进食量与同龄儿童相同,4项检测指标均有明显改善,达到正常范围),30例好转(食欲、进食量明显好转,4项检测指标中至少有2项明显改善),3例无效(食欲、进食量改善不明显)。总有效率为95.59%。

**按** 小儿为稚阴之体,易虚易实,既不能纯滋补,又不可过消积,小儿营卫不和,影响脾胃气机,运用桂枝汤调和营卫,醒脾开胃,使之思食,故谓之"倒治法"。从配伍上,桂枝汤药虽5味,它们之间内在复杂的联系,形成了本方的多面性及临床应用的广泛性,尤以小儿稚质,随投随应。本病疗法,是遵古法。如有不同兼证,须加减酌用。如舌苔花剥,阴液不足者,选加养胃生津之品,如玉竹、百合、石斛、麦冬、生白扁豆;便秘加生何首乌润之,切忌泻剂;虚寒腹痛可倍芍药加饴糖。若遇外邪侵袭,须辨其轻重,另作化裁应用。

**医案精选**

**◎案**

范某,女,3 岁。1995 年 5 月 30 日初诊。患儿近 3 个月来无明显疾病因素影响,纳食甚少,每餐大约进食 50g,全天共计 150g 左右。就诊时体重 11.5kg,面黄无华,肌肉松软,自汗明显,盗汗频繁,便溏不实。检查:心肺(－),腹软稍胀,唇舌淡,苔薄白,脉细弱。平素好吃生冷瓜果,既往体质虚弱,易感冒。结合该患儿病情,既往喜食冷饮必伤脾胃功能,反复感冒足以证明营卫气血本自不足,病久影响脾胃运化。故治疗以调和营卫,健运脾胃为原则。

处方:桂枝 10g,白芍 10g,生姜 2 片,大枣 5 枚,炙甘草 5g,潞党参 10g,白术 5g,砂仁 10g。服药 3 剂。

二诊:纳食较前增加,每餐约能进食 80g 左右,大便稍实,余症同前。

处方:桂枝 10g,白芍 5g,生姜 3 片,炙甘草 5g,大枣 3 枚,炙黄芪 10g,砂仁 10g,鸡内金 10g。服药 2 剂。

三诊:患儿饮食、二便基本正常,汗出略减,考虑既往反复感冒,表气必虚,以玉屏风桂枝二陈汤补肺固卫,调理脾胃,巩固疗效。

# 第十三节　眼科疾病

## 一、角膜炎

角膜炎是眼科常见病、多发病。浅层炎症多留翳云混浊,严重者形成溃疡,大面积深层溃疡多因治疗不当造成角膜组织严重损伤而形成白斑,甚或蟹睛和葡萄肿,致盲率很高。

**临床研究**

曾明葵治疗 1 例双眼点状角膜炎患者,又感风寒,微发热,眼涩视蒙,腹痛隐隐。辨证为邪犯太阳,营卫不和。方用桂枝汤加减。

处方:桂枝汤加赤芍 10g,黄芪 15g,防风 5g,乌贼骨 12g,陈皮、蝉蜕各 6g。

服药 5 剂后,发热、腹痛已除,右眼角膜已恢复正常,治以益气、退翳、明目。5 剂后,双眼角膜恢复正常。

按 本病在中医学中称"聚星障",属"目障"范畴。临证复杂多样,病程冗长,极易复发,最后可致眼功能严重受损。本案之所以难治,乃营卫不和,腠理不固所致。采用桂枝汤加蝉蜕治之,调和营卫,腠理固密,邪却正复,病瘥。

**医案精选**

**◎案**

高某,女,36 岁,教师。1990 年 3 月 20 日初诊。右眼干涩 2 周,有感冒史,曾在某医院治疗无效,检查:右眼远视力 0.6,近视力 0.6。球结膜混合充血( + + ),角膜中央见点状灰白色浸润,2% 荧光素染色( + + ),角膜知觉减退,兼见鼻塞流涕,恶风汗出,舌质淡红,苔白滑,脉浮缓。诊断为右眼单孢病毒性角膜炎。辨证为营卫失调,外邪侵袭。治以疏风祛邪,调和营卫,退翳明目。方用桂枝汤加减。

处方:桂枝、白芍各 9g,生姜 3 片,炙甘草 3g,大枣 5 枚,蝉蜕 6g。每日 1 剂,6 剂,水煎服。

二诊:服药后远视力 0.8,球结膜充血减轻,角膜轻度混浊,2% 荧光素染色( + ),鼻通涕止,又服 5 剂,远视力 1.0,球结膜充血消失,角膜透明,2% 荧光素染色( - ),药证契合,邪祛正复,追踪观察 2 年以上未见复发。

## 二、春季卡他性结膜炎

春季卡他性结膜炎是一种季节性、反复发作的变态反应性结膜炎,常侵犯双眼,无传染性。多在春夏季节发作,到冬季时症状缓解。本病与中医学的"春夏奇痒症""时复症"相似。

**医案精选**

**◎案**

马某,女,35 岁,1989 年 4 月 22 日初诊。干部。双眼奇痒 3 年,每年春夏之交加重或复发,检查:双眼远视力 1.0。上睑结膜呈暗灰色,乳头肥大,形似小石子砌成的路面,球结膜不充血,角膜透明,兼见恶风汗出,舌质淡红,苔白滑,脉浮缓。诊断为春季卡他性结膜炎(双)。辨证为腠理疏松,风邪外袭。治以疏风止痒,调和营卫。

处方:桂枝 9g,白芍 12g,生姜 3 片,炙甘草 3g,大枣 5 枚,防风 6g,乌梢蛇 9g。

每日 1 剂,加水煎煮,先熏后服。6 剂后,双眼上睑结膜乳头平复,恶风汗出消失,痒轻。又服 15 剂,双眼结膜恢复正常,眼痒消失,诸症悉除。追踪观察至今,未见复发。

**按** 本病以目痒为主要特征,相当于中医学的"春夏奇痒症"或"时复症",多因风邪侵袭,邪气存于睑结膜所致。本案患者目痒 3 年,每年春夏之交加重或复发,恶风汗出,因风邪侵袭,腠理失固,营卫不和所致。采用桂枝汤加防风、乌梢蛇煎汤熏洗,药液直达病所,疏风止痒,营卫调和,病愈。

**◎案**

陈某,男,37 岁,干部。诉病起旬日,双目先感微酸困倦,旋即迎风流泪,奇痒难忍。已用抗生素与激素,内服外滴联合用药,未收寸功。症见:双目外观无殊,白睛微有红丝,奇痒难抑,日 10 余度发,苔薄白,脉浮涩。辨证为风邪侵袭,湿郁不宣,眼络阻滞。治以祛风止痒,活血通络,清热化湿。方用桂枝汤加减。

处方:桂枝 9g,生白芍 12g,生甘草、蝉蜕各 6g,生大黄、当归尾、川芎、炒僵蚕、片姜黄各 10g,小红枣 15g,生姜 3 片。

服 3 剂痒去大半,续进 4 剂病去,原方去生大黄、片姜黄,加白菊花、冬桑叶各 6g,再进 3 剂以善后。

**按** 双目奇痒发于春季多为卡他性结膜炎,用抗生素及激素有一定疗效,但对于一些病情较为顽固者来说,疗效并不理想。此病大多内有郁结之湿邪伤血,外因时令之风邪伤气,气血两伤,营卫不和,导致发病。方用桂枝汤调和营卫,从本着手,更合升降散(蝉蜕、僵蚕、姜黄、大黄)以祛风止痒,清热燥湿。痒用当归尾、川芎者,即"血行风自灭"之意。

### 三、目痒

目痒是患者自感眼睛发痒,中医认为多由风火湿热或血虚引起,目痒只是一个症状,如单从局部治疗往往不够全面,所以临证须局部结合整体辨证。桂枝汤则是调和内外上下的最佳方剂。

**医案精选**

◎案

宋某,女,31 岁。1987 年 4 月 4 日初诊。3 日前因骑自行车长途远行,回家后即感两目发痒,流泪,怕风,某医院给服消风散 2 剂,效果不明显。诊时除上述症状外,其他未见异常,舌淡,苔薄白,脉濡。患者目痒是因外出感邪而致,以桂枝汤解表祛邪,加蝉蜕、柴胡、地肤子、苦参以祛风止痒。

处方:桂枝 6g,赤芍 9g,炙甘草 9g,蝉蜕 6g,苦参 7g,柴胡 6g,地肤子 12g,生姜 3g,大枣 3 枚。

2 剂,水煎服。服药 1 剂,目痒减轻;服药 2 剂,目痒等症消失。

### 四、流泪症

流泪症是以泪液经常溢出睑弦而外流为临床特征的眼病总称。《诸病源候论》早有"目风泪出"及"目泪出不止"的记载,《银海精微》有"迎风洒泪"及"充风泪出"的论述。

**医案精选**

◎案

牛某,男,15 岁,学生。1983 年 3 月 15 日初诊。患者反复发作不自主流泪 2 年,经某医院眼科检查未发现异常,虽经多方医治,均未能获效,近 1 个月来,流泪日益加重,每至泪出湿绢,痛苦不堪,影响学习。除伴有头昏、易汗出外,余无不适,舌淡,苔薄白,脉缓弱。辨证属气(肺)虚血弱,风邪外侵,营卫不和。治以祛风敛泪,调和营卫。方用桂枝汤加减。

处方:桂枝 3g,白芍 10g,煅龙骨 10g,煅牡蛎 10g,炙甘草 6g,川芎 6g,熟地黄 8g,大枣 5 枚,生姜 3g。

2 剂,水煎服。服 1 剂后,流泪即止,余症亦消失。为巩固疗效,嘱再服 1剂,随访 1 年未复发。

## 第十四节　口腔科疾病

### 口腔溃疡

复发性口腔溃疡属中医"口疮"范畴,多因脏腑功能失调,阴阳失衡所致。桂枝汤可调理脏腑阴阳,对营卫不和证患者,用之适宜。

**医案精选**

**◎案**

孙某,女,13 岁。1993 年 3 月 4 日初诊。患哮喘 6 年,近 1 年来口腔黏膜反复出现散在溃疡,疼痛不甚,伴恶风自汗,每于学习紧张、睡眠不足时加剧,口疮一旦增多,往往伴喷嚏,流清涕,甚至并发哮喘。症见:面色少华,唇内颊部黏膜见多处小溃疡,中间凹陷,色淡黄,周边淡红,咽部微红,舌质淡红、边有齿印,苔薄白,脉细缓。本案患儿素患哮喘,肺、脾、肾三脏俱虚,在外则表虚易感,在内则阴阳悖乱,虚实夹杂。发口疮同时兼见恶风自汗,甚则并发哮喘,睡眠不足则加剧,显系营卫失和,免疫功能低下所致。治以桂枝汤合玉屏风散调和营卫,固卫防感,且黄芪能托毒生肌敛疮;配磁石镇摄浮阳兼能宁心安神;川牛膝益肾活血,引火下行;赤芍、生地黄育阴清热活血,兼制温药之性,且生地黄具有类似激素样作用;吴茱萸敷涌泉穴引火归原。

处方:桂枝6g,赤芍、白芍各12g,生黄芪15g,炒白术、生地黄各10g,防风5g,川牛膝10g,磁石20g,生姜3g,大枣12g,炙甘草6g。

5剂,每日1剂,水煎服。另用吴茱萸粉10g调醋,每晚敷双侧涌泉穴。复诊时口疮已大部分愈合,守方再进7剂,诸症悉平。

### ◎案

张某,男,40岁。患口腔溃疡10余年,工作饮食稍不注意即发作,疼痛难忍,影响进食、发音。服西药维生素类药物无效,多次中医治疗以清热养阴加锡类散等,亦效微。症见:口腔内表面、上下唇内表面、舌体分布多处溃疡点,色淡红,舌体胖,苔白腻,脉细弱。辨证为营卫不和,邪热内蕴。治以调和营卫,清热凉血。方用桂枝汤加减。

处方:桂枝12g,白芍10g,生姜6g,大枣5枚,茯苓12g,薏苡仁12g,法半夏12g,胆南星12g,牡丹皮12g,生地黄20g,黄连6g,甘草6g。

复诊时得知,服用7剂后,溃疡点减少,再服用7剂后,大部分溃疡点消失。为巩固疗效再服用半月,1年后随访得知,病少有复发,即使复发,服原方数剂即治愈。

按 口腔溃疡多以胃火上炎、阴虚火旺为病机。而体虚之人,将息失宜,易于营卫失调,卫气不宣,营阴不养,致经脉组织失养。故以桂枝通阳宣卫,白芍养阴并缓桂枝之性。生姜、大枣助桂枝、白芍调和营卫,并养胃气助气血生发。久病入络,常致痰瘀相兼,且可郁而化火,故加以健脾除痰中药,全方以温性为方,故加牡丹皮、生地黄凉血活血,黄连清泻郁火。

## 第十五节 其他疾病

### 一、冻疮

冻疮常见于冬季,由于气候寒冷引起的局部皮肤反复红斑、肿胀性损害,严重者可出现水疱、溃疡,病程缓慢,气候转暖后自愈,易复发。寒冷是冻疮发病的主要原因。其发病原因是冻疮患者的皮肤在遇到寒冷(0～10℃)、潮湿或冷暖急变时,局部小动脉发生收缩,久之动脉血管麻痹而扩张,静脉瘀血,局部血液循环不良而发病。此外,患者自身的皮肤湿度、末梢微血管畸形、自主性神经功能紊乱、营养不良、内分泌障碍等因素也可能参与发病。缺乏运动、手足多汗潮湿、鞋袜过紧及长期户外低温下工作等因素均可致使冻疮的发生。

中医认为冻疮之病多由阳虚不足、气血亏虚,复受外寒或客寒太过以致寒凝血滞而成。桂枝汤具有调和气血、阴阳之功效,且可温通经脉,是比较适合冻疮治疗的。但其效力较弱,当加大温经散寒除湿、通行血脉止痛之药,诸如细辛、黄芪、当归、通草之品。如将剩余药渣重煎,所得药液外用温洗,则疗效更佳。同时,应注意加强适合自身条件的体育锻炼,揉擦皮肤至微热为止,以促进血液循环,则可避免冻疮发生。

**临床研究**

吴利群以当归桂枝汤为主药,制成霜剂外搽治疗冻疮,并观察治疗前后甲襞微循环的变化,药物组成当归、桂枝、赤芍、白芍、细辛、通草、附子、甘松、椒目。药物制备上药加适量蒸馏水煎煮 45 分,滤出药液作为水相,保持 75℃。将硬脂酸、单甘酯、羊毛脂、羟苯乙酯水溶加热至 75℃ 左右,作为油相。将水相缓加入油相,边加边搅拌,至乳化完全,搅拌冷至 40℃ 左右,加入适量香精,分装于 25g 瓶内即得。使用方法:取药适量外涂皮损处,并充分摩擦至局部热感。每日 3～4 次。疗程 2 周。临床疗效:65 例中,痊愈 51 例,显效 10 例,有效 3 例,无效 1 例,总有效率为 98.5%。

杨芳用加味桂枝汤治疗寒冷性多形红斑,加味桂枝汤组成。

处方:桂枝 10g,白芍 10g,当归 10g,丹参 10g,羌活 10g,黄芪 15g,干姜 6g,细辛 3g,大枣 5 枚,炙甘草 10g。

每日 1 剂,每日 2 次,7 剂为 1 个疗程。服前期间忌食辛辣食品。结果:本组 36 例中痊愈 21 例(58.3%);有效 12 例(33.3%);无效 3 例(8.4%),总有效率 91.6%。

按 桂枝具有和营祛寒,温经通络的作用,能够温煦濡养皮肤经脉,推动气血运行。因为冻疮患者发病率高,对于轻型患者,如不能及早治疗,可能发展为重型,给患者带来更大的痛苦。而应用该方治疗轻型冻疮,使用方便,价格便宜,效果良好,值得在临床上广泛推广。

**医案精选**

**◎案**

王某,女,18岁。2005年11月15日初诊。双手起红斑块疼痛10日。自述近3年每到入冬就会出现同样皮损。平素畏寒肢冷,斑块受热后瘙痒、麻胀。皮肤科检查:双手背及无名指、小指伸侧起紫红色水肿性斑块,小者如豆大小,大者如一分钱大小,触之冰冷疼痛,压之退色,舌质淡,苔薄白,脉沉。诊断为冻疮。证属阳虚受寒,气血凝滞。治以温经散寒,活血化瘀。方用黄芪桂枝五物汤加减。

处方:黄芪15g,桂枝9g,赤芍9g,红花12g,桃仁9g,姜黄9g,干姜6g,甘草3g。

每日1剂,水煎2次,每次煎汁250ml,口服,每晚用药渣热敷患处,5剂后手部豆大皮损消退,瘙痒、麻胀感减轻。守方再进5剂,皮损消退,疗效满意。

按 本案患者素体阳气虚,末梢失于温煦,感受寒邪,以致卫阳不达,无以卫外则阴寒凝滞,气血瘀阻而成冻疮,故以黄芪、桂枝、干姜,益气温阳。红花、桃仁、赤芍、姜黄活血通络祛瘀,每晚药渣敷患处半小时,加强患处血液循环,对皮损内外兼治,疗效满意。


## 二、病毒性肝炎

病毒性肝炎是由多种肝炎病毒引起的,以肝脏炎症和坏死病变为主的一组传染病。可经消化道、血液或体液而传播,临床上以食欲减退、疲劳、肝大、肝功能异常为常见,部分患者出现黄疸。

**医案精选**

**◎案**

傅某,女,34岁,已婚。1982年7月26日初诊。右胁痛、腹胀8年,加重1个月。1974年11月患急性黄疸型肝炎,迭经中西医治疗迁延未愈。症见:

面色无华,舌胖,苔浮黄,脉右关虚弦,余为沉象。肋下可及肝脏边缘,未触及脾。证属肝郁脾虚。治以健脾疏肝,理气活血。方用桂枝汤加减。

处方:桂枝汤减桂枝用量,加郁金12g,木香12g,青皮9g,佛手12g,当归12g,麦芽12g。

经调理月余,自觉症状明显改善。继用前方月余,再以圣愈汤善其后。3个月后,2次肝功能化验均正常,半年后随访,未再发。

按 《灵枢·五邪》说:"邪在肝,则两胁中痛。"黄疸型肝炎、胆囊炎均可有胁痛,但前者首选方为茵陈蒿汤,后者常选大柴胡汤加减。虽有"痛则不通""通则不痛"之论据,但肝胆疾病进入慢性阶段,宜慎用通下。肝喜条达,胆喜疏泄,以桂枝汤适当佐以理气活血之品,常收捷效。


## 三、痢疾

痢疾是以大便次数增多,腹痛,里急后重,痢下赤白黏冻为主症。是夏秋季常见的肠道传染病。中医认为感受外邪和饮食不节是两个致病的重要环节。本病病位在肠,与脾胃密切相关,桂枝汤可调理胃肠功能,故可以用本方加减治疗。

**医案精选**
**◎案**
原某,男,29岁。1998年8月12日因患痢疾来医院求医。主诉:因食瓜果、凉水引起痢疾,曾服用西药常规治疗1周无效,大便每日10余次,带脓血,小腹时时隐痛,里急后重,并伴有四肢无力、恶心呕吐、四肢发冷等症状。望其患者面色萎黄,精神疲倦,舌苔白腻,脉象迟滑无力。辨证是寒湿困脾,脾阳亏虚。治以祛寒通阳,健脾补气。方用桂枝汤加减。

处方:桂枝20g,白芍30g,干姜、炙甘草各10g,大枣10枚。

水煎服,每日1剂。服上方4剂后,患者临床症状消失,后遵医嘱采用饮食调养半月痊愈。

按 患者因食生冷瓜果导致寒湿困脾而致脾阳亏虚。方中桂枝配干姜具有较好祛寒通阳除湿之用;白芍能止下痢腹痛;炙甘草配大枣具有缓急止痛,健脾补气,以防痢伤元气。所以全方具有祛寒通阳除湿、缓急止痛与健脾补气止痢之功效,故可治疗本案痢疾并取得较好的治疗效果。

◎案

张某,男,56 岁。1999 年 8 月 12 日初诊。痢疾 1 周,来门诊治疗。主诉:腹痛里急后重,下痢脓血便,日五六次,自汗出,食欲不振,口苦。诊其脉虚而数,舌苔白腐,舌质淡。先给白头翁汤加黄芪数剂不效。二诊辨证为虚弱之躯,痢下赤白,气血损伤,气损则卫弱,血损则营亏,故见自汗脉虚;里之湿热郁滞不宣,腑气不调而为下痢。治以调和营卫,兼清里之湿热。方用桂枝汤加减。

处方:桂枝 12g,甘草 9g,生姜 3 片,大枣 10 枚,白头翁 30g,黄连 6g,白芍、党参、黄芪各 20g,当归 10g。

2 剂后大便减为每日 3 次,病势明显好转。继前方再服 3 剂痢止。继续调理而愈。

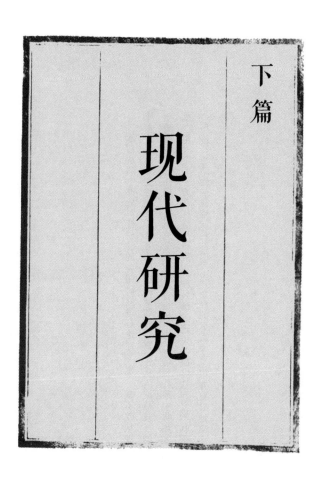

下篇

现代研究

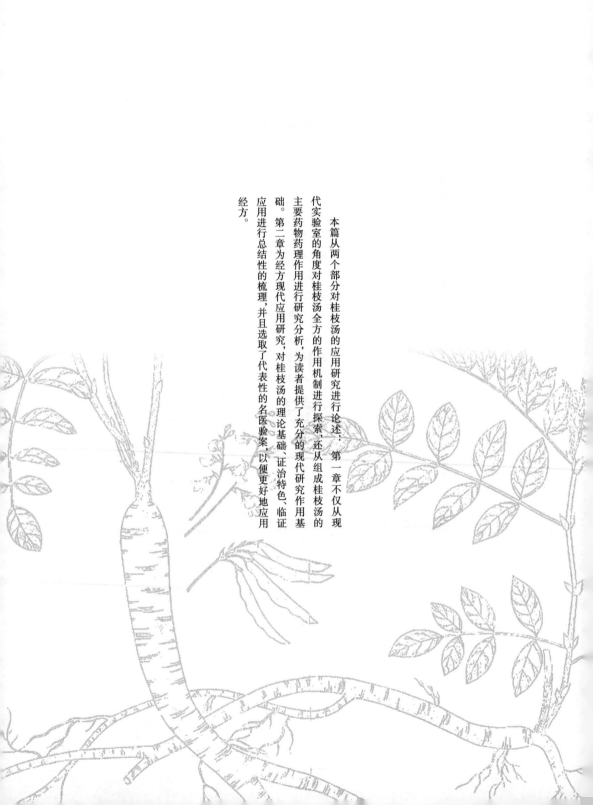

本篇从两个部分对桂枝汤的应用研究进行论述：第一章不仅从现代实验室的角度对桂枝汤全方的作用机制进行探索，还从组成桂枝汤的主要药物药理作用进行研究分析，为读者提供了充分的现代研究作用基础。第二章为经方现代应用研究，对桂枝汤的理论基础、证治特色、临证应用进行总结性的梳理，并且选取了代表性的名医验案，以便更好地应用经方。

# 第一章　现代实验室研究概述

## 第一节　桂枝汤实验室研究

### 一、桂枝汤全方研究

**1. 解热作用**

富氏等通过大鼠脑室注射 IIJ－1、INF 或 Y－TNF,均能诱致发热,发热峰值时分别为 1.67、2.5 和 2.0 小时,发热曲线下面积依次为(1.40 ± 0.68)、(1.63 ± 0.73)和(1.46 ± 0.30)。注射前 1 小时和注射时口饲桂枝汤 10g/kg 各 1 次,均能使发热曲线下移,曲线下面积相应为(0.47 ± 0.32)、(0.63 ± 0.78)和(0.63 ± 0.73),$P$ 值均小于 0.05,有显著解热作用。周氏应用蛋白质组技术,对酵母发热大鼠模型和桂枝汤治疗组下丘脑组织中蛋白质表达进行比较,观察其差异点。结果:桂枝汤的解热作用可能与改变下丘脑组织中某些蛋白质的表达及修饰有关。

**2. 抗炎作用**

周氏以 4g/kg、7g/kg、9.4g/kg 剂量的桂枝汤于致炎前 3 日开始灌胃给药,可显著抑制佐剂性关节炎大鼠的急性足爪肿胀和继发性足肿胀,明显抑制继发性关节炎关节液中某些物质的活性,桂枝汤低剂量还可降低关节液中的 $PGE_2$ 含量。提示桂枝汤具有防治佐剂性关节炎的作用,其抑制炎症细胞因子的活性和炎症介质的含量,应是其抗炎作用的机制之一。

**3. 镇静作用**

田氏等通过小鼠腹腔注射桂枝汤,或再加异戊巴比妥,对比生理盐水,观察小鼠的活动次数与翻正反射消失数等,显示桂枝汤对小鼠有较强的镇静作用,并可加强巴比妥类催眠药的中枢抑制作用。

4.免疫作用

周氏等实验研究表明,桂枝汤可以增强痹症小鼠肠道黏膜免疫功能,从而可能诱导免疫耐受和免疫抑制。李氏对实验性变应性鼻炎动物模型给予口饲桂枝汤治疗,并与氯苯那敏、大佛水鼻喷雾剂进行疗效对比。结果表明,桂枝汤能够显著地增加家兔在体正常心肌的血流量,改善血液循环。

5.双向调节作用

桂枝汤对胃肠运动有双向调节作用。谭氏实验表明桂枝汤可抑制新斯的明引起小鼠胃排空加快、肠推进加速;也可拮抗阿托品引起的胃排空减慢、肠推进减弱,使两种偏亢或偏抑的胃肠功能状态趋于正常,而对正常动物却无明显的影响,揭示本方对胃肠运动功能具有双向调节作用。

桂枝汤对体温双向调节作用。曹氏证明桂枝汤对酵母致发热大鼠可解热,对阿尼利定致低体温大鼠可升温,通过促进低体温大鼠下丘脑中 AC 活性,使其 cAMP 的合成相对增多,从而达到回升该部位异常降低的 cAMP 含量,最终发挥其双向调节体温的作用。

桂枝汤对血压双向调节作用。秦氏采用无损伤大鼠尾脉搏测压法,探讨了桂枝汤对大鼠血压的双向调节作用,并对其有效部位进行了筛选。结果表明:桂枝汤能明显降低自发性高血压大鼠(SHR)血压,能明显升高复方降压片致低血压大鼠血压,提示桂枝汤对大鼠血压具有明显双向调节作用。

对汗腺分泌具有双向调节作用。富杭育观察了相当于 0.5 倍、1 倍和 2 倍临床等效剂量桂枝汤在不同功能状态下对汗腺分泌作用的影响,发现桂枝汤对正常及汗腺分泌进行性受抑的流感病毒感染小鼠,有促进发汗的作用。其发汗作用具有维持时间短,起效快等特点,有利于散热。富杭育以阿托品及阿尼利定肌内注射大鼠造成其汗腺分泌受抑和亢进的病理模型,应用桂枝汤能分别增强和抑制汗腺分泌。

6.抗菌作用

通过实验研究证明桂枝汤对金黄色葡萄球菌、表皮葡萄球菌、甲型链球菌、枯草杆菌,变形杆菌、大肠杆菌,绿脓杆菌有明显的抑菌作用。

7. 利尿作用

孙氏采用小白鼠利尿实验法发现 100% 的苓桂甘枣汤在投药后第 3、4、5、6 小时均有明显的利尿作用,与呋塞米组相比发挥利尿作用的时间较晚,但利尿作用持续时闻较长,6 小时内小白鼠排尿总量与呋塞米相类似。

8. 抗风湿作用

喜多敏明用实验证明桂枝二越婢一汤不仅俱有消炎作用,还具有类似抗风湿药的作用。

9. 抗突变效应

赵氏对桂枝甘草汤的抗突变效应进行实验研究,发现桂枝甘草汤对 CPP 诱导的 SCE 有明显的抑制作用,结果表明桂枝甘草汤具有较强的抗突变活性。

10. 抗血栓形成作用

桂枝甘草汤具有抑制 ADP 诱导的血小板聚集和对抗大鼠血栓形成的作用。桂枝含挥发油,能刺激汗腺神经,扩张血管,促进血液循环,因为血尿素氮比血肌酐的相对分子量小容易从汗腺排出。

11. 抗过敏作用

麻黄及麻黄碱作用于组胺受体,具有明显的抗过敏作用。桂枝麻黄各半汤组对抗尾静脉注射低分子右旋糖酐致小鼠皮肤瘙痒效果较明显,两方相合后能增强其抗过敏作用。

## 二、主要组成药物的药理学研究

1. 桂枝

桂枝为樟科乔木植物肉桂的干燥嫩枝,辛、甘、温。归心、肺、膀胱经。具有发汗解表,温经止痛,助阳化气等功效。其内含挥发油 0.69%,油中主要成分为桂皮醛 64.75%,还有苯甲酸苄酯、乙酸肉桂酯、β - 荜澄茄烯、菖蒲烯、香豆精等。

抗菌作用:桂枝醇提物在体外能抑制大肠杆菌、枯草杆菌及金黄色葡萄球菌,有效浓度为 25mg/ml 或以下;对白色葡萄球菌、志贺痢疾杆菌、伤寒和副伤寒甲杆菌、肺炎球菌、产气杆菌、变形杆菌、炭疽杆菌、肠炎沙门菌、霍乱弧菌等亦有抑制作用(平板挖洞法)。

抗病毒作用:用人胚肾原代单层上皮细胞组织培养,桂枝煎剂(1:20)对流感亚洲甲型京科 68 - 1 株和孤儿病毒(ECHO)有抑制作用。在鸡胚上,对流感病毒有抑制作用,以 70% 醇浸剂作用较好。

利尿作用:用含桂枝的五苓散 0.25g/kg 给麻醉犬静脉注射,可使犬尿量明显增加,单用桂枝静脉注射(0.029g/kg)利尿作用比其他四药单用显著,故认为桂枝是五苓散中主要利尿成分之一,其作用方式可能似汞撒利。

扩张血管、促进发汗:桂枝内的桂皮油。可扩张血管,调节血液循环,使血液流向体表,加强麻黄发汗作用。

解热、镇痛:桂枝内的桂皮醛、桂皮酸钠。可使皮肤血管扩张、散热增加、促进发汗;提高痛阈值。

镇静、抗惊厥:桂枝内含桂皮醛。小鼠给予桂皮醛后,小鼠自主活动减少,增加巴比妥类药作用,对抗苯丙胺作用。抗士的宁作用;减少烟碱致惊厥,抑制听源性惊厥。

抗炎、抗过敏:桂枝内的挥发油,可抑制 IgE 所致肥大细胞颗粒反应,降低补体活性,抗过敏作用。

2. 芍药

芍药属毛茛科多年生宿根草本植物,原产于东南亚,生长在干燥的石坡、河堤和稀疏林地边缘,是一种知名的中药材。根据加工方式的不同芍药可分为白芍和赤芍。中医用白芍治疗头晕、肢体痉挛、月经不调和自汗等症状;赤芍用于活血化瘀、清热凉血。芍药包含多种生物活性物质,主要有苷类、萜类、黄酮类、鞣质类、挥发油类、酚类和糖类等化合物。芍药总苷是芍药根的水/乙醇提取物,于 1998 年作为类风湿性关节炎缓解药物进入市场,芍药苷(paeoniflorin)是其最主要的生物活性物质。

抗炎作用:炎症是机体对致炎物质的刺激产生的防御性反应,是许多疾病发生与发展的基础。多种炎症细胞参与炎症反应,包括树突状细胞、巨噬细胞、单核细胞、T 淋巴细胞和 B 淋巴细胞等。Zhou 等研究发现,芍药总苷能减轻免疫介导的炎症反应。芍药苷还能够通过抑制单核细胞的作用缓解慢性炎症。

芍药总苷通过调节巨噬细胞样滑膜细胞中促炎介质的产生和 FLS 中蛋白激酶的磷酸化发挥抗炎作用。胶原诱导型关节炎大鼠中,芍药总苷显著抑制滑膜细胞增殖,降低 TNF $-\alpha$,IL $-1$ 和 $PGE_2$ 水平,提高 cAMP 水平,同时上调 $PGE_2$ 受体 2 和受体 4 的表达。这些结果表明,芍药总苷通过抑制促炎介质的产生表现出抗炎作用,这可能与其调节 cAMP 依赖的 $PGE_2$ 受体 2/$PGE_2$ 受体 4 介导的通路有关。

镇痛作用:芍药一直被认为是能够有效缓解各种疼痛的传统中药,芍药总苷能剂量依赖性地抑制醋酸诱导的扭体、电刺激脚底诱导的嘶叫以及热板反应。芍药苷的镇痛作用在随后的研究中也得到进一步的证实。据报道,芍药苷对蜂毒引起的继发性痛觉过敏和原发性痛觉过敏表现出明显的镇痛作用,并能有效抑制镜像热过敏的发生。然而,芍药苷的这些作用均能够被阿片受体阻断剂盐酸纳洛酮阻断,表明芍药苷的镇痛作用可能由内源性阿片受体介导。芍药苷对大鼠母仔分离诱导的内脏痛觉过敏也具有镇痛作用。K $-$ 阿片受体拮抗剂 nor $-$ Binaltorphimine、儿茶酚胺合成酶抑制剂 DL $-\alpha-$ 甲基酪氨酸和 $\alpha_2$ 肾上腺素能受体拮抗剂育亨宾均可以抑制这种镇痛作用。结果表明,在大鼠母仔分离中,芍药苷对内脏痛的镇痛作用可能由 K $-$ 阿片受体、$\alpha_2$ 肾上腺素能受体和儿茶酚胺系统介导。此外,芍药苷脑室注射给药结果表明,在中枢神经系统中芍药苷可能产生镇痛作用。

抗菌作用:Nqan 等评估芍药根提取物对抗生素敏感和耐药幽门螺杆菌的生长抑制和杀菌作用。研究发现,BA 和 PA 在 pH 为 4.0 时表现出很强的杀菌作用,MG 和 PGG 在 pH 为 7.0 时起作用。4 种成分对阿莫西林、克拉霉素、甲硝唑和四环素耐药性菌株均有很强的生长抑制作用和抗菌活性,表明这些成分与抗生素的作用模型不同,有望成为保护人类免受幽门螺杆菌疾病的新抗菌成分。Nqan 等研究还发现,芍药根蒸汽蒸馏成分对有害的肠道细菌和乳酸牛成菌的生长具有很强的抑制活性。芍药提取物除了对细菌表现出抗菌作用外,多花芍药提取物对真菌包括黄曲霉、烟曲霉、黑曲霉和茄病镰孢(腐皮镰刀菌,*Fusarium solani*)也表现出很强的抗菌作用。

抗氧化作用:抗氧化剂能降低多种疾病的风险,如糖尿病、炎症、癌症和神经退行性疾病等。Jin 等研究发现,芍药花乙酸乙酯萃取物和乙醚萃取物表现出很强的总抗氧化能力和 1,1 - 二苯基 - 2 - 三硝基苯肼自由基清除能力,并且对羟自由基引起的牛血清白蛋白氧化损伤具有保护作用。Mao 等研究发现,在无细胞体系中芍药总苷对 2,2 - 联氮基双 - (3 - 乙基苯并噻唑啉 - 6 - 磺碘酸)二氨盐自由基具有清除活性;在皮质酮诱导的 PC12 细胞中芍药总苷引起细胞内活性氧类和丙二醛水平下降,谷胱甘肽水平、超氧化物歧化酶活性和过氧化氢酶活性增加,抑制皮质酮诱导的细胞毒作用,Long 等研究发现,芍药总苷通过降低谷草转氨酶、乳酸脱氢酶和肌酸激酶的活性,增加超氧化物歧化酶活性,降低丙二醛水平,对异丙肾上腺素诱导的大鼠心肌缺血发挥保护作用,这种保护作可能是通过减轻氧化应激实现的。白芍总苷能够显著升高糖尿病模型大鼠肾的抗氧化酶的活性以及总抗氧化能力,从而抑制糖尿病相关的肾损伤。

抗癌作用:近年来研究发现,芍药对肿瘤具有抑制作用,而这种抗增殖和抗癌活性与多酚化合物的存在相关。Lee 等研究发现,芍药对肝癌细胞具有细胞毒性。Kwon 等研究白芍提取物对人早幼粒细胞白血病细胞株 HL - 60 的抗增殖作用。Xu 等研究发现,芍药总苷能够抑制慢性粒细胞白血病 K562 细胞的生长。在人胃癌细胞中,芍药苷通过阻止 IKBa 的磷酸化,抑制核转位,增强 5 - 氟尿嘧啶(5 - Fu)诱导的细胞凋亡。Fang 等研究表明,芍药苷调节胃癌细胞 SGC7901 对长春新碱的多药耐药性,这种作用至少部分与目的基因多药耐药基因 1,Bal - XL 和 Bal - 2 的下调有关。在大鼠膀胱癌模型中,白芍诱导细胞凋亡和细胞周期阻滞,抑制癌细胞的生长。Wang 等研究了芍药苷对人结肠癌细胞 HT29 的影响,体内体外试验均证明芍药苷能够显著抑制肿瘤细胞的生长。

抗抑郁作用:强迫游泳实验和悬尾实验是筛选抗抑郁药广泛使用的实验方法。Mao 等通过强迫游泳实验和悬尾实验的研究发现芍药总苷具有抗抑郁作用。

抗肝纤维化:在放射性纤维化大鼠模型中,芍药苷可明显抑制大鼠血清中谷丙转氨酶和谷草转氨酶活性的升高,降低血清中转化生长因子 $\beta_1$,(transforming growth factor - $\beta_1$,TGF - $\beta_1$)、玻璃酸、Ⅲ型前胶原和层黏蛋白的含量以及肝组织中羟脯氨酸含量,减轻肝损伤程度和胶原纤维增生程度;此外,芍药苷还能够减少大鼠肝组织中 TGF - $\beta_1$,和 Smad3/4/7 蛋白表达。这些结果表明,芍药苷具有明显的抗肝纤维化作用,其机制可能与其阻断 TGF - $\beta_1$/Smad 信号转导通路有关。Sun 等研究芍药和黄芪提取物对四氯化碳诱导的肝纤维化大鼠的影响,发现芍药和黄芪提取物比例是 4:1时,肝保护活性较显著。

抗自身免疫疾病:Zhao 等研究发现,芍药总苷通过升高 ITGAL 基因启动子甲基化水平,降低 SLE 患者外周血 $CD^4$ + T 细胞中 CDlla 表达水平,揭示芍药总苷抑制 SLE 自身免疫反应的可能机制。Zhao 等还发现,芍药总苷处理红斑狼疮 $CD^4$ + T 细胞后,显著增加了细胞中调节性 T 细胞的百分比,并且通过下调 Foxp3 启动子甲基化水平增加细胞 Foxp3 的表达,同时提高细胞 IFN - Y 和 IL - 2 的表达水平。这些结果表明,芍药总苷抑制 SLE 患者的自身免疫可能是通过诱导调节性 T 细胞的分化,调节 Foxp3 启动子甲基化以及 IFN - Y 和 IL - 2 信号通路引起的。干燥综合征是一种慢性自身免疫性结缔组织疾病。Li 等研究表明,芍药总苷和用于治疗干燥综合征的药物羟氯喹相比,对延缓非肥胖性糖尿病小鼠干燥综合征的发作起到了相同的作用。

抗心脑血管疾病:心脑血管疾病是一种严重威胁人类健康的常见病,病因包括高血压、血液黏稠和血管壁平滑肌非正常代谢等。Jin 等研究发现,赤芍乙醇提取物诱导去氧肾上腺素预处理大鼠的主动脉血管舒张,血管平滑肌松弛。Mo 等研究发现,赤芍提取物能够降低心肌酶、IL - 10、TNF - $\alpha$ 以及脂质过氧化水平,提高超氧化物歧化酶活性和凝血酶时间,表明赤芍提取物对心肌梗死具有治疗作用。

抗神经退行性疾病:神经退行性疾病是由神经元或其髓鞘的丧失所致,包括阿尔茨海默病(Alzheimer disease,AD)和帕金森病等。Liu 等研究发现,芍药苷能减轻慢性脑缺血诱导大鼠的学习功能障碍和脑损伤。芍药苷处理后,抑制了慢性脑缺血引起的海马组织中星形胶质细胞和小胶质细胞的免疫反应的增加,海马组织 NF - K 的免疫染色减少,表明芍药苷通过抑制大脑中的神经炎症反应降低慢性脑缺血引起的记忆障碍和脑损伤。

其他药理作用:Xu 等研究发现,芍药苷能够抑制脂多糖诱导的内皮细胞渗透率。Yuk 等研究发现,芍药种子中的多酚类物质能够抑制神经氨酸酶的活性。此外,芍药具有抗过敏和抗辐射作用。

3. 甘草

甘草是多年生草本植物,属豆科甘草属。作为中药甘草指的是甘草属部分植物的根及根茎。我国作为药用而收载的甘草主要有乌拉尔甘草、胀果甘草和光果甘草。甘草是一味应用极其广泛的中药,这与甘草中的有效成分有关。甘草中的有效成分包括黄酮类、三萜类、多糖等。药理研究主要集中在甘草酸、甘草次酸、总黄酮、单种黄酮及多糖等化合物。

(1)对消化系统的作用

抗溃疡作用:甘草的主成分甘草酸对由组胺及幽门结扎所形成的大鼠实验性溃疡亦有明显的保护作用。后据报道,甘草酸能明显减少大鼠幽门阻断导致的溃疡发生率,但对胃液分泌量不但无减少反有增加趋势。甘草苷元、异甘草苷元和甘草根的甲醇提取物 Fm100 等对动物实验性溃疡有明显的抑制作用。甘草次酸对幽门结扎的大鼠有良好的抗溃疡作用,其治疗指数较高。

对胃酸分泌的影响:甘草流浸膏灌胃能直接吸附胃酸,对正常犬及实验性溃疡的大鼠都能降低胃酸。Fm100 十二指肠内给药对急慢性胃瘘及幽门结扎的大鼠,能抑制基础的胃液分泌量,与芍药花苷合用显协同作用。Fm100 对蛋白胨、组胺及甲酰胆碱引起的胃液分泌有显著抑制作用。

对胃肠平滑肌的解痉作用:临床上使用甘草所含黄酮苷类对兔、豚鼠的离体肠管呈抑制作用,使收缩次数减少,紧张度降低,并对氯化钡、组胺所引起的离体肠平滑肌痉挛有解痉作用,但甘草酸、甘草次酸对平滑肌则无抑制作用。此外,甘草酸铵和甘草次酸口服吸收亦不佳。甘草煎液、甘草流浸膏、Fm100、甘草素、异甘草素等,也对离体肠管有明显的抑制作用。若肠管处于痉挛状态时,则有明显的解痉作用。

解痉和抗溃疡作用:分别从甘草及光果甘草中提得 7 个同样的黄酮苷及苷元,经实验证明都具有解痉和抗溃疡病的作用。

保肝作用:甘草流浸膏(0.2ml/10g)预先给小鼠灌胃能降低对乙酰氨基酚(AAP)(200mg/kg,腹腔注射)中毒小鼠的致死率,并对乙酰氨基酚所致小鼠肝损害有明显保护作用。甘草酸可明显阻止四氯化碳中毒大鼠谷丙转氨酶的升高,还能减少肝内三酰甘油的蓄积。

对胆汁分泌的影响:甘草酸能增加输胆管瘘兔的胆汁分泌,甘草酸 5mg/kg 能显著增加兔的胆汁分泌,对兔结扎胆管后胆红素升高有抑制作用。

(2)对心血管系统的影响

抗心律失常作用:炙甘草提取液(1ml 含中药 1g),家兔用乌头碱诱发心律失常出现在 2 分后按 1g/kg 静脉注射,对照组给等量生理盐水。结果表明炙甘草有明显的抗乌头碱诱发的心律失常作用。炙甘草煎剂灌流蟾蜍离体心脏,可使心脏收缩幅度明显增加。甘草酸对离体蟾蜍心脏有兴奋作用,此作用与乙酰胆碱及毒扁豆碱等具有明显的对抗作用,与肾上腺素具明显的协同作用。

降脂作用和抗动脉粥样硬化作用:甘草酸对兔实验性高胆固醇症及胆固醇升高的高血压患者均有一定的降低血中胆固醇的作用。

(3)对呼吸系统的作用

甘草浸膏和甘草合剂口服后能覆盖发炎的咽部黏膜,缓和炎症对它的刺激,从而发挥镇咳作用。甘草次酸有明显的中枢性镇咳作用,甘草次酸的氢琥珀酸双胆盐口服,其镇咳作用与可待因相似。甘草还能促进咽喉及支气管的分泌,使痰容易咳出,呈现祛痰镇咳作用。

(4)对中枢神经系统的影响

抗炎作用:甘草具有保泰松或氢化可的松样的抗炎作用,其抗炎成分为甘草酸和甘草次酸。甘草抗炎作用可能与抑制毛细血管的通透性有关,或与肾上腺皮质有关,也有认为,甘草影响了细胞内生物氧化过程,降低了细胞对刺激的反应性从而产生了抗炎作用。

镇静作用:甘草次酸 1 250mg/kg,对小鼠中枢神经系统呈现抑制作用,可引起镇静,催眠,体温降低和呼吸抑制等。

解热作用:甘草次酸和甘草酸分别对发热的大鼠与小鼠、家兔具有解热作用。甘草次酸 40mg/kg 腹腔注射,对发热大鼠有退热作用,相当于水杨酸钠 600mg/kg 的效果;对体温正常的大鼠则无降温作用。

（5）肾上腺皮质激素样作用

盐皮质激素样作用：甘草浸膏、甘草酸及甘草次酸对健康人及多种动物都有促进钠、水潴留的作用，这与盐皮质激素去氧皮质酮的作用相似，长期应用可致水肿及血压升高，但亦可利用此作用治疗轻度的阿狄森氏病。

糖皮质激素样作用：小剂量甘草酸（每支 100μg），甘草次酸等能使大鼠胸腺萎缩及肾上腺重量增加（与给予促肾上腺皮质激素相似），另外还有抗黄疸作用及免疫抑制作用等糖皮质激素可的松样作用。而在用大剂量时则糖皮质激素样作用不明显，只呈现盐皮质激素样作用，这可能与其作用机制有关。

（6）对泌尿、生殖系统的影响

甘草酸及其钠盐，静脉注射增强茶碱的利尿作用，对醋酸钾则无影响。能抑制家兔实验性膀胱结石的形成。能抑制雌激素对成年动物子宫的增长作用，切除肾上腺或卵巢后仍有同样作用。甘草酸对大鼠具有抗利尿作用，伴随着钠排出量减少，钾排出量也轻度减少。对切除肾上腺的大鼠，甘草酸仍能使钠和钾的排出减少，说明此作用通过肾上腺皮质激素来实现的。甘草次酸及其盐类也有明显的抗利尿作用。

（7）对免疫功能的影响

抗过敏作用：从甘草中提取的一种复合体（Lx），含有蛋白质、核酸、多糖及甘草酸。实验结果表明，Lx 对小鼠过敏休克有明显的保护效应，亦有显著抑制抗体产生的能力。

对非特异性免疫功能的影响：实验表明甘草酸能显著提高小鼠对静脉注射碳粒的廓清指数，提示它能增强网状内皮系统的活性。生甘草与蜜炙甘草亦有同样的作用。

对特异性免疫功能的影响：采用体外抗体产生系统研究甘草酸对多克隆抗体产生的影响，结果表明一定浓度的甘草酸能使抗体产生显著增加。通过乳酸脱氢释放试验法，于体外测定甘草酸铵对 BALB/C 小鼠自然杀伤细胞（NK 细胞）活性时，表明在一定浓度时，对小鼠自然杀伤细胞活性均有显著增强，表明对机体免疫功能具有重要调节作用。

（8）抗病毒作用

①抗艾滋病病毒的作用：甘草皂苷能够破坏试管的艾滋病病毒细胞（HIV），0.5mg/ml 的甘草皂苷对艾滋病病毒的增殖抑制98%以上，50%空斑形成抑制值为 0.125mg/ml。由于甘草皂苷不能抑制艾滋病病毒的反转录酶，提示它是通过恢复 T 辅助细胞而发挥作用。据报道西北甘草中的新多酚类在低浓度时与甘草酸相比，显示出对艾滋病病毒细胞的增殖抑制效果。

②抗其他病毒的作用：甘草多糖具有明显的抗水疱性口炎病毒、腺病毒3 型、单纯疱疹病毒 1 型、牛痘病毒等活性，能显著抑制细胞病变的发生，使组织培养的细胞得到保护。甘草酸对单纯性疱疹病毒，甘草酸对试管内水痘 - 带状疱疹病毒均有抑制作用。

（9）抗菌作用

甘草的醇提取物及甘草次酸钠在体外对金黄色葡萄球菌、结核杆菌、大肠杆菌、阿米巴原虫及滴虫均有抑制作用，但在有血浆存在的情况下，其抑菌和杀阿米巴原虫的作用有所减弱；甘草次酸钠在体外对滴虫的最低有效浓度为 30~60μg/ml。

（10）解毒作用

甘草浸膏和甘草酸都有解毒作用，对水合氯醛、士的宁、乌拉坦和可卡因都有较明显的解毒作用；对印防己毒素、咖啡因、乙酰胆碱、毛果芸香碱和巴比妥的解毒作用次之；对索佛拿（Sulfonal）及阿托品几乎无解毒作用，而对肾上腺素的中毒则有加强的倾向。解毒作用的成分为甘草酸。有报道研究甘草及其成分对组胺所引起的中毒的影响，结果证明甘草酸与维生素 $B_1$ 结合的化合物解毒作用最强，甘草酸次之，而其分解产物葡萄糖醛酸的解毒作用则较差，总之甘草及其制剂对药物中毒、食物中毒、体内代谢产物中毒及细菌毒素等，都有一定的解毒作用。

（11）抗肿瘤作用

甘草酸对大鼠腹水肝癌及小鼠艾氏腹水癌（EAC）细胞能产生形态学上的变化，还能抑制皮下移植的吉田肉瘤，其单铵盐对小鼠艾氏腹水癌及肉瘤均有抑制作用，口服也有效。甘草次酸对大鼠的移植 Oberling Guerin 骨髓瘤有抑制作用，甘草苷对大鼠腹水肝癌及小鼠艾氏腹水癌细胞能产生形态学上变化。大戟酯二萜醇(12 - 0 - teTCMLIBade - canoylphorbol - 13 - acetate, TPA)对二甲苯蒽(DMBA)致小鼠皮肤癌的促发作用,可被甘草酸显著抑制。

(12)其他作用:实验表明甘草次酸具有提高豚鼠内耳听觉功能的作用。甘草酸和甘草次酸在使用浓度为 $8 \times 10^{-3}$ mg/ml 和 $4 \times 10^{-2}$ mg/ml 时,对乙酰胆碱酯酶均产生明显的抑制作用。其 50% 抑制率时的药物浓度分别为 $(25.6 \pm 1.4)$ μg/ml 和 $(21.8 \pm 1.1)$ μg/ml。这两种药用有效成分对乙酰胆碱酯酶均呈竞争 - 非竞争型混合抑制。

4. 生姜

生姜为姜科植物姜的新鲜根茎,其为药用已经有悠久的历史,其性味辛温,具有解表散寒,温中止呕,行水解毒,化痰止咳之功效。目前对于生姜的有效成分的提取,化学成分分析,药理作用研究和临床应用等方面,均取得了较大进展。

抗过敏作用:实验证明生姜油能明显抑制豚鼠过敏性支气管痉挛;对卵白蛋白所致的豚鼠回肠过敏性收缩有抑制作用;也能抑制组胺、乙酰胆碱所致的豚鼠回肠收缩作用,其抑制程度随剂量加大而增加,提示生姜油有抗过敏作用;另外,通过豚鼠气管螺旋条和肺灌流的实验结果证实生姜汁有收缩豚鼠气管、支气管平滑肌的作用,且不被 M - R 阻断剂阿托品、α - R 阻断剂酚妥拉明拮抗,却易被 β - R 激动剂异丙肾上腺素及磷酸二酯酶抑制剂氨茶碱所拮抗,认为该药引起支气管平滑肌收缩的作用可能是通过阻断 β - R 降低 cAMP 含量等途径所致,表明中医临床常用生姜化痰止咳是正确的。但上述结果提示对哮喘、严重呼吸困难、年老体弱和晚间持续打鼾者不宜应用,否则可加重病情。

抗肿瘤作用:据报道,姜和其他姜科植物的一些辛辣成分有抗肿瘤作用。生姜醇能抑制 12 - 0 - 十四酰佛波醇 - 13 - 乙酸酯(TPA)所致的小鼠肿瘤,与辣椒素协同对小鼠癌症有化学抑制作用。另有实验表明,姜的主要辛辣成分 6 - 生姜醇有明显的抗肿瘤活性。该成分可明显抑制 7,12 - 双苯蒽引起的雌性 ICR 小鼠的表皮乳头状瘤生成,也能抑制佛波醇酯诱发的炎症。

抗氧化作用:生姜能够通过不同作用途径,抑制生物体氧化,清除各类自由基,具有较强的抗氧化作用。Y. B. Lee 研究证实生姜具有很强的抗氧化作用。研究表明生姜石油醚提取物对 4 种不同氧自由基有十分显著的抑制和清除作用,是一种高效的抗氧化剂。生姜的石油醚提取物可抑制氧化红细胞的速度和程度,对小鼠肝微粒体有一定抑制作用,且随浓度增大,抑制作用增强。文震等在一定的强化保存条件下,考察了姜油对浓缩鱼油的抗氧化能力。研究表明,超临界 $CO_2$ 萃取的姜油抗氧化效果优于生育酚,是一种良好的天然抗氧化剂。刘宁研究表明生姜对高脂大鼠体内自由基有不同程度的抑制或清除作用。

改善脂质代谢,降血脂:生姜能够改善脂质代谢,具有较好的降血脂作用。张庆进行了生姜有效部位对高脂血症大鼠肝脏脂肪变性影响的研究,研究表明生姜在改善血浆脂代谢的同时,能够提高肝脏脂肪代谢相关酶如肝脂酶、脂蛋白脂酶等的活性,进一步改善肝脏脂质代谢,有助于减轻肝脏的脂质沉积。Bhandaft 等研究证实生姜能降低胆固醇,减轻家兔动脉粥样硬化的程度。Bianoa Fuhrman 等报道,生姜汁可使血清中总胆固醇、TG、低密度脂蛋白(LDL)减少,主动脉粥样硬化程度减轻,LDL 的氧化亦减少。

改善心脑血管系统功能:生姜中的姜辣素是一种强有力的强心剂,其主要强心成分是姜酚(Gingerols)和 6 - 姜烯酚(6 - shogaol)。

防辐射:陶育晖开展了生姜提取物对辐射损伤保护作用的研究。研究表明生姜提取物在适当浓度下对 X 射线照射造成的雄性小鼠抗氧化系统损伤具有拮抗作用,使 SOD 酶、GSH - Px 酶活性升高,MDA 含量减少;对 X 射线照射造成小鼠睾丸组织的损伤具有拮抗作用,使 G - 6 - PD 酶活性升高,稳定 LDH 酶活性;对 X 射线照射小鼠的 RBC、HGB 具有保护作用;能够保护雄性小鼠的淋巴细胞转化能力。哈楠认为生姜提取物对于因辐射导致的造血系统损伤有一定的保护作用,并能够减少细胞凋亡的数量,可能对因辐射造成的骨髓细胞损伤的修复有一定的作用。

5. 大枣

大枣为鼠李科植物的成熟果实,大枣作为药用,历史悠久,《伤寒论》《金匮要略》《本草纲目》中多有阐述。为补中益气,养血安神,缓和药性的常用中药。

免疫兴奋作用:张严英实验提示大枣能显著提高体内单核－巨噬细胞系统的吞噬功能;苗明三给小鼠连续 7 日灌服 400mg/kg、200mg/kg 的大枣多糖,可显著提高小鼠腹腔细胞的吞噬功能,促进溶血素和溶血空斑,促进淋巴细胞转化及提高外周血淋巴细胞分解。

抗氧化及抗衰老作用:张庆等的实验结果显示,不同剂量的大枣均可提高小鼠脑组织 SOD 活性,并能降低脑组织 MAD 含量,有抗氧化作用。周运峰给半乳糖的致衰模型小鼠灌服大枣多糖,可明显延缓小鼠衰老,可提高衰老模型小鼠血 SOD 及 CAT 活力,降低脑匀浆、肝匀浆及血浆中 LPO 水平。李雪华实验结果显示:大枣多糖具有清除自由基的作用,其活性大小与多糖的用量呈正相关,在全血生理环境下,对全血化学发光中活性氧的清除能力最强;王伟采用离体实验证明,大枣提取液可明显抑制鼠肝匀浆脂质过氧化反应。苗明三报道大枣多糖可明显拮抗衰老所致小鼠胸腺及脾脏的萎缩,与模型组比,大枣多糖可使胸腺变厚、胸腺脾质细胞数增多,脾小节变大,脾淋巴细胞数增多。

抗肿瘤作用:崔振环研究发现大枣合剂对小鼠乳腺癌有一定抑制作用,其作用稍弱于环磷酰胺,但其对小鼠白细胞无明显下降,说明对机体无毒副作用。魏虎来等采用 MTT 比色法和集落形成法研究发现:大枣水溶性提取物对人白血病 K562 细胞的增殖和集落形成能力有显著的抑制作用,是良好的线性相关关系,说明其水提物中有抗白血病的有效成分。张庆等实验结果表明:大枣中性多糖(JDP－N)无直接杀肿瘤细胞作用,但可通过作用与免疫细胞间接抑制肿瘤。另有报道大枣对单功能烷化剂甲基硝基亚硝基胍(MNNG)诱发的大鼠胃腺癌有一定抑制作用。大枣中的桦木酸、山楂酸连续给药 7 日,对内瘤增殖有抑制效应,特别是山楂酸连续应用 14 日,有 61% 的抑制作用,比 5－Fu 抑制率更高。

抗突变作用:用姐妹染色单位互换(SEC)技术发现给小鼠灌服浓度为 0.5g/ml 的大枣煎服液 20ml/kg,能明显降低环磷酰胺所致的 SEG 值升高,表明有抗突变作用。

抗 I 型变态反应作用:体外培养用 $2 \times 10^{-2}$ 抗体氮/ml 的抗 IgE 刺激时,可见白三烯 D4(LTD4)释放,此时加入 1∶10 稀释的大枣提取液,LTD4 释放受到抑制,此时 LTD4 的释放与自发性释放大致相同。大枣本身含 Camp,它易透过白细胞膜作用于化学介质释放的第二期,因而抑制了化学介质主要物质 LTD4 的释放,故可抑制变态反应。

此外大枣中的黄酮类化合物具有镇静、催眠、降血压、抗过敏、抗炎等作用,cAMP 具有保护肝脏、调节细胞的分裂繁殖过程、增加肝血清总蛋白和白蛋白的作用。大枣煎剂可提高小鼠体重、延长负荷游泳时间;还可增加小鼠肌力、增加小鼠体重。

虽对大枣的有效成分、作用机制已有研究报道,但要推广其应用,还须在制剂工艺、剂型方面做改进,使其更加适用于临床用药。对大枣的一些传统应用如缓和药性、健脾利湿等还无现代研究,其机制有待进一步深入研究,以更加全面地了解大枣。

# 第二章　经方现代运用

## 第一节　理论阐微

桂枝汤作为伤寒第一方,其组方简约,用药精当,历来被视为传世名方之中的经典之剂,在外感热病及诸多内伤杂病之中,均被广泛应用。特别是当今许多名老中医,他们在自己长期临床实践之中,深入领会其组方要义,结合现代疾病的特点,通过对其进行灵活加减,将桂枝汤更加广泛地应用于内科、外科、妇科、儿科等多种疾病,并取得了较好的疗效。虽然有很多病例属于个案报道,但仍可反映出诸位名医的辨证诊疗思路。本文就期刊文献中有关当代名医运用桂枝汤的经验进行梳理总结,以飨读者。

桂枝汤是《伤寒论》的第一方,是经方之祖,是"公认"的辛温解表剂的代表方,特别是从清初汪昂的《汤头歌诀》将其与麻黄汤同类列入"发表剂"后。由于该书是一本流传广泛的中医门径书,不论是家传还是师授的民间中医,都把它作为授徒的必读之书。河北经方大家李士懋教授则不以为然,在其新著《汗法临证发微》一书中明确表示,把桂枝汤归类于解表剂中值得商榷。他说"全国统编教材《方剂学》也把桂枝汤归入解表剂中,中药学把桂枝归入解表药中,这种分类不够准确,容易产生误导","桂枝汤属补剂,属阴阳双补的轻剂"。其理由是:"桂枝、甘草,辛甘化阳;芍药、甘草,酸甘化阴;更加姜、草、枣,益胃气;故桂枝汤属补益类,归入解表剂中是片面的,是不够准确的。"又说"桂枝汤发汗与麻黄汤之发汗不同,麻黄是开腠理宣通玄府,是强令发汗;而桂枝汤调理阴阳,阴阳和而后出汗","若因其能扶正托邪而发汗,称之为与麻黄汤并列齐观的发汗剂,则失之片面。试观扶正祛邪发汗诸法,气虚者,补中益气汤可汗;阳虚者,理中汤、四逆汤可汗;阴虚者,复脉汤可汗;阴阳两虚者,张景岳之理阴煎,熟地黄用二三两,温补阴分,滋阴托邪,使汗从阴达,使寒邪不攻自散,这些扶正祛邪发汗剂,不称为发汗解表剂,而为何独将同样扶正祛邪的桂枝汤归入解表发汗剂呢? 显然有失公允,故而不妥。"

查阅文献可知,不把桂枝汤列入解表剂者,清代雍正年间王子接的《绛雪园古方选注》一书按和、寒、温、汗、吐、下六剂分类,就是把桂枝汤列入和剂,其衍化本《伤寒方论》亦然,虽都未解释"和剂"的定义,但在方解中却有论述,曰:"桂枝汤,和方之祖,故列于首。'太阳篇'云,桂枝本为解肌,明非发汗也。桂枝甘草辛甘化阳,助太阳融会肌气,芍药甘草酸甘化阴,启少阴奠安阴血,姜通神明,佐桂枝行阳,枣泄营气,佐芍药行阴。一表一里,一阴一阳,故谓之和。"(据上海科学技术出版社 1982 年出版李飞点校本《绛雪园古方选注》)新中国成立后出版的一些方剂中,也有把桂枝汤归入和剂者,如上海中医学院的《中医方剂临床手册》(上海人民出版社 1973 年出版)。

刘渡舟老师在讲解桂枝汤时,总是强调桂枝汤是发汗不伤正,止汗不留邪,外能散风寒、调营卫,内能和脾胃、理阴阳,似不曾强调它的辛温解表之功。曾明确指出:"桂枝汤调和营卫,是在调和脾胃的基础上建立起来的,由此推论,桂枝汤调和营卫乃其末,调和脾胃是其本,发汗解肌是其末,鼓舞中气使谷转内充,揆度阴阳的运行是其本。"如是,似可认为,桂枝汤不是辛温解表专方,发汗解表只是该方众多功能的一个方面。所以他在《新编伤寒论类方》中说:"凡由于气血不和、营卫失调引起的发热、汗出、脉弱等症,均可应用本方治疗。""它的应用十分广泛,不仅用于外感,亦多用于杂病。"郝印卿教授也明确指出:"仲景《伤寒论》中又将桂枝汤广泛应用于杂病及其他五经病症,如第 3、54、234、276、387 等条,以及《金匮要略·妇人妊娠病脉证并治》第 1 条。上述病症求其病因,并非由感犯风邪所致,当然算不得外感,也无所谓表证,因此这些病症中用桂枝汤,只是调和营卫,不在解肌祛风,称之为解表剂已名不正言不顺,而称之为调和营卫之和剂倒是恰如其分的。"如果按近贤姜春华先生的说法:"观仲景对桂枝汤、小承气汤都说和解,则可知和解之义,非专指小柴胡汤而言。它的原始意义,似乎不用大发汗、大攻下,用较轻和的方药可缓解病情,这种方法就是和解。"以及"把和解两字归于半表半里的小柴胡汤,是成无己的意思"云云。由是以观,把桂桂枝汤归属解表剂中确实有失偏颇,而列入和剂中似较恰当。

## 第二节　证治特色

一是调和营卫,解肌祛邪

方中桂枝辛能散邪,温能通阳,甘能和营;白芍能益血敛阴,使在里之营阴渐充;生姜辛温,可助桂枝解肌泄邪;大枣味甘,可佐芍药和营益阴,而生姜、大枣合用,又非专于发散,能助桂芍以和营卫;甘草调和诸药,五药配合,共奏调和营卫,解肌祛邪之功。

二是调和阴阳,培补正气

方中桂枝、甘草辛甘化阳,可调周身之阳气;芍药、甘草酸甘化阴,可滋周身之阴血;大枣补益脾胃,补血以化气。其中,大枣佐桂枝、甘草,有阴中求阳之妙,而化生阳气更速;大枣佐芍药、甘草,又能益气以生血,则滋生阴血更易;生姜辛温,与桂枝同气相求,可助其化阳之力,诸药合用能调和阴阳、通畅气血、培补正气,而部分医家把桂枝汤纳入补益剂范畴,理由亦在此。

三是温通心阳,扶助正气

柯琴认为桂枝汤是"补心之峻剂……桂枝本营分药,得甘草则内补营气,而养血从甘也;此方用桂枝为君,独任甘草为佐,以补心之阳"。表明桂枝汤重在温通心阳,使心阳得复。施家珍亦说:"风寒伤人,每当人心阳不振之时。太阳中风,营弱而卫强,营之弱由于心阳不振,故桂枝汤以桂枝为君,非单取其辛甘发散为阳之义,且以其能通心阳也。"说明桂枝汤能鼓舞心阳外出作汗,而祛邪外出。

四是复建中气,调理气血

方中桂枝温中,芍药益脾,甘草、大枣可补脾益气,生姜能健胃和中,诸药合用,建中之效彰显。张锡纯谓"其有苦甘化阴之妙,故能滋阴分,有甲己化生之妙,故能益脾胃"。不仅如此,在日常生活中,桂枝、生姜、甘草、大枣也常用作食品调料,因其具有开胃健脾、增进食欲的作用。

总而言之,桂枝汤用药刚柔互济,开合相佐,用于外证可调和营卫,解肌祛邪;用于内证又能调理脾胃、气血、阴阳,这就是本方证治特色及临床应用都极为广泛的关键。同时,亦证明桂枝汤乃和剂之方。

## 第三节　名医验案

### 一、吴生元运用桂枝汤治疗痹症的经验

吴生元教授,出生于中医世家,自幼随父亲——云南著名中医学家吴佩衡先生学习中医,为吴佩衡先生学术继承人;全国名老中医药专家学术经验继承工作指导老师、云南省名中医。吴老秉承家学,注重经典,治学严谨,尤其注重对《伤寒论》的研究,《伤寒论》乃"方书之祖",其中蕴含丰富的外感病及杂病辨证论治原则,吴老在临证中既有继承,又有创新。吴老临证擅长应用经方治病,其中运用桂枝汤经验颇丰,既遵循仲景思想,又发扬创新。创立了玉屏风桂枝汤、柴葛桂枝汤、附子桂枝汤、补中桂枝汤等经验方,运用于痹症治疗的不同阶段,临床疗效显著。

《类证治裁·痹症》言:"诸痹……良由营卫先虚,腠理不密,风寒湿乘虚内袭。正气为邪气所阻,不能宣行,因而留滞,气血凝涩,久而成痹。"《济生方·诸痹门》曰:"皆因体虚,腠理空疏,受风寒湿气而成痹也。"《灵枢·本脏》言:"卫气者,所以温分肉,充皮肤,肥腠理,司开合者也。""卫气和,则分

肉解利,皮肤润柔,腠理致密矣。"从痹症的成因来看,卫外不固,腠理空虚,是发病的内因,感受风寒湿邪或风湿热邪是外因,治疗当扶正祛邪,扶正当以固护卫外,调补营卫为主。桂枝汤来自《伤寒论》,柯琴曰:"此为仲景群方之魁,乃滋阴和阳、调和营卫、解肌发汗之总方也。"《伤寒贯珠集》言:"桂枝发散邪气,即以芍药摄养津气,炙甘草合桂枝之辛,足以攘外,合芍药之酸,足以安内。生姜、大枣,甘辛相合补益营卫,亦助正气,祛邪气之用。"桂枝汤实现"调和营卫"功效的主要机制之一是通过"补益营卫"来实现的,故可用桂枝汤治疗痹症,一方面补益营卫以扶正,一方面解肌发汗以散邪。配玉屏风散益气固表、解肌通络,治疗卫气虚感受风邪,痹症发作初期;配伍柴胡、葛根等疏风解表、退热解肌,治疗风寒外袭,卫阳郁滞之痹症发作期;配伍附子及祛风除湿药以温阳散寒、祛风除湿治疗寒邪深入,痹症之较甚期;配伍补中益气汤调补气血,治疗气血亏虚之痹症缓解期。现举医案 4 则,以供学习参考。

◎案

卫气虚弱,感受风邪,痹症发作初期。

陈某,女,54 岁。2010 年 8 月 12 日初诊。患者患类风湿性关节炎 5 年余,平素时常感冒,汗出较多,怕风。2 日前,因起居不慎,汗出当风,出现手指关节疼痛,颈肩部酸痛,头昏、恶风汗出,身楚倦怠,纳食差,睡眠稍差,二便调,舌质淡,苔薄白,脉细缓。中医诊断为痹症。证属卫气虚弱,风邪外袭。方用玉屏风桂枝汤加味。

处方:黄芪 30g,防风 15g,白术 15g,桂枝 20g,杭白芍 15g,细辛 8g,川芎 15g,淫羊藿 15g,薏苡仁 15g,石枫丹 10g,伸筋草 10g,威灵仙 15g,透骨草 15g,大枣 5 枚,生姜 10g,甘草 10g。5 剂,水煎服,每日 3 次。

二诊:8 月 19 日。手指关节疼痛,颈肩部酸痛明显减轻,仍恶风汗出,纳食稍差,睡眠稍差,原方加减,去细辛、石枫丹、威灵仙,加大黄芪量至 50g,加白豆蔻 10g,炙远志 10g,5 剂继服,上症缓解。

按 玉屏风桂枝汤源于元·危亦林《世医得效方》玉屏风散与桂枝汤加减化裁而成。《诸病源候论·风痹候》说:"痹者,风寒湿三气杂至,合而成痹,其状肌肉顽厚,或疼痛,由人体虚,腠理开,故受风邪也。"患者患痹症日久,正气亏虚,易感外邪,气虚托送无力,邪不易解,用玉屏风散益气固表,扶正祛邪;桂枝汤解肌发表、外散风邪、内调营卫;加细辛宣泄郁滞,上达巅顶,旁达百骸,疏通百节,直透肌肤;川芎行气活血,祛风止痛;淫羊藿、薏苡仁、石枫丹、伸筋草、威灵仙、透骨草祛风除湿;生姜、大枣益气和中、调和诸药。

◎案

卫气郁闭,风寒外袭,痹症发作期。

胡某,女,36 岁。2010 年 7 月 24 日初诊。患者 2003 年 7 月流产后出现手、肘、肩、膝、足关节疼痛,曾做过封闭治疗,随后上症时作,长期自觉神倦乏力,纳食差,恶风。2010 年 7 月 19 日在医院检查:抗环瓜氨酸肽(ccp)抗体 278μmol/L,类分湿因子免疫球蛋白 M 蛋白(RE－LGM)182μmol/L,血沉(ESR)30mm/h;X 线片检查示:双手类风湿性关节炎。诊断为类风湿性关节炎。患者 1 周前起居不慎,外感风寒,致发热,头痛,身痛,四肢关节酸痛,身困乏力,舌质淡红,苔薄白,脉细紧。中医诊断为痹症——尪痹(风寒外袭,卫气郁闭)。方用柴葛桂枝汤加减。

处方:柴胡 15g,葛根 20g,防风 15g,桂枝 20g,杭白芍 15g,细辛 8g,羌活 15g,秦艽 10g,炙麻黄 15g,石菖蒲 10g,大枣 10g,甘草 10g。3 剂。

服药后恶寒发热已无,但感双手、左膝、双足趾酸痛,四肢麻木,筋脉拘急,面色无华,神倦乏力,气短,胃脘不适,饮食不佳,小便调,大便溏,舌质淡红,苔薄白,脉细滑。中医诊断为痹症。证属气血亏虚、营卫不和。方用补中桂枝汤加减。

处方:柴胡 15g,炙升麻 10g,黄芪 30g,当归 20g,党参 30g,白术 15g,陈皮 10g,桂枝 20g,杭白芍 15g,细辛 5g,川芎 15g,怀牛膝 15g,威灵仙 15g,石菖蒲 10g,淫羊藿 15g,薏苡仁 15g,大枣 5 枚,生姜 10g,甘草 10g。服 5 剂后上症缓解。

按 柴葛桂枝汤是吴生元教授的经验方,组方思想来源于《伤寒论》。由于素体正气虚,风寒外袭,卫阳被郁,郁而发热、身痛、四肢关节酸痛。方中柴胡和解退热、疏邪透表,配伍葛根发表解热;麻黄辛温发汗解表,桂枝汤解肌发表,调和营卫。外感病,多从太阳起始,继而由少阳入阳明,病邪传变迅速,故拟方一是解太阳肌表,二是借少阳之药柴胡枢转达邪、疏邪透表,三是配伍葛根升提阳明经气、杜绝邪入阳明,可谓治防同功,三经并治,体现了在前人经验方上的一种创新。

◎案

卫阳不固,寒邪深入,痹症发作之较重期。

刘某,女,26岁。2010年8月17日初诊。患者腰骶部疼痛反复发作5年余,阴雨天及劳累后加剧,现感腰骶部疼痛,背部酸痛,僵硬沉重,足跟隐痛,形寒肢冷,正值夏季,仍厚衣厚被,胃脘隐隐作痛,舌质淡红,苔白腻,脉沉缓。中医诊断为痹症。证属卫气不固,寒邪深入。方用附子桂枝汤加减。

处方:附子50g,桂枝20g,杭白芍15g,细辛8g,苍术15g,白术15g,独活15g,狗脊15g,杜仲10g,怀牛膝15g,巴戟天15g,砂仁10g,淫羊藿15g,薏苡仁15g,大枣5枚,生姜10g,甘草10g。5剂。

二诊:8月21日。腰骶部疼痛,背部酸痛,形寒肢冷明显减轻,原方去细辛、苍术,继服5剂,上症缓解。

按 附子桂枝汤加味是吴生元教授在《伤寒论》桂枝附子汤的基础上创用的经验方,取名为附子桂枝汤,是缘于吴老运用附子的独特经验。宋·窦材《扁鹊心书·痹病》:"风寒湿三气合而为痹,走注疼痛,或臂腰足膝拘挛,两肘牵急,乃寒邪凑于分肉之间也。"方中重用附子以温经通阳、散寒祛湿、通络止痛为君;桂枝汤调和营卫、解肌透邪;细辛助附子温经散寒通络,苍术祛风除湿,独活善祛下肢风湿、舒利关节而通痹;牛膝引药下行;淫羊藿、巴戟天、狗脊、杜仲补肾温阳、祛风除湿;薏苡仁健脾除湿;砂仁化湿和胃;全方配伍标本兼治,通达表里,从而达到温经散寒、除湿通络之功效。

◎案

营卫不和,气血亏虚,痹症缓解期。

贾某,女,63岁。2010年7月24日初诊。患者诉肩背、双手指关节酸痛,夜间手麻,腰膝酸软,神倦乏力,气短,面色萎黄,纳食差,眠差梦多,大便溏,小便调,舌淡,苔薄白,脉细缓。中医诊断为痹症。证属气血亏虚,营卫不和。方用补中桂枝汤加味。

处方:柴胡15g,炙升麻10g,黄芪30g,当归20g,党参30g,白术15g,陈皮10g,桂枝20g,杭白芍15g,牛膝15g,羌活10g,独活15g,威灵仙15g,淫羊藿

15g,薏苡仁 15g,大枣 10g,甘草 10g,生姜 10g。5 剂。

二诊:8 月 1 日。诉肩背、双手指关节酸痛缓解,神倦乏力,气短减轻,感腰膝酸痛,手麻,以原方加减,去羌活,加千年健 15g、杜仲 10g,5 剂继服,上症缓解,嘱其加强营养,多锻炼,平素可根据症状,间断服用上述方药。

**按** 补中桂枝汤加味源于金·李东垣《脾胃论》补中益气汤与桂枝汤加减化裁而成。《诸病源候论·风湿痹候》论风湿痹"由血气虚,则受风湿,而成此病"。邪之所凑,其气必虚。明·李梴《医学入门·痹风》曰:"痹属风寒湿三气侵入而成,然外邪非气血虚则不入。"由于痹症日久,正气渐伤,气血衰少,或素体气血不足,或年老体衰,致筋骨失养;加之易感风寒湿邪,发而成痹。《素问·逆调论》曰:"荣气虚则不仁,卫气虚则不用。"《素问·五脏生成》言:"肝受血而能视,足受血而能步,掌受血而能握,指受血而能摄。"说明气血亏虚影响肢体功能。此时不可一味祛邪,而应扶正为主,扶正以达邪。方用补中益气汤调补气血、升阳举陷;加桂枝汤和营之滞,助卫之行,加独活、羌活、威灵仙、薏苡仁祛风除湿、通络止痛;淫羊藿、千年健补肝肾、强筋骨。

痹症感邪有偏于风邪、偏于寒邪;正气亏虚有卫气虚弱、卫气郁闭、卫阳不固、气血亏虚等不同。吴老辨证分清本虚表实,邪有不同,虚有浅深,确定治则治法、选方用药,治疗痹症层层深入,既祛除病邪,又不伤正。吴老运用经方灵活自如,将中医经典与临床结合,并发扬创新,对我们后学者颇有启发。

## 二、徐升阳妇科桂枝汤证的临床经验研究

徐升阳,男,武汉中医院主任医师,现任湖北省中西医结合学会常务理事,妇产科专业委员会副主任委员,武汉中西医结合学会副理事长,湖北省性学会理事,武汉性健康研究全副理事长。1962 年武汉市首届西学中班结业,在著名老中医曾少达、黄寿人门下跟师学习,从医 40 余年,撰写医学论文 40 余篇,著有《妇科析症举例》《月经前后诸证》,擅长治疗不孕不育症、产后病等妇科疾病。

## ◎案

痛经、经行感冒,治以温经化瘀,调和营卫。

李某,女,26 岁。2009 年 4 月 5 日初诊。经期腹痛加剧 1 年余,经行呕逆,恶风,汗出。患者诉 15 岁初潮以来,经行腹痛。1 年前经期感寒致痛经加剧,而后每于经行第一日即感腹痛、欲吐,身冷、恶风、汗出,间或鼻塞低热,经血色暗、量少、挟块。末次月经 3 月 8 日,前两日腹痛汗出,恶风鼻塞。来诊时脉细舌暗。诊断为痛经,经行感冒。辨证为寒滞胞脉,营卫不和。治以温经化瘀,调和营卫。

处方:白芍 12g,桂枝 8g,大枣 5 枚,炙甘草 5g,生姜 3 片,当归 10g,半夏 10g,牛膝 10g,香附 10g,延胡索 10g,川芎 10g,吴茱萸 8g。

二诊:4 月 8 日。今日月经来潮,恶风、呕逆、汗出未作,虽腹痛形寒,但程度轻。经期上方去半夏、牛膝,加红花 8g、丹参 12g。

三诊:4 月 14 日。经水 4 日净,量略增,块少,色转红。经后温肾暖胞养血为法。

处方:当归 10g,白芍 15g,川芎 6g,熟地黄 12g,香附 10g,补骨脂 15g,淫羊藿 15g,菟丝子 15g,丹参 15g,艾叶 3g,炙甘草 5g。

四诊:5 月 7 日经潮,诸症未作。予当归养血膏 4 瓶,半年后随访,经期感冒愈后未发,偶感轻度腹痛。

按 患者经期腹痛,身冷、恶风、汗出,经血色暗,量少,挟块,诊为痛经,经行感冒,辨证为寒滞胞脉,营卫不和。治用桂枝汤合四物汤加减温经化瘀,调和营卫。

## ◎案

绝经前后诸症,治以滋阴清热调和营卫。

蒋某,女,38 岁。2009 年 2 月 19 日初诊。月经稀发已 2 年,末次月经 2008 年 11 月,再上次月经 2008 年 9 月。近期心烦,阴道干涩,上午阵阵燥热,大汗出,汗过又冷,1 日发作 10 次之多,午后也有时发作,夜间尚能入睡,不燥热,但醒时微热有一阵汗,二便尚调,面色萎黄,脉细弦数,舌暗红,内分泌检查示尿促卵泡素(FSH)偏高,黄体生成素(LH)偏高,雌二醇($E_2$)偏低,黄体酮(P)偏低。诊断为绝经前后诸症。辨证为肾虚营卫失调。治以滋肾清热,调和营卫。方用桂枝汤合知柏地黄汤加减。

处方:桂枝 6g,白芍 15g,大枣 6 枚,炙甘草 5g,知母、黄柏、牡丹皮、泽泻各 10g,生地黄 12g,山茱萸、龟板、牡蛎各 15g。

二诊:2 月 24 日。进 7 剂后汗显减,但仍感心烦,阴道干涩,纳可,寐宁,脉细数,舌红,上方加紫河车 10g,7 剂。

三诊:3 月 3 日。药后诸症显减,1 日微热微汗 5~6 次,心情较往舒畅,但阴道仍觉干燥,脉细数,舌边红,面色亦转红润。营卫渐调,但真阴恢复尚待时日,继以滋肾养血调理为治,左归丸合四物汤加减。

处方:当归、牡丹皮、香附、紫河车、牛膝各 10g,生地黄 12g,白芍、山茱萸、枸杞子、菟丝子、丹参、鹿角胶、龟板胶各 15g,甘草 5g。

调整治疗 1 月余,诸症改善,心情较微舒畅,显效。

**按** 绝经期肾气渐衰,首先是阴液的衰减,本案早期月经稀发,雌激素下降,垂体促性腺激素上升,诊断为绝经前后诸症。患者阴虚生火、肝脉失养而烦躁阴干,营阴不足、营卫失调而阵热汗出,故取桂枝汤和其表、知柏地黄汤滋肾清热而收效。"汗为心之液","心主血,其华在面",敛汗即保津,津足则血足,血荣于面,故面色由萎黄转为红润;肝得阴血滋养而条达,故心情舒畅;然阴精未全恢复,继以滋肾养血调之。

### ◎案

产后瘾疹,治以清热消风,扶气养血,调和营卫。

寇某,女,27 岁。2008 年 3 月 11 日初诊。剖宫产术后,身起荨麻疹 1 月余。患者于 2008 年 2 月 2 日行剖宫产术,术后周余,白天周身起疹,入夜皮疹融合成片,瘙痒难忍,某院投外擦剂无效,发疹时自称一身燥热,时而恶风怯寒,体温正常,疹发部位以胸前及两腿内侧为剧。来诊时见腋下、大腿内侧、膝部有散在的荨麻疹,脉细数,舌淡红,苔微黄,此产后血虚气弱、营卫不和、风热淫于肌肤。中医诊断为产后瘾疹。治以清热消风,扶气养血,调和营卫。方用桂枝汤合消风散加减。

处方:桂枝 8g,大枣 6 枚,炙甘草 6g,赤芍、白芍各 15g,荆芥 10g,防风 10g,牡丹皮 10g,全当归 10g,生黄芪 15g,生地黄 15g,僵蚕 10g,蝉蜕 8g,丹参

15g,地肤子 10g,金银花 15g。

二诊:3 月 11 日。上方 7 剂,进 4 剂后痒解,疹渐消,入夜不加重,亦不寒热,足见风热消而未尽,营卫渐调,因乳汁不足,上方去金银花、僵蚕加薜荔果 4 枚,14 剂。

三诊:3 月 25 日。荨麻疹全消,全身不痒,纳可,二便、睡眠无异常,乳汁略增,但恶露未净,量少色暗,营卫既调,风热亦消,再以生化汤入参芪、薜荔果化胞瘀补气血而调之。此患者调理治疗 1 月余,瘾疹全消,全身不痒,显效。

按 瘾疹之病机,为风热淫于肌肤,营卫滞阻(亦有感寒而作),外感风热滞于肌肤腠理而发病,血虚亦可生风发热,血瘀亦能化热生风而恋邪。本案系产后瘾疹,因产时耗气伤血,营卫虚损,产后胞宫蓄瘀,导致风热留恋于肌肤,取桂枝汤合消风散加减取效。清热消风、调和营卫十分合拍。上方生地黄、牡丹皮、赤芍等凉血热而散瘀,蝉蜕、防风、荆芥、僵蚕、地肤子等祛风止痒;金银花直清血热;生黄芪走表益气以行血;全当归养血活血;白芍、桂枝、大枣、炙甘草调和营卫,以实腠理,方药与病症丝丝入扣。

## ◎案

产后汗证,治以扶气固卫,养血和营。

孔某,女,26 岁。2008 年 12 月 30 日初诊。产后大汗淋漓 1 月余。2008 年 11 月 23 日顺产第二胎,产后汗出,进食、哺乳时大汗淋漓,以胸前和背部较多,形寒,手足发冷,夜间也常出汗,乳汁不足,乏力,口干,夜寐不宁,纳可,便调,脉细无力,舌暗。患者 2005 年产第一胎时产褥期亦有出汗史,此后每于冬季轻微劳作后即大汗淋漓,服药鲜效。中医诊断为产后汗证。辨证为卫虚腠理不固,血虚营分不足。治以扶气固卫、养血和营方用桂枝汤合玉屏风散加味。

处方:白芍 15g,桂枝 8g,大枣 8 枚,炙甘草 5g,生姜 3 片(自备),黄芪 20g,太子参 20g,白术 12g,防风 12g,阿胶 15g,酸枣仁 15g,山茱萸 15g,牡蛎 15g。

二诊:2009 年 1 月 16 日。进 10 剂后汗出显减,停药 1 周汗又作,现感口干,脉细数,舌淡暗。上方加麦冬 15g、五味子 15g,14 剂。

三诊:2月20日。上方进14剂后出汗显减,哺乳时仍汗出,因胃胀气,以入木香、砂仁,进7剂。

四诊:2月27日。上方进7剂后,出汗甚少,进食、哺乳均不出汗,偶尔晨间出汗一阵,且自觉体质精神向佳,纳可,二便调,乳汁亦有明显增加,脉细舌淡红,守方再进,以资巩固。此患者治疗期间服药10剂后汗出显减,但停药又作,再进21剂,汗出甚微,且自觉体质精神向佳,乳汁亦有明显增加,近期治愈。

**按** 本案产时失血耗气,营卫两虚,导致产褥期大汗淋漓,证属卫虚腠理不固,营虚血分不足,以桂枝汤调和营卫,玉屏风散扶气固表,入阿胶以滋血之源,入山茱萸、五味子、牡蛎,佐以收敛,故而收效较显。汗止而乳增,盖敛汗则保津,乳汁仍为津液所化。

## 参考文献

[1]黄煌.中医十大类方[M].南京:江苏科学技术出版社,2010:15-17.

[2]黄煌.药证与经方[M].北京:人民卫生出版社,2008:44-46.

[3]姜廷良.桂枝汤现代研究与应用[M].北京:人民卫生出版社,2011:12-13.

[4]甄维帅,陈宪海.浅说桂枝汤功效[J].世界中西医结合杂志,2014,9(1):
92-93.

[5]余翔.古代名医运用桂枝汤概况[J].光明中医,2013,28(6):1276-1277.

[6]崔秀丽.桂枝汤治疗失眠一得[J].中医药临床杂志,2006,18(5):431.

[7]张爱焕.张仲景对桂枝汤的加减运用[J].河南中医,2006,26(6):5-6.

[8]张丽萍,周莉雅.论桂枝汤的煎服调护法[J].西部中医药,2013,26(2):
104-105.

[9]赵世新.柴胡桂枝汤加味治疗体虚感冒73例观察[J].中西医结合与祖国医
学,2013,17(2):239-240.

[10]崔向东,尚建华.桂枝汤加味治疗过敏性鼻炎[J].中国社区医生,2012,14
(34):245.

[11]吕金法.加味桂枝汤治疗过敏性鼻炎40例[J].浙江中医学院学报,2004,28
(3):30.

[12]曾林,张杰.桂枝苍耳汤治疗过敏性鼻炎76例[J].东方食疗与保健,2015
(5):198.

[13]徐庆文,李少华,张丽娟.桂枝汤加味治疗肺气虚寒型鼻衄临床观察[J].中
医眼耳鼻喉杂志,2015,5(1):26.

[14]胡文豪,吕越,谢文英.谢文英教授治疗过敏性鼻炎经验[J].中医临床研
究,2015,30(9):1984-1985.

[15]黄振炎,卢育明,何杰深.桂枝汤治疗肺气亏虚型哮喘缓解期患者的研究
[J].光明中医,2012,4(14):75-76.

[16]薛本凡.桂枝汤加味治疗冠心病心绞痛50例临床观察[J].中医临床研究,
2012,04(14):123-124.

[17]翟立华,华琼.芪红桂枝汤治疗冠心病心绞痛50例临床观察及对血清IMA、
Ps水平的影响[J].光明中医,2011,26(5):935.

[18]朱德乾.瓜蒌薤白桂枝汤加味治疗冠心病心绞痛 68 例[J].临床和实验医学杂志,2008,7(9):154.

[19]陈彦静,鞠大宏,陈彦静,等.基于"损其心者,调其营卫"理论探讨桂枝汤对心肌缺血大鼠的治疗作用及其机制[会议论文].2009.

[20]曹传东.唐农教授应用温阳益气法治疗冠心病心绞痛的学术经验研究[D].南宁:广西中医药大学,2013.

[21]梁广和.桂枝汤合方辨证治疗心律失常 60 例[J].四川中医,2003,21(6):37.

[22]李国岩.桂枝汤加味治疗气(阳)虚血瘀型病态窦房结综合征 30 例[J].江西中医药,2013(3):30.

[23]葛延全.桂枝汤加味治疗心悸验案[J].广西中医药,2002,25(6):38 – 39.

[24]许国华.桂枝汤治疗胃脘痛 80 例[J].浙江中医杂志,2009,44(2):103 – 104.

[25]李鹏耀.卢火神桂枝法治脾虚胃痛 1 则分析[J].光明中医,2015,30(1):137 – 138.

[26]杜长湘.桂枝汤为主治疗 35 例肠易激综合征[J].上海中医药杂志,2001,35(2):28.

[27]林锡芬,彭林,赖庆勇,等.桂枝汤合痛泻要方加减治疗肝郁脾虚型肠易激综合征 48 例[J].中医研究,2012,25(3):19 – 20.

[28]叶志勇,王翔.桂枝汤加味治疗腹泻型肠易激综合征疗效观察[J].医药前沿,2013(31):52 – 53.

[29]金星灿.肝郁脾虚型肠易激综合征桂枝汤合痛泻要方加减治疗的临床疗效[J].吉林医学,2012,33(33):7241.

[30]刘进虎.加味桂枝汤治疗小儿遗尿症 35 例[J].新中医,2004,36(11):60.

[31]贾文群,崔燕.缩泉丸合桂枝汤加耳压治疗小儿遗尿症 65 例[J].河北中医,2008,30(10):1052.

[32]彭东,黄锦如.桂枝汤化裁治疗椎动脉型颈椎病引起头痛头昏疗效观察[J].内蒙古中医药,2014,33(20):14 – 15.

[33]朱峪英,陈卫东.桂枝汤加味治疗经行头痛 36 例[J].广西中医药,2001,24(1):35.

[34]李莹鸿.桂枝汤加减治疗更年期失眠的临床观察[J].内蒙古中医药,2014,33(35):44.

[35]李向红.桂枝汤治疗顽固性失眠症[J].医学信息,2015,28(30):362.

[36]李全利.桂枝汤加味治疗胃神经官能症 62 例[J].长春中医药大学学报,2009,25(5):716.

[37]邓辉.桂枝加芍药汤联合西药治疗胃肠神经官能症的疗效观察[J].医学理论与实践,2015,28(21):2925.

[38]吴雪,段国相.桂枝加芍药汤治疗胃肠神经官能症临床观察[J].世界最新医学信息文摘(电子版),2014,14(7):205-206.

[39]刘麒.玉屏风散舍桂枝汤治疗肺卫不固型自汗43例[J].西部中医药,2015,28(6):98-99.

[40]杜文彪.桂枝汤加减治疗汗证38例临床观察[J].云南中医中药杂志,2007,28(6):26.

[41]王洪白.桂枝汤合玉屏风散加减治疗自汗176例[J].实用中医药杂志,2007,23(2):87.

[42]同利香,杨红莉,杨彩民.桂枝汤治疗自汗证44例[J].现代中医药,2005(1):8.

[43]李丽权.桂枝汤加味治盗汗验案[J].贵阳中医学院学报,2008,30(3):56-57.

[44]刘默,张新华,时学芳.桂枝汤加味治疗产后汗证[J].医学理论与实践,2004,17(7):809.

[45]骆新生.桂枝加龙骨牡蛎汤治疗心衰之汗证52例小结[J].甘肃中医,2001,14(6):21.

[46]周伯康.浅谈桂枝汤治术后汗症[J].新中医,2006,38(9):79-80.

[47]李同新,初茂忠,张淑萍.桂枝汤治疗鼻汗症24例[J].中国民间疗法,2006,14(1):36.

[48]李琴.桂枝汤加减治疗类风湿性关节炎42例[J].山东中医杂志,2004,23(3):152.

[49]戴小娟,李武军.桂枝汤加味治疗缓解期类风湿关节炎疗效观察[J].河北中医,2012,34(9):1348.

[50]王康生,李常兴.桂枝汤加减治疗慢性荨麻疹临床观察[J].西部中医药,2014(3):93-94.

[51]胡剑秋,张广麒,范宏涛,等.藿蛇地黄桂枝汤治疗老年性皮肤瘙痒症临床观察[J].河北中医2000,22(1):10.

[52]马作峰,姜瑞雪.桂枝汤为主治疗更年期综合征57例[J].陕西中医,2001,22(11):660.

[53]吴东腾.桂枝汤加味治疗痛经[J].光明中医,2008,23(10):1507.

[54]孙彤,仲爱菊.加味黄芪桂枝汤配合针灸治疗肩周炎75例[J].辽宁中医杂志,2004,31(4):315.

[55]张向阳.桂枝汤治疗椎动脉型颈椎病186例观察[J].实用中医药杂志,2004,

20(9):491.

[56]彭东,黄锦如.桂枝汤化裁治疗椎动脉型颈椎病引起头痛头昏疗效观察[J].
内蒙古中医药,2014,33(20):14 - 15.

[57]任省民,李浩.加味桂枝汤治疗腰椎间盘突出症 120 例[J].中外健康文摘,
2011,8(30):168.

[58]梁建勋,孙雪松.黄芪当归桂枝汤配合骨盆牵引治疗腰椎间盘突出症 56 例
疗效观察[J].云南中医中药杂志,2003,24(3):21.

[59]赵凤德.桂枝汤加味治疗甲状腺机能亢进症 24 例体会[J].内蒙古中医药,
1996(4):12 - 13.

[60]滕晶,张爱莲.桂枝汤[M].北京:中国中医药出版社,2005:99 - 101.

[61]吴利群.当归桂枝霜治疗冻疮 65 例临床研究[J].江苏中医药,2003,24
(3):13.

[62]杨芳.加味桂枝汤治疗寒冷性多形红斑[J].北京中医,2002,21(3):13.

[63]盛辉.黄芪桂枝五物汤加味治疗雷诺氏病 64 例[J].内蒙古中医药,2007,26
(2):22.

[64]杨治萍,唐盛瑞.黄芪桂枝五物汤加味治疗雷诺综合征 70 例[J].新疆中医
药,2011,29(4):122.

[65]魏丽华.桂枝汤加减治疗小儿厌食症 68 例[J].浙江中医杂志,2001,36
(7):300.

[66]窦红霞,丁一芳,刘爱华,李艳慧.桂枝汤的现代研究进展[J].中医药信息,
2005,22(3):52 - 53.

[67]赵耀广.桂枝的现代药理与临床应用浅议[J].中国中医药现代远程教育杂
志,2009,7(9):77.

[68]金英善,陈曼丽,陶俊.芍药化学成分和药理作用研究进展[J].中国药理学
与毒理学杂志,2013,27(4):745 - 748.

[69]王敏.甘草研究综述[J].齐鲁药事,2005,24(10):614 - 616.

[70]刘雪梅.生姜的药理作用研究进展[J].中成药,2002,24(7):539 - 541.

[71]苗明三,孙丽敏.大枣的现代研究[J].河南中医,2003,23(3):59 - 60.

[72]陈艳林,赵常国,彭江云,等.吴生元运用桂枝汤治疗痹症的经验[J].云南中
医中药杂志 2013,34(7):2 - 4.

[73]胡春花,徐升阳.妇科桂枝汤证的临床经验研究[D].湖北:湖北中医药大
学,2010.

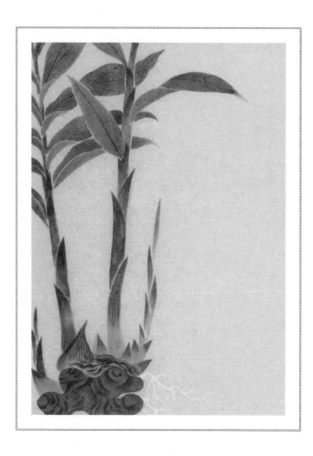